全国高等学校教材
供临床医学各专业用

主　编　雷恩骏　涂发妹　赵黎丽
主　审　蒋泽先

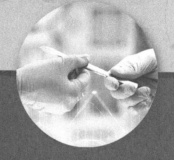

围手术期医学

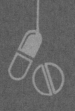

江西科学技术出版社
江西·南昌

图书在版编目（CIP）数据

围手术期医学 / 雷恩骏, 涂发妹, 赵黎丽主编. --
南昌：江西科学技术出版社，2023.11
ISBN 978-7-5390-8745-0

Ⅰ.①围… Ⅱ.①雷… ②涂… ③赵… Ⅲ.①围手术
期 Ⅳ.①R619

中国国家版本馆CIP数据核字(2023)第191199号

国际互联网（Internet）地址：
http://www.jxkjcbs.com
选题序号：ZK2023202

责任编辑：宋　涛
特约编辑：杨　艺　盛江舒
责任印制：张智慧
美术编辑：曹弟姐

围手术期医学
WEISHOUSHUQI YIXUE

雷恩骏　涂发妹　赵黎丽　主编

出版发行	江西科学技术出版社
社址	南昌市蓼洲街2号附1号
	邮编：330009　电话：（0791）86623491　86639342（传真）
印刷	江西新华印刷发展集团有限公司
经销	全国各地新华书店
开本	787 mm × 1092 mm　1/16
字数	248千字
印张	16.5
版次	2023年11月第1版
印次	2023年11月第1次印刷
书号	ISBN 978-7-5390-8745-0
定价	98.00元

赣版权登字-03-2023-284

编 委 会

目 录
CONTENTS

第五章　呼吸功能的监测和临床应用 / 035

第八章　围术期的血液管理 / 082

第九章　围手术期的镇静 / 097

第十三章　危重患者营养支持 / 171

第十四章　疼痛诊疗 / 182

第十五章　药物依赖与戒断 / 200

第一章 绪 论

一、概述

围手术期是指从患者决定接受手术治疗开始到基本康复的一段时间，涉及术前评估、麻醉和手术治疗、术后恢复等。这个概念最早出现于 20 世纪 80 年代的国外文献中。1981年，Doland 曾对该词加以解释，即从"患者因需手术治疗住院时起到出院时为止的期限"。国内黎介寿院士于 1988 年 11 月在"全军第一届普外科围手术期学术讨论会"提出，围手术期指从确定手术治疗时起直至与这次手术有关的治疗基本结束为止的这一段时间。围手术期包含以下几层含义：

1. 诊断已明确，患者入院接受手术治疗，术后治愈出院，其围手术期则从入院日开始至出院日为止。

2. 诊断尚不明确，需入院做进一步检查，则围手术期应在诊断明确并决定手术治疗做相关术前准备之日开始。

3. 诊断已明确，但须先行非手术治疗，则围手术期应从非手术治疗结束而决定改用外科手术治疗日开始。

4. 诊断明确，手术治疗也确定，手术后外科情况已结束，但遗留一些问题需继续住院治疗，则围手术期应从决定手术日开始至外科手术治疗结束为止。

围手术期是围绕外科手术治疗的评估、治疗和康复过程，一般包括术前 5~7 天，术中及术后 7~12 天，或至 30 天。围手术期是住院患者死亡率较高的环节，因而国内外都将围手术期死亡率作为评价手术、麻醉质量与安全，以及患者康复的重要和关键指标。2014年，世界卫生组织已将其列入《全球 100 项核心健康指标》。围手术期医学是以手术患者为中心、价值医疗为基础的多学科围手术期管理的一门学科。围手术期医学覆盖术前、术中、术后全过程，除了麻醉科和手术室之外，还需要外科、急救、重症医学、心血管、呼吸、神经、营养、康复等各学科的有效参与。

以往的观点，麻醉的首要任务是确保术中安全，避免术中死亡，麻醉经过几十年的发展，使手术变得十分安全。但术后死亡仍然存在，且与术后严重不良事件（major adverse events，MAEs）相关；高危患者术后 MAEs 与术后死亡率之间可能存在因果关系。围手术期应激和患者既往并发症是围术期发生 MAEs 的病理生理学基础。围手术期医学的终极目标是促进患者术后高质量恢复。围手术期应利用各种临床风险评分或生物标志物，来识别那些可能发生 MAEs 的高危患者。对这些高危患者采用围手术期器官保护、严密监视、特异性的早期干预等具有特异性的临床管理路径，才可能改善患者的预后，如致残率、致死率和健康生存质量。

20 世纪 90 年代初的研究报道，术后 MAEs 与术后不良预后相关。这些研究提出了"挽救失败"的概念，即未能识别和处理术后 MAEs 而导致死亡，死亡率较高的常见术后 MAEs 包括出血、非计划插管、败血症、肺炎、肾功能衰竭、心肌损伤和心肌梗死、脑卒中。而使挽救失败率降低的要点是高质量的围手术期管理。

围手术期医学是研究外科患者自术前准备至术后主要治疗结束这个时间段内所进行的针对性准备、诊断、治疗的一门学科。

二、围手术期管理

1. 早期风险评估用来识别高危患者，并就风险与患者、代理人及医护之间进行沟通；其中也包括基于患者价值观和拟定目标、针对高危患者制订的备用治疗策略。

2. 在应用和协调围手术期管理路径时应根据在治疗前（术前优化）、治疗后（避免挽救失败）的关键时期 MAEs 的风险进行相应调整。由于预测模型并不完美，在围手术期需要对患者进行反复风险评估，这样可使患者在围手术期风险预测发生改变时，临床管理路径也随之改变。

3. 识别低危 MAEs 患者以成本 - 效应方式达到以下目的：在中、低危 MAEs 患者中采用加速术后康复（ERAS）策略，并将更多资源集中于高危患者救治。

4. 高危患者将受益于以下方面：优化患者的身心状况以尽量减少不良事件的发生风

险；围手术期器官保护；通过常规风险评估来早期识别不良事件，进而改善围术期监管和疑难病例的治疗。可能包括计划进入高级监护病房（中级或高级的监护治疗），并由专门团队对高危患者进行随访。

所有这些围手术期管理的组成要素都是麻醉医生的核心技能。从麻醉学到围手术期医学，扩展了麻醉医生在围手术期的角色，意味着麻醉医生在应对那些存在 MAEs 风险增加、住院时间延长和预后不良的高危患者应该采用重点管理策略。非择期手术大部分为高危患者，采用围手术期医学管理策略尤为重要。

三、围手术期医学在临床医学中的意义

围手术期医学涉及范围相当广泛，包括对外科患者的诊断，术前各重要器官、系统功能状态的评估，术前准备（含心理、生理准备，手术方案、器械和麻醉准备，术中和术后可能出现的并发症及意外情况的预防及处理措施准备等），术中的处理（手术处理、麻醉处理、各种紧急情况处理等），术后处理（后续治疗、并发症预防及处理、护理等）。围手术期医学所涉及的学科也相当广泛，包括麻醉学、外科学、重症医学、急救医学、内科学、检验医学、放射医学、护理学、康复医学、心身医学等多门学科。作为一名临床医生，围手术期医学知识掌握程度和围手术期的处理手段对外科患者的康复、预后起着至关重要的作用。因此，围手术期医学是综合运用各临床学科和医技科室知识与技能对外科患者进行围手术期处理的学科。学好围手术期医学可以减少不必要的术前检查、减少术前准备时间、明显降低手术取消率、降低术后并发症的发生率、缩短住院时间，对临床医学发展有重要意义。

四、围手术期医学的主要内容

围手术期医学的主要内容包括重要器官系统功能（心、脑、肝、肺、肾、血液系统、内分泌系统）的评估与处理，生理机制的调控，心理状况评估与处理，呼吸系统和气道管理，循环管理，容量治疗，输血治疗，镇静、镇痛，心肺脑复苏，围手术期护理，术后认知功能评估等基本内容。

五、如何学好围手术期医学

在学习围手术期医学过程中，除掌握本课程的基本要求外，还要掌握扎实的基础医学知识，尤其是常见疾病的病理生理变化，并在学习中融会贯通。

第二章　围手术期心理

手术作为治疗疾病的重要临床手段，无论种类和大小，对躯体都是一种创伤，在心理上也是一种应激刺激，会产生一定心理反应。严重的消极心理反应可直接影响手术效果和并发症的发生率。因此，医务人员应了解手术患者的心理特点，采取相应的心理措施，减轻患者的心理应激反应，帮助其顺利度过手术期，并取得最佳康复效果。

第一节　手术前患者的主要心理特点——焦虑

手术前，患者由于对手术缺乏了解、对手术结果和效果信心不足、害怕术中疼痛甚至死亡等原因，既想手术又怕手术，可产生一系列心理应激反应，主要包括手术焦虑、恐惧和睡眠障碍。焦虑恐惧表现为对手术担心、紧张不安、害怕、乏力疲倦等，似有大祸临头之感。身体上亦表现有相应症状，如心慌、手抖、出汗、坐立不安、血压升高等。睡眠障碍的患者表现为入睡困难、早醒、噩梦等。调查显示，患者入院初期主要盼望早日手术，当手术日期确定后即出现紧张、焦虑和恐惧情绪，此负性情绪在术前一晚达到高峰，有些患者即使服用安眠药仍难以入睡。患者在手术前后出现轻度焦虑是可以理解的，但焦虑太严重则往往干扰康复的进程；反之，如果患者术前完全没有主观焦虑的感觉也不一定是好事，往往提示患者对手术的危险性估计不足或过分依赖医生，一旦面临问题便措手不及、一筹莫展，或容易夸大手术痛苦和对术后结果感到失望，从而影响术后恢复。

一、原因

患者术前焦虑原因众多：① 90% 以上的患者对手术安全性缺乏了解，特别是对麻醉不了解，故导致焦虑和恐惧。②担心手术的效果，对手术成功缺乏信心。③对医务人员挑剔，对手术医生的年龄、技术和手术经验反复打听，并为此感受到焦虑。④约 30% 的患者怕疼痛，手术越小患者往往越害怕。⑤其他：包括家庭关系、治疗费用、将来的工作学习安排等。

二、影响因素

影响患者术前焦虑反应程度的因素众多且个体差异甚大。在评估患者术前焦虑水平时必须结合多方面的资料。通常年龄小的患者手术焦虑反应较少，女性患者焦虑反应更明显，文化程度高的患者因想法顾虑较多焦虑反应也更多，性格内向、不善言语表达、情绪不稳定以及既往有心理创伤的患者更容易出现焦虑情绪等。

三、手术结果与术前焦虑的关系

在临床实际工作中发现许多患者尽管手术非常成功，但术后自我感觉欠佳，主要原因为患者心理适应能力较差，易发生焦虑，患者的痛阈和耐痛阈降低，表现为全身肌肉紧张致麻醉效果不佳、手术疼痛加剧，术后对止痛药的依赖增加，以及因畏惧疼痛而卧床不起等，从而影响手术的效果。关于术前焦虑与术后心理生理适应之间的关系，一般认为术前焦虑程度与术后效果存在着倒 "U" 型的函数关系，即术前焦虑水平极高或极低者术后心身反应大而且恢复缓慢，预后不佳；术前焦虑水平适中者术后结果最好。

四、一般心理支持与指导

对手术焦虑反应及时有效的干预和处理，有利于促进患者术后的躯体和心理康复。给患者提供有关手术治疗的必要信息将会减轻患者的害怕情绪，增强其忍耐性，具体措施包括：

（一）晤谈与评估

医务人员应耐心与患者进行交谈，听取患者的意见和要求，评估患者的心理反应、手术动机等，建立良好的医患关系。

（二）提供手术相关信息

1. 详细耐心地介绍患者的病情，阐明手术的重要性和必要性，尤其要对手术的安全性做出恰当的解释，对于复杂、危险性大的手术，应介绍医务人员如何反复研究其病情并确定最佳手术方案，使患者感受医护人员对其病情的了解和对手术的负责；对某些有多种治疗方式选择的手术患者，应向患者详细介绍手术和其他治疗方式的利与弊，让患者自己及家属做出是否手术的选择。

2. 提供有关医院规章制度及个人生活料理等需要准备的信息。

3. 用恰当的言语使患者在较为轻松自如的气氛中了解手术过程中的真实体验、术后治疗护理措施及对患者的有关具体要求。

4. 在提供信息的同时，评估患者的理解能力和做出决定的能力及焦虑水平。

（三）加强患者的社会支持

术前安排家属、朋友及时探视，引导他们安慰和鼓励患者，增加其战胜疾病的信心。条件许可时可安排患者与已手术并成功的患者同住一室，充分利用病友间相互交流达到缓解心理压力及榜样示范作用。

（四）创造良好的手术室环境

手术室环境应保持整洁安静，接送过程中要有专人陪伴，切忌将患者晾在一边。床单血迹、手术器械要掩蔽，医护人员谈话应轻柔和谐，遇到意外事件时保持冷静，切忌惊慌失措、大声喊叫，以免产生消极暗示造成患者紧张。

五、行为控制技术

及时应用行为控制方法能最大限度地减轻患者术前焦虑，顺利度过手术期，促进疾病的康复。常用的焦虑行为控制技术有：

（一）情绪松弛训练法

1. **腹式呼吸**　深呼吸和咳嗽练习能够有效对抗焦虑。通常认为，焦虑会导致患者呼吸急促并以胸式呼吸为主，胸式呼吸反射性刺激胸腔迷走神经，导致更强烈的焦虑紧张反应。通过腹式呼吸可以阻断这种循环，使全身紧张感减弱、焦虑程度降低。

2. **其他**　择期手术患者术前还可采用生物反馈疗法，他不仅有助于减轻患者术前焦虑紧张情绪，而且对术后焦虑紧张情绪的控制也非常有益。如果患者的焦虑情绪非常严重以致直接影响手术进行，则在松弛训练的同时，可适当地配合抗焦虑药物的使用。

（二）分散注意法

是一种较为常用的方式，临床上通常采取听轻音乐、主动进行心算、引导美好想象的方法分散患者对应激源的注意力。分散注意法效果较好，能够使患者产生"自我控制感"，焦虑和疼痛体验大为减轻。

（三）示范法

即患者通过学习既往手术患者的经验，掌握克服术前恐惧、战胜焦虑的方法，一般可采用看录像片和经验交流会的方式。示范法中示范者与患者之间要尽可能在年龄、性别、手术种类等方面相似。

（四）刺激暴露法

患者的害怕恐惧反应有些是因条件反射形成，这种反应可通过反复暴露在引起反应的刺激环境中得到缓解，即通过一段时间的反复接触可以克服患者对医疗操作或环境的焦虑反应。例如，内镜检查患者可提前一天熟悉手术器械及其周围环境和设施。

（五）暗示法

对手术患者还可采用暗示的方法以降低心理应激程度。在日常医疗操作过程中，医护人员多采用一些催眠暗示性质的正性暗示语，可以增加患者的安全感。例如，对一位正在接受麻醉的女孩可进行轻松、舒适和无痛无害的催眠暗示："兰兰（病孩名）躺得很舒服……闭着眼，看上去很安静……现在觉得有些疲倦……兰兰正越来越深地呼吸，快要睡着了……"

在临床实际应用中往往把上述心理支持及行为控制技术综合使用。有时可采取集体晤谈的方式帮助患者渡过手术难关。

第二节 手术后患者心理特点及应对

（一）心理特点

手术后的患者多会产生疾病痛苦解除后的轻松感，可出现一段积极的心理反应期。但有些患者在病情平稳、脱离生命危险后可能进入术后抑郁阶段，主要表现为悲观失望、自我感觉欠佳、睡眠障碍、缺乏动力、兴趣丧失、自责等，甚至出现自杀倾向，应予注意。

（二）应对措施

1. 反馈手术措施　患者麻醉清醒后应立即告之手术的有利信息，并给予支持、安慰和鼓励以减轻其心理压力。手术的不利信息一般只告知家属，待患者情况平稳后再择机告知。

2. 减轻疼痛感

（1）分散注意力：分散患者对疼痛的注意力可在一定程度内减轻其疼痛的感受强度。

（2）暗示：消极暗示可引发或加剧疼痛；积极暗示可减轻疼痛。积极暗示可使患者放松、消除紧张情绪，提高其痛阈值。例如，使用安慰剂、合理利用医生的权威给予患者安慰均可有效缓解患者的疼痛。

（3）指导想象：先让患者行有节律的深呼吸，通过自我意识集中注意力，放松全身各部分肌肉，想象自己身处某种意境或风景，再配以优美音乐，可起到松弛和减轻疼痛的作用。

（4）行为自我控制训练：让患者认识到一定程度的疼痛是手术后的正常反应，应调动自己的意志力予以克服，帮助患者矫正不恰当的疼痛行为表现，鼓励患者的积极行为表现，动员患者家属共同参与。

3. 克服抑郁　患者术后发生抑郁情绪的原因很多，应酌情处理。如患者因错误评价手术疗效导致抑郁，可引导其不能仅与自己术前或其他同类患者比较，而应结合自身手术特点、手术情况及术后检查结果进行客观评价，使其感知到身体正在康复。如抑郁情绪严重，可请专业人员进行干预，或酌情给予抗抑郁药物。

第三章　手术患者术前病情评估与准备

术前访视和术前评估是麻醉医生在手术前根据患者病史、体格检查、实验室检查与特殊检查结果等对患者的整体状况做出评估，制定麻醉和围手术期管理方案的过程。术前访视和术前评估是围手术期管理的基础工作流程，可以降低围手术期并发症发生率，改善临床结局，缩短患者住院时间，降低医疗费用。

择期手术的术前访视一般在麻醉前一日进行，对一些病情复杂的病例应该在麻醉前数日进行会诊，以便有时间完善麻醉前准备。日间手术可以通过麻醉门诊或电话访诊以表格或问卷方式完成。不论采取何种方式，麻醉医生麻醉前在手术间应再次检诊患者。

第一节　术前访视和术前评估的目的与内容

一、术前访视和术前评估的目的

1. 获取病史（包括现病史、既往史、个人史、过敏史、手术麻醉史和吸烟、饮酒史以及药物应用史等）、体格检查、实验室检查、特殊检查中有价值的信息。

2. 面对面的访视能减少患者对围术期麻醉过程的焦虑和恐惧；术前宣教指导患者配合麻醉；与患者或家属签署麻醉知情同意书。

3. 根据患者的具体情况，就围术期风险和围术期管理方案与外科医师取得共识。

4. 术前充分评估，优化术前准备和围术期管理方案，降低患者风险。

二、术前访视和术前评估的内容

1.病史复习 术前病情评估要对手术患者病史资料进行系统复习，力求做到全面、详细。主要包括手术情况、并存疾病及其治疗情况。①与手术医师充分沟通，了解疾病的诊断，手术的目的、部位、方式，预计出血量，手术时间和手术危险程度，以及是否需要专门的麻醉技术（如控制性降压等）。②了解患者的既往史、个人史、手术麻醉史和治疗用药史。明确并存的疾病及其严重程度、治疗情况，尤其应该注意心血管系统、呼吸系统、内分泌系统及神经精神系统疾病的用药情况。必要时请专科医师会诊，协助评估有关器官功能状态，共同商讨术前准备方案。

2.辅助检查结果分析 择期手术患者通常要进行一系列常规的术前检查。入院患者应在手术前完成血、尿常规化验，凝血功能、血生化（肝、肾功能、电解质等）检查，胸部X线，心电图以及感染疾病方面的检查（如病毒性肝炎、HIV等）。对伴有并发症的患者，根据病情做进一步检查，其目的是有助于麻醉及手术医师对病情进行全面的了解，以便做出正确的评估，提前做好相关准备，最大限度地降低手术及麻醉风险。

3.体格检查 检查患者的生命体征，了解患者的全身情况。重点是心血管系统、呼吸系统、神经系统及内分泌系统等的功能。所有患者都必须进行气道评估。

4.麻醉和手术风险评估 根据麻醉前访视的结果对手术、麻醉的风险进行综合分析。美国麻醉医师协会（American Society of Anesthesiologists，ASA）颁布的患者全身体格健康状况分级是目前临床麻醉较常采用的评估分级方法之一，其分级标准如下：

Ⅰ级：正常的健康患者，能耐受麻醉和手术。

Ⅱ级：伴有系统性疾病，尚无功能受限。能耐受一般的麻醉和手术。

Ⅲ级：伴有严重的系统性疾病，已出现功能不全。对麻醉和手术的耐受性较差。

Ⅳ级：有严重系统性疾病，代偿功能不全。麻醉手术风险很大。

Ⅴ级：濒死患者，无论手术与否，随时有生命危险。麻醉和手术风险极大。

Ⅵ级：脑死亡患者，准备作为器官移植供体。

5.拟定术后镇痛方案 根据手术创伤及患者体质，制订安全、有效、个体化的术后镇痛方案。

6.知情同意 向患者及家属解释麻醉和手术的必要性、风险性及相应的处理过程及措施，取得患者或家属的认可并签字。

第二节　全身情况和各器官系统的术前评估

一、全身情况

全身情况对判断患者的麻醉耐受性非常重要。全身状态检查是对患者全身一般状况的观察，包括性别、年龄、体温、呼吸、脉搏、血压、发育、营养、意识状态、面容表情、体位、姿势、步态、精神状态、有无贫血、发热、脱水、水肿等。体重指数（body mass index，BMI）是目前世界公认的一种评定肥胖程度的分级方法，相较于单纯以体重评估相比，BMI用于评估因超重面临心脏病、高血压等风险准确性较高。BMI（kg/m^2）＝体重（kg）/身高^2（m）。中国人BMI正常值为 $18.5\sim23.9\ kg/m^2$，BMI $24\sim27.9\ kg/m^2$ 为超重，BMI大于或等于 $28\ kg/m^2$ 为肥胖。超重和肥胖是冠心病和脑卒中发病的独立危险因素。

二、心血管系统的评估

心血管系统并发症在非心脏手术后仍然很常见，心肌梗死是最常见的死亡原因。每年全球有约 4% 的人口接受外科手术，其中 30% 的患者至少有一种心血管危险因素。至少有一项心血管危险因素的患者的术后 30 天死亡率为 0.5%~2%。因此，围手术期应对心功能进行评估，避免心脏事件发生，对出现的心脏事件采取积极有效治疗措施，对降低围手术期并发症和死亡率意义重大。

（一）心功能测定

心脏功能的评定对某些疾病如冠心病的辅助诊断、疗效评定和围手术期麻醉评估具有重要价值。测定心功能的方法很多，分为创伤性和无创伤性两大类，创伤性检查因对人体有损伤不能作为术前常规心功能检查方法。随着检测技术和监测仪器的发展，无创伤性心功能检测方法可以根据心脏对运动量的耐受程度对心功能进行分级，是一种简单实用的心功能评估方法，也因此在临床实践得到广泛应用。

1. 纽约心脏病协会心功能分级　心功能评定目前最适用的仍是根据心脏对运动量的耐

受程度来衡量。1928 年，美国纽约心脏病学会（New York Heart Academy，NYHA）对心功能分级为：

Ⅰ级：患者患有心脏病但活动量不受限制，平时一般活动不引起疲乏、心悸、呼吸困难或心绞痛。

Ⅱ级：心脏病患者的体力活动受到轻度的限制，休息时无自觉症状，但平时一般活动下可出现疲乏、心悸、呼吸困难或心绞痛。

Ⅲ级：心脏病患者体力活动明显限制，小于平时一般活动即引起上述的症状。

Ⅳ级：心脏病患者不能从事任何体力活动。休息状态下也出现心衰的症状，体力活动后加重。

1994 年，美国心脏学会（the American heart association，AHA）对 NYHA1928 年心功能分级进行了补充，根据 ECG、运动负荷试验、X 线片、心脏超声、放射学显像等客观检查结果进行第二类分级：A 级：无心血管病的客观证据。B 级：有轻度心血管病的客观证据。C 级：有中度心血管病的客观证据。D 级：有重度心血管病的客观证据。

2. 体能状态（运动耐量）测试 代谢当量（metabolic equivalent，MET）是一种表示相对能量代谢水平和运动强度的重要指标，是以安静且坐位时的能量消耗为基础，反映各种活动时相对能量代谢水平的常用指标。心脏功能可以用代谢当量（METs）来表示（见表 3-1）。采用 METs 来判断患者的功能状态，可分为优秀（＞10METs）、良好（7＜METs≤10）和差（＜4METs）。心脏功能不低于 4METs 且无症状的患者可进行择期手术。日常生活无法达到 4METs 的患者的围术期心脏风险和长期风险增加；运动耐量检查结果良好伴冠状动脉性心脏病或其他明显危险因素的择期手术患者，可先给予小剂量他汀类药物治疗后行择期手术。

表 3-1 代谢当量（METs）

METs	活动
1	静息状态
3-4	简单的家务、普拉提、高尔夫
4-5	举重、爬楼
6	搬家具
8	打篮球
10	足球竞技

（二）Goldman 心脏风险指数

1. **Goldman 心脏风险指数** Goldman 心脏风险指数（Goldman's index of cardiac risk）是由 Goldman 等人于 1977 年提出的，用于评估 40 岁以上患者的围术期心脏并发症发生风险，包括 9 项指标：①患者术前有充血性心力衰竭体征，如奔马律、颈静脉压增高（11 分）。②6 个月内发生过心肌梗死（10 分）。③室性期前收缩＞5 次/min（7 分）。④非窦性心律或房性期前收缩（7 分）。⑤年龄＞70 岁（5 分）。⑥急症手术（4 分）。⑦主动脉瓣显著狭窄（3 分）。⑧胸腹腔或主力脉手术（3 分）。⑨全身情况差（3 分）。下述任何一种情况均属于全身情况差：PaO_2＜60mmHg，$PaCO_2$＞49mmHg，$[K^+]$＜3mmol/L，$[HCO_3^-]$＜20mmol/L，尿素＞7.5mmol/L，肌酐＞270umol/L，SGOT 异常，慢性肝病。累计为 53 分，按积分分为 4 级：0~5 分为 I 级，6~12 分为 II 级，13~25 分为 III 级，≥26 分为 VI 级。在上述 9 个危险因素中，第①③④⑨项可通过适当的术前准备而获改善，第②项可根据具体情况暂延择期手术或经皮冠脉成形术等治疗减少麻醉和手术的危险性。

2. **高血压** 原发性高血压患者的麻醉风险取决于是否继发重要器官损害及损害程度。严重高血压患者（收缩压＞200mmHg，舒张压＞115mmHg）建议暂缓择期手术，直至血压控制至 180/110mmHg 以下再行手术治疗。如患者伴有终末器官损害，术前应尽可能将血压降至正常。围术期控制血压应避免血压降低过快或过低，以免发生冠状动脉、大脑等重要器官缺血。

3. **冠心病** 冠心病患者的风险评估通常基于患者存在的风险因素、机体器官的功能状态、手术存在的风险三个基本要素。应根据三者各自的风险程度，对患者围术期的风险性进行综合评估。患者存在的风险：①高危风险因素：新发心肌梗死（＜6 周），不稳定心绞痛，心肌梗死后仍存在的心肌缺血，缺血性及充血性心力衰竭，严重心律失常，近 40 天内接受冠脉再血管化术等。高危患者只适合进行急诊或挽救患者生命的手术。②中危风险因素：近期发生心肌梗死（＞6 周且＜3 个月）而未遗留后遗症或不处于危险状态的心肌，在药物控制下的稳定型心绞痛，既往发生过围术期缺血性事件，糖尿病，心室射血分数低（EF＜0.35），心衰代偿期。③低危风险因素：年龄≥70 岁，高血压，左心室肥厚，6 年内施行过 CABG 术或 PTCA 术且未残留心肌缺血症状。

4. **心律失常** 心律失常是麻醉前检诊中经常遇到的问题。应明确心律失常的原因，如心肺疾病、心肌缺血、心肌梗死、药物毒性、电解质紊乱等，积极治疗影响血流动力学稳定的心律失常。对于二度Ⅱ型及以上的房室传导阻滞、左束支传导阻滞、右束支并左前或左后分支传导阻滞患者术前应考虑安装起搏器。

三、呼吸功能的评估

（一）危险因素

术后肺部并发症是围术期死亡中仅次于心血管问题的原因。其危险因素包括：①肺功能损害程度。②慢性肺部疾病。③并存中至重度肺功能不全，有胸部或上腹部手术史。④ $PaO_2 < 60mmHg$，$PaCO_2 > 50mmHg$。⑤长期吸烟史或戒烟时间<8周。⑥支气管肺部并发症。患者手术部位在胸腔或靠近膈肌、是否急诊手术、手术时间>3h、年龄>70岁，以及近期发生的心肌梗死、慢性心力衰竭等均是增加肺部并发症发生概率的潜在危险因素。

（二）评估方法

1. 一般评估方法 根据相关病史和体征排除有无呼吸道急、慢性感染；有无哮喘病史，是否属于气道高反应性患者；对于合并慢性阻塞性肺疾病（COPD）的患者，术前需通过各项检查评估患者的肺功能，如胸部影像学检查、肺功能检查、血气分析等。

2. 床旁简易肺功能评估

（1）屏气试验（憋气试验）：让患者深呼吸数次在一次深吸气后屏住呼吸，记录其能屏住呼吸的时间。屏气时间30s以上为正常。如屏气时间短于20s，可认为肺功能显著不全。心肺功能异常皆可使屏气时间缩短，宜根据临床具体情况予以判断。值得注意的是，有的患者尽管常规肺功能检查显示有某种程度的异常，但由于其受过屏气方面的训练（如练习过潜泳），屏气时间可在正常范围内，与肺功能检查不相符。

（2）吹气试验：患者在尽力深吸气后作最大呼气，呼气时间不超过3s提示用力肺活量基本正常。如呼气时间超过5s，表示存在阻塞性通气障碍。

（3）吹火柴试验：点燃的火柴置于距患者口部15cm处，让患者吹灭之，如不能吹灭，可以估计 $FEV_1/FVC\% < 60\%$，第1秒用力呼气量<1.6L，最大通气量<50L。

（4）患者的呼吸困难程度：活动后呼吸困难（气短）可作为衡量肺功能不全的临床指标，一般分为5级（见表3-2）。

表 3-2 呼吸困难程度分级

分级	依据
0	无呼吸困难症状
1	能根据需要远走，但易疲劳，不愿步行
2	步行距离有限制，走一或两条街后需停步休息
3	短距离走动即出现呼吸困难
4	静息时也出现呼吸困难

（5）肺功能测定：术前患者的肺功能测定可为围手术期的呼吸管理提供参考依据，特别是有呼吸系统疾病史，或需进行大手术，或手术本身可进一步损害肺功能者，例如，肺活量<60%、通气储备百分比<70%、第1秒用力呼出气量与用力肺活量的百分比（$FEV_1/FVC\%$）<60%，术后有发生呼吸功能不全的危险。当FVC<15mL/kg时，术后肺部并发症的发生率明显增加。最大自主通气量（MVV）也是一项有价值的指标，常以MVV占预计值的50%~60%作为手术安全的指标，低于50%为肺功能较差，低于30%者为手术禁忌证。可能行全肺切除术者最好能行健侧肺功能测定或分侧肺功能测定。动脉血气分析简单易行，可以了解患者的肺通气功能和肺换气功能。

四、中枢神经系统功能的评估

术前神经系统查体需要确定患者意识状态、言语功能、脑神经、步态和运动感觉功能，以便为术后新发神经功能损害提供证据。有研究证实高龄、术前痴呆、术前听力及视力下降、酗酒、抑郁等都是术后谵妄的高危因素。对于术前有脊柱损伤，特别是颈椎损伤的患者，要注意保护脊髓功能。

五、肾功能的评估

术前肾功能不全是诱发术后急性肾功能不全的高危因素，所以应该关注术前血肌酐水平，对终末期肾病患者应了解其他器官系统病变及血液透析情况。

六、凝血功能的评估

着重了解患者有无异常出血情况。术前应常规检查凝血功能，包括凝血酶原时间（PT）、部分凝血活酶时间（APTT）和纤维蛋白原含量（FIB）。异常出血原因分先天性和后天性，应明确引起出血的原因及是否有并发症，以便在术前给予相应的病因治疗与全身支持治疗。常见的凝血功能异常的疾病有：血小板减少性紫癜、肝功能损害或维生素 K 缺乏所致的凝血因子缺乏、血友病（甲型）等。

抗凝药物治疗已成为心血管疾病治疗和围术期静脉血栓预防的常规疗法，在椎管内麻醉时要特别注意，避免发生硬膜外血肿（epidural hematoma）等后果严重的并发症。抗血小板聚集药物如阿司匹林、噻氯匹定、氯吡格雷，建议术前停药至少 1 周，停药期间采用低分子肝素替代治疗；维生素 K 拮抗药华法林，建议术前停药 5 天。

七、内分泌系统的评估

术前应常规询问患者是否有糖尿病病史，重点关注心血管系统和其他器官的改变。糖尿病患者术前空腹血糖应控制在 8.3mmol/L 以下，最高不超过 11.1mmol/L，对难以控制的高血糖至少应降至 13.3mmol/L，尿糖（－），尿酮体（－）。甲状腺功能亢进患者术前需有效控制病情、降低基础代谢率，防止围手术期甲状腺危象的发生。

第三节　麻醉前准备

一、麻醉前准备

麻醉前准备的目的是使患者的体格和精神处于最佳状态，以增强患者对麻醉和手术的耐受能力，提高麻醉安全性，避免麻醉意外，减少麻醉后并发症。麻醉前准备的任务包括：①患者体格和精神方面的准备，由患者、麻醉医生和手术医生共同完成。②麻醉前的胃肠道准备。③合理给予麻醉前用药。④做好麻醉用品、仪器设备和药品（包括急救药品）等的准备。

（一）改善患者全身状况

麻醉手术前应尽力改善患者的全身情况，纠正生理功能紊乱，治疗合并的内科疾病，使各器官功能处于最佳状态。准备要点包括：改善营养状况；纠正严重贫血和水、电解质酸碱紊乱；停止吸烟；术前心理和精神状态的准备；增强体力和心肺储备功能，以提高患者对麻醉和手术的耐受能力。

营养不良可导致血浆白蛋白降低、贫血、血容量不足，以及部分维生素缺乏，使患者对麻醉、手术创伤和失血的耐受能力降低。因此，术前应改善营养不良状态，通常要求血红蛋>80g/L，血浆白蛋白≥30g/L，并纠正脱水、电解质紊乱和酸碱平衡失调的问题。

非急诊的休克患者，应在休克纠正后才能进行麻醉和手术，但如果手术本身即消除休克病因的手段或主要措施，纠正休克和手术治疗可同时进行。低血容量性休克急诊患者围手术期应边补充血容量边进行手术。围手术期感染性休克者除改善循环功能和组织灌注外还需要积极抗感染治疗。

（二）心血管系统的准备

随着现代医学的发展，心脏病患者行非心脏手术案例越来越多。心血管系统疾病患者麻醉主要危险因素有：①充血性心力衰竭病史。②不稳定型心绞痛病史。③陈旧性心肌梗死病史（<6个月）。④心律失常病史。⑤曾接受过心脏手术。次要危险因素有：①糖尿病。②吸烟。③高脂血症。④肥胖。⑤高龄。麻醉和手术前准备的关键是正确评估和改善心功能，心功能的好坏直接关系到麻醉和手术的安危。对其他次要危险因素也应在术前加以控制，将患者调整到最佳状态。

原发性高血压也是常见的手术危险因素。高血压患者的术前准备应详细了解其内科治疗的方法、用药情况和不良反应，有无重要器官损害，并选择最佳手术时机。如果高血压为轻或中度，且无代谢紊乱或重要靶器官损害，手术可按原计划进行。若患者术前血压显著升高［收缩压>180mmHg和（或）舒张压>110mmHg］，除急诊外均应在血压控制良好后再行择期手术。术前血压控制欠佳的高血压患者，围手术期血压波动剧烈，气管内插管和手术等刺激易引发严重心脑血管意外。

手术患者若术前服用β受体阻滞药、钙通道阻滞剂和硝酸酯类降压药，应持续用药到手术当天，过早停药有可能导致反跳性心率增快或血压增高。术中尽可能不使用中枢性降压药或血管紧张素转换酶抑制剂，避免麻醉期间发生顽固性低血压和心动过缓。

（三）呼吸系统的准备

合并急性呼吸道感染患者择期手术应暂缓，在感染得到充分控制1周后再手术，否则术后呼吸系统并发症发生率明显增高。合并有慢性呼吸系统感染者，如肺结核、慢性肺脓肿、重症支气管扩张等，应尽可能使感染得到有效控制后再行手术。

气道高反应性常见于有哮喘和COPD患者，术前可应用支气管扩张药和糖皮质激素预防术中支气管痉挛。β_2肾上腺素受体激动药、白三烯受体阻断剂是治疗和预防术中支气管痉挛的有效药物。COPD患者术前准备的原则包括：控制呼吸道感染、清除气道分泌物、治疗支气管痉挛、改善呼吸功能。已发展为肺心病的患者，还应注意控制肺动脉高压以减少心脏后负荷。

以下患者麻醉前应进行肺功能检查：①有肺部疾病史。②有肺通气限制因素，如肥胖（超过标准体重20%）、脊柱后侧凸、神经肌肉接头疾病等。③有明显影响肺通气的手术史，如腹疝、胸内及胸壁手术。④吸烟量大者（每月超过20包）。⑤近期（1个月内）患有上呼吸道感染者。

（四）麻醉前的胃肠道准备

胃内容物反流误吸是麻醉期间最危险的并发症之一。一般认为，择期手术患者无论选择何种麻醉方式，术前都应禁食（fasting），目的是防止术中或术后胃反流（gastric reflux），避免因误吸而导致肺部感染或窒息等意外发生。正常胃排空时间是4~6h，情绪激动、恐惧、焦虑或疼痛不适等均可使胃排空显著减慢。推荐成人麻醉前禁食易消化固体食物及脂肪量较少的食物至少6h，而肉类及油煎制品等脂肪含量高的食物需要禁食至少8h。上述食物摄入量较多应适当延长禁食时间。新生儿、婴幼儿麻醉前至少禁食母乳4h，易消化的固体食物、牛奶、配方奶等非人乳需禁食6h以上。

近年随着加速康复外科（enhanced recovery after surgery，ERAS）的发展，认为患者麻醉前2h可适量饮用清淡液体，包括饮用水、糖水、果汁、苏打饮料、清茶等，这样并不会增加呕吐误吸的概率，还可有效促进患者早日康复。饱胃（full stomach）患者的急诊手术应提前采取措施避免发生反流误吸，以保证呼吸道通畅，防止误吸导致的肺部并发症。

（五）其他方面的准备

一般情况下，轻中度肝功能异常不是麻醉和手术的禁忌证，但应考虑使用对肝功能影响更小的麻醉方案。重度肝功能不全者不宜行择期手术，肝病急性期除急诊外禁忌任何手术。肝病患者在围手术期易出现严重凝血功能障碍等并发症。

终末期肾病患者应适时进行透析治疗，以降低围手术期肺水肿和尿毒症、贫血、药物代谢障碍、凝血异常等并发症的发生率。术后肾功能不全是围手术期死亡的重要原因之一。影响围术期肾功能的危险因素有：①术前肾功能储备降低，如合并糖尿病、高血压、肝功能不全者。②与手术相关的因素，如术中夹闭主动脉、体外循环、长时间手术、大量失血等。③麻醉和手术中可能造成急性肾损害的因素，如低血压、低血容量及抗生素使用等。肾功能受损患者需做好充分术前准备，给予适当治疗改善肾功能，并制定个体化麻醉方案以保护肾功能。

妊娠合并外科疾病时，手术和麻醉必须考虑孕妇和胎儿的安全。妊娠前3个月应尽可能避免手术，因为缺氧、感染、麻醉药物影响等因素易致胎儿先天畸形或流产；择期手术尽可能推迟到产后施行。急诊手术麻醉时应避免缺氧和低血压。一般认为妊娠4~6个月期间是手术治疗的最佳时机，如有必要可施行限期手术。

二、麻醉前用药

（一）麻醉前用药的目的

（1）镇静，消除患者对手术的恐惧、紧张、焦虑情绪，使患者安定、合作，产生必要的遗忘。

（2）镇痛，提高痛阈，缓和术前和麻醉前操作引起的疼痛。

（3）减少呼吸道腺体分泌，预防局麻药的毒性反应。

（4）调整自主神经功能，消除或减弱一些不利的神经反射活动，如迷走神经反射。

（二）常用药物

1.镇痛药（narcotics） 能提高痛阈，与全身麻醉药协同，可减少全身麻醉药的用量。术前疼痛剧烈患者麻醉前应用镇痛药可使其安静合作。椎管内麻醉时辅助应用镇痛药能减轻腹部手术的内脏牵拉痛。常用的镇痛药有曲马多（tramadol）、吗啡（morphine）和芬太尼（fentanyl）等。

2.苯二氮䓬类药物（benzodiazepines） 有镇静、催眠、解除焦虑、遗忘、抗惊厥及中枢性肌肉松弛作用，对局麻药毒性反应也有一定预防和治疗效果。常用药物有地西泮（安定，diazepam）、咪达唑仑（midazolam）等。咪达唑仑可产生顺行性遗忘作用，其特点是即刻记忆完整,事后记忆受损,无逆行性遗忘作用。术前应用具有顺行性遗忘作用的药物,对预防术中知晓有明显作用。

3. α₂肾上腺素受体激动药 具有镇静、抗焦虑、催眠、镇痛和解交感作用。右美托咪定(dexmedetomidine)是一种高选择性 α₂ 肾上腺素受体激动药。在临床麻醉中主要用于镇静、抗焦虑、减少麻醉药用量、降低麻醉和手术引起的交感兴奋等,有利于血流动力学的稳定。负荷剂量为 $0.5\sim1\mu g/kg$ 时,可有效减少其他麻醉诱导药物用量,减轻气管插管引起的循环波动。常见不良反应有低血压、心动过缓及口干等,重度心脏传导阻滞和重度心室功能不全患者禁用;应用时应缓慢静脉注射。

4. 抗胆碱药 M 型胆碱能受体阻滞剂 能阻断节后胆碱能神经支配的效应器上的胆碱受体,使气道黏膜及唾液腺分泌减少。阿托品(atropine)还有抑制迷走神经反射的作用,使心率增快。目前抗胆碱药已不再作为麻醉前常规用药,根据具体情况酌情使用。

5. 抑制胃酸分泌药 ① H₂ 受体拮抗药:西咪替丁(cimetidine)、雷尼替丁(ranitidine)。② H^+-K^+-ATP 酶抑制药(proton pump inhibitors,PPI):包括奥美拉唑、兰索拉唑、洋托拉唑、雷贝拉唑、埃索美拉唑等。术前口服这些药物可提高胃液的 pH,减少胃液分泌。急腹症患者和临产妇未空腹者,此药可以减少其麻醉和手术中反流、误吸的风险。

(三)注意事项

为了使麻醉前用药发挥预期作用,其剂量还需要根据病情和麻醉方法做适当调整。①对于一般情况欠佳、年老、体弱、恶病质、休克和甲状腺功能减退的患者,吗啡、巴比妥类等药物应酌减剂量,呼吸功能不全、颅内压升高者或临产妇禁用吗啡。②年轻、体壮、情绪紧张或甲状腺功能亢进患者,麻醉前用药应适当增加剂量,创口剧痛者应给予镇痛。③心动过速或甲状腺功能亢进者,或周围环境温度高时,慎用抗胆碱药。④吸入麻醉时,使用适量阿托品可减低迷走神经张力,且能对抗心率减慢作用。⑤小儿对吗啡的耐量小,使用时剂量应酌减,但小儿腺体分泌旺盛,抗胆碱药的剂量应增加。⑥复合给药时,药物剂量应酌减。

第四章　围术期气道管理

围手术期气道管理是加速康复外科的重要组成部分，可有效降低死亡风险、减少并发症发生率、降低再入院率、改善患者预后、缩短住院时间、减少医疗费用。气道管理是临床麻醉医师在实施麻醉和急救过程中的首要任务，是围手术期麻醉管理的基础。如果不能充分保证呼吸道通畅，任何麻醉均不安全。

第一节　气道评估

气道评估是麻醉前评估的常规内容。通过术前气道评估制定适当的气道管理方案，是保证患者围手术期安全的有效措施之一。

一、病史

全面了解病史，要特别重视过去有气管插管困难病史患者的气道问题。一些先天性综合征可能会导致面罩通气或气管插管困难，如 Down 和 Pierre Robin 综合征都是口小舌大，应在保持自主呼吸和上呼吸道张力不减退的状态下插管。Klippel-Feil 综合征是颈椎融合，Goldenhar 综合征是下颌骨发育不全，这类患者多数有插管困难。睡眠呼吸暂停综合征、病态肥胖或肢端肥大症病史也提示可能存在插管困难。颈部感染、创伤、肿瘤或炎症所致的疾病也可以显著影响气道操作，如颈椎骨折、下颌外伤、类风湿关节炎、气道内肿瘤等。

二、一般检查

外貌、体形、下颌、牙齿异常，如上门齿前凸、上下齿列错位、义齿和过度肥胖都提示有插管困难的可能。颈短粗且肌肉发达、下颌骨退缩伴下颌角圆钝、颞颌关节和寰枕关节活动不良、长而高拱的颚骨和牙颏部间距增加等插管时都需尤其注意。

三、头颈活动度

检查寰枕关节及颈椎的活动度是否直接影响头颈前屈后伸，口、咽、喉三轴线是否可以接近重叠对插管操作至关重要。正常头伸屈范围在165°~90°，头后伸不足80°可致插管操作困难，常见于类风湿性关节炎、颈椎结核、颈椎骨折脱位等；个别肥胖患者颈短粗或颈背脂肪过厚者也可影响头后伸。烧伤和放疗导致颈胸粘连使颈部活动受限，此类患者插管时因体位限制不能充分暴露声门，明视下插管也可能出现困难。

四、甲颏距离（thyromental distance）

头在伸展位时，测量自甲状软骨切迹至下颏尖端的距离，正常值在6.5cm以上。如果此距离小于6cm，可能窥喉困难。也可通过测量胸骨上窝和颏突的距离（胸颏间距）来预测困难插管，正常胸颏间距>12.5cm，如小于此值，可能会遇到插管困难。此外下颌骨的水平长度，即下颌角至颏的距离可以表示下颌间隙的间距，<9cm时气管插管操作困难的概率增加。

五、口齿情况

正常张口度为3横指，舌-颏间距不少于3横指，甲状软骨在舌骨下2横指，此即所谓3-3-2法则。正常成人最大张口时上下门齿间距应为3.5~5.5cm，如果小于2.5cm（2横指），常妨碍喉镜置入。上切牙前突、牙齿排列不齐、面部瘢痕挛缩及巨舌症均妨碍窥喉。

活动义齿应在麻醉前取下，以防止误入食管和气道。应检查患者是否有固定义齿和松动牙齿，后者常见于有牙周炎的成人、老年人和小儿乳、恒牙交替时期。上切牙极易受喉镜片损伤脱落，必要时可先用打样膏固定，操作喉镜时应重点保护。遇到左上切牙缺损，置入喉镜后右上切牙常妨碍导管置入，可先在插管前先用打样膏做成牙托垫于左侧牙龈上，以便在插管时承托喉镜片及保护牙龈，纱布垫可代替打样膏。

六、Mallampati 气道分级

目前最常用的判断咽部暴露程度的分级方法，可示意舌根不成比例增大影响窥视声门的程度。患者保持端坐位，最大限度张口伸舌发"啊"音时观察口咽部，若能看到咽后壁提示插管困难可能性极小。本试验结果还受患者张口度、舌的体积和活动度及其他口腔内结构和颅颈运动的影响。根据试验观察到的结构可以将暴露程度分为 4 级：

Ⅰ级：可见咽峡弓、软腭和悬雍垂。

Ⅱ级：仅见软腭、悬雍垂。

Ⅲ级：只能看到软腭。

Ⅳ级：只能看到硬腭。

分级越高，提示咽部暴露和气管插管的难度越大。

七、喉镜暴露分级

以 Cormach-Lehane 分级最常用。该分级描述了在喉镜暴露下所能见到的喉部结构并将其分为 4 级：

Ⅰ级：能完全显露声门。

Ⅱ级：能看到杓状软骨（声门入口的后壁）和后半部分的声门。

Ⅲ级：仅能看到会厌。

Ⅳ级：看不到会厌。

Ⅰ、Ⅱ级插管容易，Ⅲ级插管难度明显增加，但对有经验者并不构成困难，Ⅳ级插管困难。Mallampati 分级为Ⅳ级者，Cormach-Lehane 分级几乎为Ⅲ～Ⅳ级。

八、鼻腔、咽喉

拟行经鼻插管应询问患者鼻腔通畅情况，并分别堵塞单侧鼻孔试行呼吸。还应询问既往有无鼻损伤、鼻出血及咽部手术史等。咽喉部检查有无炎性肿块，如扁桃体肥大、咽后壁脓肿及喉炎等，严重时在全麻诱导时即可出现窒息死亡。

九、辅助检查

如果患者患有气道肿瘤或上呼吸道严重感染如咽后脓肿，应行间接喉镜或纤维喉镜检查。通过颈椎正位片检查可以确定是否存在气管偏移及偏移的程度；颈椎侧位片可以发现颈椎退行性疾病、椎间盘病变、颈椎融合、颈椎半脱位等异常情况。X线检查仅用于怀疑有气管移位以及有颈部症状的患者。病史询问、体格检查及特殊检查可以帮助麻醉医师初步判断麻醉诱导前是否需要做困难插管的准备。

第二节　声门上气道管理的方法

目前，已有多种方法可用于控制气道通气。临床医生应根据患者的不同情况选择简便、有效、安全而又被操作者所熟悉的方法。临床上，除了全身麻醉患者的气管内插管是在手术室内实施以外，多数需紧急气道处理都位于手术室外，难以在数分钟内紧急呼叫麻醉医生到场进行处理。临床医生被动等待专业医生建立人工气道，极易丧失宝贵救治时机。此时为保证患者通气，掌握一些简单的气道清理、手法辅助通气及简便人工气道建立方法显得尤为重要。

一、维持气道通畅的基本方法

（一）单手抬下颌法和双手托下颌法

这两种手法是解除因舌后坠所致上呼吸道机械性梗阻的最简便有效的方法，也是各临床工作者均需掌握的基本方法。

1.单手抬下颌法　患者取仰卧位，操作者将患者的头后仰，右手在下颌部向患者的上方抬举下颌，力争将患者的舌体抬离咽后壁，从而解除舌后坠造成的气道梗阻（见图4-1）。此方法在临床使用时的局限

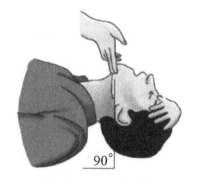

图4-1　单手抬下颌法

性较多。当患者存在头颈部粗短、肥胖、鼻道阻塞、牙关紧闭、颈部强直等情况时往往难以奏效，此时需考虑采用双手托下颌法或其他方法。

2.**双手托下颌法**　患者取仰卧位，操作者立于患者的头端，将患者的头略后仰，双手的示指或中指置于患者下颌角的后支，向前、上方托举下颌（见图4-2）。为了有效地将患者的舌体抬离咽后壁，应尽量使患者下门齿的高度超过上门齿（俗称为"地包天"）。

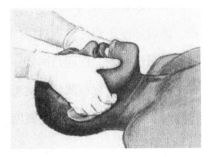

图4-2　双手托下颌法

（二）口咽、鼻咽通气管的使用

如需较长时间解除梗阻或手法托举无效时，可放置口咽通气管或鼻咽通气管，以帮助开放气道。

1.**口咽通气管**（oropharyngeal airway）　指用金属、硬橡胶或硬塑料制成的、外观呈J形、中空的人工气道（见图4-3）。

操作方法：依据患者的体形选择适当大小的通气管。从患者头侧方向将通气管的前端（其凹面朝向头端）插入口腔，一边旋转通气管180°，一边推

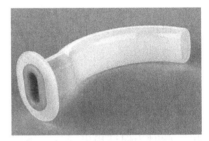

图4-3　口咽通气管

进通气管直至咽腔。此方法可避免在推送通气管的过程中将舌体推向口腔深部，造成置管困难。也可利用压舌板或喉镜片压迫舌体后将通气管放入口咽部。此时口咽通气管的弯曲弧线恰好与患者舌体的自然弧度贴合。

注意事项：①清醒或浅麻醉患者使用口咽通气管时，可出现恶心呕吐、呛咳、喉痉挛和支气管痉挛等反射，因此口咽通气管只适用于非清醒或麻醉深度恰当的患者。②通气管位置放置不恰当时，会将舌根推至咽腔深部而加重梗阻或引起喉痉挛、舌及咽部损伤等。③如患者不能开口，又不宜使用鼻咽通气管时，可先将2个压舌板分别置入双侧上下后臼齿之间，利用杠杆作用撬开口腔，再置入口咽通气管。

2.**鼻咽通气管**（nasopharyngeal airway）　是用橡胶或塑料等制成的软质中空导管，长度到15cm，外形与气管导管相似。其前端斜口较短而钝圆，不带套囊（见图4-4）。主要用于解除舌后坠等所致的上呼吸道梗阻，尤其是咬肌痉挛的患者。由于此类患者对其耐

受性好，较少发生恶心、呕吐和喉痉挛。通气管由患者的鼻孔插入，且管径较大，易致出血，因此凝血功能异常、颅底骨折、鼻咽腔感染或鼻中隔外伤移位等患者禁忌使用。

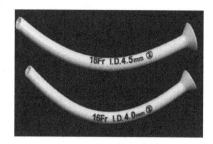

图4-4　鼻咽通气管

操作方法：①选择通畅的一侧鼻孔置入。插入前在鼻腔内滴入适量血管收缩药，如麻黄碱，以减少鼻腔出血的风险。②通气管表面涂以含局部麻醉药的润滑剂。③通气管插入长度一般为鼻尖至外耳道的距离，通气管前端恰好位于会厌的上方。④通气管必须沿下鼻道插入，保持插入方向与面部完全垂直，严禁指向鼻顶部方向插入，以免造成损伤出血。⑤插入动作应轻柔、缓慢，遇有阻力不应强行插入，可稍稍旋转导管直至无阻力感后再继续推进。

二、面罩通气术

面罩通气（mask ventilation）是各级临床医生必须掌握的一项基本技能。其设备要求简单、操作方便、通气效果确切且可提供较高浓度的氧疗；在无明显呼吸道梗阻的情况下，其通气效果与气管内插管相似；患者的耐受性良好，不需要较深的麻醉亦可配合完成通气操作，因此在紧急气道处理和危重病救治中发挥着不可替代的作用。

1. 适应证

（1）无胃内容物反流、误吸危险者的短小手术的全身麻醉通气。

（2）气管内插管前预充氧去氮。

（3）紧急情况下进行辅助或控制呼吸，如心肺复苏的现场急救。

2. 操作方法

（1）物品的准备：选择大小合适的透明通气面罩，使面罩能紧贴鼻梁、面颊和口部，并可观察到口唇颜色和分泌物情况。检查贮气球囊，使之与供氧管相连接并确保无漏气。应备有口咽通气管、鼻咽通气管、负压吸引装置等。

（2）单人操作面罩的放置时，操作者左手持面罩，小指与无名指提起下颌角，中指置于下颌骨处，示指与拇指置于面罩上，右手控制贮气球囊行手法通气，适当用力以保持面罩的气密性。患者头面部较大、面罩难以密闭时则可能需要双人操作，操作者双手维持面罩于良好的位置，助手控制贮气球囊，也可使用四头带帮助将面罩固定于患者的面部。要求既要保证面罩与患者面部的紧密贴合、无明显漏气，又要能通过托举下颌角的动作解除舌后坠造成的气道梗阻。

（3）辅助或控制呼吸的操作要点：在操作者用右手或由助手行辅助或控制呼吸时，应通过观察或手感来判断患者胸廓起伏的幅度和通气阻力的大小，并评估通气效果。通过头部略后仰、抬起颏部或托起下颌，使患者下颌骨向前上抬起并张口的方式来改善通气效果。必要时可置入口咽或鼻咽通气管。吹气时间一般不少于1s，一次吹气的潮气量需达到6~8mL/kg，缓慢而均匀地供气可最大限度避免胃膨胀的发生。

3. 注意事项　进行面罩通气时，人工气道与下呼吸道其实没有紧密连接，使用时需要注意：

（1）必须彻底清除气道内的分泌物、血液和异物等，否则在正压通气下有加重气道梗阻的风险。

（2）面罩通气时可能有气体进入胃肠道，增加患者发生反流误吸的风险。

（3）下呼吸道梗阻时面罩通气往往效果差或无效。

4. 常见并发症　较长时间面罩通气引起的口、眼或鼻周围软组织压伤是最常见的并发症，胃内容物反流误吸是最严重的并发症。保持患者镇静和（或）配合、控制通气压力和潮气量等是防止反流误吸最有效的措施。

三、喉罩通气术

喉罩（laryngeal mask airway，LMA）是一种特殊形状的通气管，多由硅胶或塑料制成，1983年首次应用，由最初用于困难气道处理逐渐扩展到临床麻醉与急危重症医学中的气道处理。喉罩的种类和型号多样，可根据不同患者、临床需要、个人习惯和经验选择合适的喉罩。

1. 喉罩的优点　①携带方便。②操作简便易学。③对喉头的刺激小，经适当镇静的患者在保留自主呼吸的情况下即可置入。④呛咳、喉痉挛等的发生率低。⑤误插入食管的可能性极低。⑥能较好地避免或减轻声带和气道损伤。⑦不需特殊的辅助器械或设备，一般都以盲探法置入。⑧气道阻力往往低于气管内插管。

2. 喉罩的局限性　喉罩作为一种声门上管理工具，其本身并未能完全控制气道，所以在使用中具有一定的局限性，主要包括：①难以完全避免反流误吸的发生。②在气道压过高或置管位置不佳时，有致胃扩张或漏气的风险。③气道梗阻的发生率较高，主要是喉罩推挤会厌致其变形或卷曲所致。④长时间使用可造成咽喉部压迫性损伤，甚至出现会厌水肿和气道梗阻。⑤术后部分患者可出现暂时性构音障碍。

3. 适应证 随着新型喉罩的不断出现和临床应用范围的不断拓展，喉罩通气道的适应证仍在不断扩宽中。目前其主要适应证包括：①无反流误吸风险的手术麻醉，尤其是非预见性气管内插管困难的患者。②颈椎不稳定患者，施行气管内插管需移动头部而有较大顾虑时。③短小手术需人工或保留自主呼吸的患者。④紧急气道处理和心肺复苏需及时建立人工通气等。

4. 禁忌证 主要包括：①饱胃、腹内压过高、有反流误吸高风险的患者。②张口度过小（2.5~3.0cm）的患者。③咽喉部感染、水肿、活动性出血、血管瘤和组织损伤等病变的患者。④通气压力需大于25cmH$_2$O的气道狭窄和慢性阻塞性肺疾病患者等。

5. 放置喉罩的方法 喉罩置入前应检查喉罩各部分的连接是否可靠，套囊是否漏气。在喉罩勺状套囊的背面作适度润滑备用。由于喉罩不进入气管内，对患者的刺激性较小，可在适度镇静加咽喉部表面麻醉下置入。不能配合者也可应用肌松剂后置入。因喉罩种类众多，放置方法略有差异。以下简要介绍经典喉罩（LMA-Classic）的放置方法。

（1）盲探法：患者仰卧位，操作者用左手推下颌或下唇使患者张口，右手持喉罩，罩口朝向患者下颌方向，将喉罩顶向患者硬腭方向置入口腔：沿舌正中线贴咽后壁向下推送，直至遇到阻力不能再推进为止。不可将喉罩以垂直的方式插入口腔，以免喉罩前端打折或卷曲而难以保持正确的置入方向。置入后将套囊充气，检查喉罩位置是否合适。

（2）喉罩位置的判断：喉罩置入的最佳位置为前端位于下咽底部，紧贴食管上段括约肌的前壁，两侧位于梨状窝内，勺状套囊的上边界贴住舌根，并将其抵向前方。此时，会厌应位于喉罩的勺状凹陷内，罩内的通气口正对声门。一般通过连接麻醉机或呼吸皮囊行正压通气进行初步判断，胸廓起伏良好且经皮听诊咽喉部无明显的漏气多提示喉罩位置良好。纤维支气管镜检查是判断喉罩位置最确切的方法。在临床应用中，即使喉罩的位置欠佳，只要没有明显的漏气和气道阻力增高，也多能维持较好的通气。

（3）喉罩位置的调整：喉罩置入后如有明显漏气，应立即采取措施调整其位置：①喉罩后退一段距离后重新置入并适当充气，充气过度反而增加漏气的风险。②调节患者头颈部的屈曲度。③轻轻压迫患者的甲状软骨部位。④更换为大一号的喉罩。⑤选择不同类型的喉罩。⑥如仍漏气明显，应考虑行气管内插管。

6. 喉罩置入的常见并发症　①拔管后口咽喉部不适和疼痛，多可自行恢复。②长时间留置、套囊压力过高或喉罩位置不佳时，可引起暂时性的构音障碍、喉头水肿、声门梗阻等。③胃内容物反流误吸是最严重的并发症，多与喉罩漏气及气道压力过高有关。

第三节　声门下气道管理的方法

一、气管插管术

气管内插管是将人工气道与解剖气道连接的最可靠的方法，也是麻醉医生和急诊医生（包括 ICU 医生）所必须掌握的基本技能之一。

气管内插管

1. 适应证　气管内插管可保持患者的呼吸道通畅，进行有效的人工或机械通气；防止异物进入呼吸道，便于及时吸出气管内分泌物或血液；便于吸入全身麻醉药的应用。因此，在全身麻醉时、因手术（如颅内手术、开胸手术、俯卧位手术等）或疾病（如肿瘤压迫气管）难以保证患者呼吸道通畅时、全麻药对呼吸有明显抑制或应用肌松药时都应行气管内插管。因各种原因需要进行机械通气及心肺复苏、新生儿严重窒息都是气管内插管的适应证。

2. 插管前准备　插管前必须准备好所有设备和器材，相关药品（麻醉药、血管活性药等）准备齐全，人员到位。插管前准备不足或对困难气道预计不够不仅会导致插管失败，更可能威胁患者的生命安全。常用器械包括：喉镜、气管导管、牙垫或口塞、表面麻醉用喷雾器、衔接管、管芯、插管钳、固定胶带以及负压吸引装置等。

3. 气管内插管方法　根据插管时是否需要显露声门分为明视插管和盲探插管；根据插管路径分为经口插管和经鼻插管；根据插管前麻醉方法分为慢诱导插管、快诱导插管和清醒插管等。

4. 气管内插管的常见并发症

（1）操作引起的创伤：气管内插管可能造成口唇、舌、牙齿、咽喉或气管黏膜的损伤，偶可引起环杓关节脱位或声带损伤，因此医生需要细心操作，避免暴力插管。

（2）气管导管不畅：气管导管扭曲、导管气囊充气过多阻塞导管开口、俯卧位时头部扭曲、头过度后仰等体位使导管前端斜开口处贴向气管壁，以及导管衔接处内径过细等多种原因均可能导致气道不同程度的阻塞。一旦阻塞发生，经紧急处理仍不能解除时，可用纤维支气管镜检查，明确原因并给予相应处理，必要时立即更换气管内导管。

（3）痰液过多或痰痂形成：痰液过多或痰痂形成阻塞气管导管常见于小儿或长时间留置导管的患者。长时间留置导管的患者要定期吸痰并进行气道湿化，以防痰痂形成。注意充气套囊上方的气管与导管之间的缝隙内可能存留较多的分泌物或痰液，一旦套囊放气即可能流入气道内引起气道梗阻，所以要定期清理干净。

（4）气管导管插入过深阻塞一侧支气管：气管导管插入过深时易误入一侧支气管而使另一侧支气管无法通气，这种情况多发于插管后头部位置变动，和腹腔镜气腹手术引起膈肌和气管上抬时。最好的诊断方法是听诊两肺呼吸音和观察两侧胸部呼吸幅度。

（5）麻醉机或呼吸机故障：麻醉机或呼吸机活瓣失灵、管道脱落、呼吸机湿化水在管道内凝结过多阻塞气道以及其他机械因素均可引起气道阻塞。及时发现并处理非常重要，必要时更换麻醉机或呼吸机。

二、气管切开术

气管切开术（tracheostomy）是通过切开颈段气管开放下呼吸道，置入金属或硅胶气管切开套管以解除上呼吸道梗阻。这是建立通畅人工气道的一种常见手术操作，是临床医生应掌握的急救技能之一，尤其是麻醉与危重病医学专业医生。

目前，除传统的气管切开术外还有多种可供选择的气管切开方法，如环甲膜穿刺术、环甲膜切开术和经皮扩张气管切开术（percutaneous dilational tracheostomy，PDT）等。主要适应证包括：①各种原因所致的急性上呼吸道梗阻，如急性喉炎、严重喉痉挛和上呼吸道异物阻塞等。②口腔颌面部严重外伤，无法行气管内插管者。③各种原因所致的气管内插管失败，尤其是出现非预见性的困难气道时。④下呼吸道痰液或分泌物潴留或阻塞，为便于及时清理气道、维持下呼吸道通畅时。⑤需较长时间保持人工气道和机械通气等。

气管切开术常见的并发症主要包括：皮下气肿、气胸、纵隔气肿、出血、气道梗阻、喉部神经损伤、食管损伤甚至气管食管瘘、声带损伤、声门下狭窄以及气管狭窄等。

三、食管气管联合导管插管术

食管 – 气管联合导管（esophageal-tracheal combitube，ETC）是一种具有食管阻塞式通气管和常规气管内插管双重功能的双腔、双气囊导管。最早主要用于院前急救、心肺复苏及困难气道时的紧急气道处理。与常规气管内插管和喉罩等通气技术相比，他具有使用简单和置管迅速等优点，且能较可靠地减少胃内容物反流误吸的风险，已成为困难气道急救处理的有效措施之一。

四、支气管内插管术

随着胸科手术的发展，对手术麻醉提出了更高的要求，如术中采用肺隔离技术将两肺隔离进行单肺通气。通常使用三种器械进行单肺通气：双腔气管内导管（double-lumen endotracheal tube，DLT）、单腔支气管堵塞导管（如 Univent 单腔管系统）、单腔支气管导管（endobronchial tube）。目前最常用的是双腔气管内插管，单腔支气管堵塞导管在成人胸科手术中使用量也有逐年增多的趋势，单腔支气管导管目前已很少使用。

1. 适应证　①大咯血、肺脓肿、支气管扩张、痰量过多或肺大疱有明显液面的湿肺患者，避免大量血液、脓汁或者分泌物淹没或污染健侧肺。②拟行支气管胸膜瘘、气管食管瘘手术患者。③拟行肺叶切除术或者全肺切除术患者。④拟行外伤性支气管断裂及气管、支气管成形术的患者，防止患侧漏气。⑤拟行食管肿瘤切除或食管裂孔疝修补患者。⑥分侧肺功能试验或单肺灌洗治疗时。⑦拟行胸主动脉瘤切除术患者。⑧拟行主动脉缩窄修复术患者。⑨拟行动脉导管未闭关闭术患者等。

2. 并发症　除了单肺通气影响氧合外，导管本身也可引起一些严重的并发症，包括气管支气管树破裂、创伤性喉炎、肺血管与双腔管意外缝合等。气管支气管树破裂的主要原因是支气管套囊压力过高，为减少气管支气管树破裂的发生，应注意：对支气管壁异常的患者谨慎使用双腔管；选择型号合适的塑料双腔管；保证导管位置正确；支气管套囊充气时应缓慢，防止套囊过度膨胀；吸入氧化亚氮时，选用液体或利多卡因给套囊充填；转换体位时放松支气管套囊，避免导管活动。

3. 相对禁忌证　①饱胃患者。②双腔管行进路径有病灶患者。③身材较小的患者。④患者上呼吸道解剖提示插管困难，如下颌内收、门齿前凸，及颈短粗、喉前移。⑤特别危重的患者，如已行单腔插管的患者、不能耐受短时间的无通气和停止 PEEP 的患者。

第四节 困难气道的处理

困难气道（difficult airway）是临床麻醉与重症医学实践中常见危急的情况之一。据统计，30%~50%的麻醉相关严重并发症都与气道管理有关，因此掌握困难气道的相关知识和处理流程具有十分重要的临床意义。本节内容主要参考中华医学会麻醉学分会于2017年制定的《困难气道管理专家意见》。

一、定义与分类

1. **困难气道** 经过专业训练的有五年以上临床麻醉经验的麻醉医师操作下面罩通气困难或插管困难，或二者兼具的临床情况。

2. **困难面罩通气**（difficult mask ventilation，DMV） 有经验的麻醉医师独立操作经过多次或超过1min的努力仍不能获得有效的面罩通气的情况。

3. **困难喉镜显露** 直接喉镜暴露下经过3次以上努力仍不能看到声带的任何部分。

4. **困难气管插管**（difficult intubation，DI） 无论存在或不存在气道病理改变，有经验的麻醉医师气管插管均需要3次以上努力才能成功。

5. **困难声门上通气工具**（supraglottic airway device，SAD）**置入和通气** 无论是否存在气道病理改变，有经验的麻醉科医师SAD置入均需3次以上努力或置入后不能通气的情况。

6. **困难有创气道建立** 定位困难或颈前有创气道建立困难时采取的紧急通气技术，包括切开技术和穿刺技术。

7. **非紧急气道和紧急气道** ①非紧急气道：无困难面罩通气但插管困难，患者能够维持满意的通气和氧合，有充分的时间考虑其他建立气道的方法的情况。②紧急气道：面罩通气困难，无论是否合并困难气管插管均属紧急气道，患者极易陷入缺氧状态，必须紧急建立气道。其中少数患者"既不能插管也不能氧合"，易引起脑损伤、死亡等严重后果。

二、困难气道处理流程

困难气道处理强调麻醉前对患者进行充分气道评估、判断气道类型；依据气道类型选择麻醉诱导方式；在充分氧合的基础下，适当的麻醉深度、充分的肌肉松弛、可视喉镜或熟悉工具插管可以最大程度保证首次插管成功。如插管失败则立即行面罩通气，如面罩通气失败则推荐使用二代 SAD 通气，如面罩或 SAD 可以保证患者氧合则需仔细思考如何让患者安全完成手术。如患者处于"既不能插管又不能氧合"情况下，应果断建立紧急有创气道通气确保患者安全。

1. 充分的气道评估　通过病史、体检和辅助检查进行充分的术前气道评估，关注是否存在患者发生反流误吸的风险。

2. 明确气道类型与术前准备　明确气道类型，进行充分的术前准备，可疑困难气道患者进行可视喉镜或插管软镜检查评估。

3. 做好充分准备的气管插管　优化体位下充分预充氧合后，使用常规诱导或快速诱导达到满意的肌松与适宜的麻醉深度，首选可视喉镜或熟悉工具可以使首次插管成功率最大化，在喉外按压与探条、光棒等辅助下均不能插管成功时，应限定插管次数、及时呼救，并进行面罩通气。

4. 插管失败后的面罩通气　插管失败后，应及时口咽（鼻咽）通气道双人加压辅助面罩通气以维持氧合，或在充分肌松下进行面罩通气。当气管插管"3+1"次不成功时，应宣布插管失败并立即行面罩通气。大部分患者经单手扣面罩即可获得良好的通气。

5. 声门上通气工具（SAD）的置入和通气　以维持氧合为目标行辅助通气时，推荐使用二代 SAD，且限定置入次数不超过 3 次。当双人加压辅助通气仍不能维持氧合时，则应宣布面罩通气失败，并置入 SAD 进行通气维持氧合。

6. 紧急有创气道的建立　无法进行通气保证氧合时应建立紧急有创气道通气。当患者"既不能插管也不能氧合"时应立刻建立紧急有创气道，避免出现缺氧性脑损伤甚至死亡。

第五章　呼吸功能的监测和临床应用

呼吸功能的监测项目繁多。从测定呼吸生理功能的性质来分有肺容量、通气功能、换气功能、小气道功能、呼吸动力学等。以下介绍各种监测项目的名称，测定原理、方法及正常值供参考。

第一节　肺功能的基本监测方法

主要包括各种物理检查方法，通过望诊、触诊、叩诊、听诊等观察呼吸功能的变化。

一、呼吸运动的观察

麻醉前应检查患者胸廓的形态，有无扁平胸、桶状胸、佝偻病胸及由于脊柱病变引起的胸廓畸形等。观察胸廓与上腹部的活动情况，男性及儿童呼吸方式以膈肌运动为主，胸廓上部及上腹部活动比较明显，形成所谓腹式呼吸。女性呼吸以肋间肌运动为主，形成所谓胸式呼吸。实际上这两种呼吸单独存在的机会很少。同时还应观察呼吸的频率和节律，呼吸周期中呼气相与吸气相的比率。必要时可配合触诊、叩诊进行检查。麻醉下则可观察麻醉机呼吸囊的活动频率、幅度及节律来判断呼吸运动的变化。开胸手术时可直接观察肺的膨胀及膈肌活动情况。

二、呼吸音的监测

利用听诊器或食管听诊器，监听呼吸音的强度、音调、时相、性质的改变，可鉴别病理呼吸音及病变其部位，如呼吸音的消失、减弱、增强；呼气延长、断续呼吸音、鼾音、哮鸣音、水泡音、捻发音、胸膜摩擦音等。患者气道与麻醉机接通时可经过气管内导管、回路中的螺纹管、呼吸囊等进行监听。

三、呼吸状态的观察

1. **呼吸困难** 患者主观感觉空气不足，表现为呼吸费力，严重时鼻翼翕动，张口呼吸，甚至辅助呼吸肌亦参与呼吸运动。上呼吸道部分梗阻时，吸气相出现胸骨上窝、锁骨上窝、肋间隙向内凹陷的三凹征，吸气时间延长，此为吸气性呼吸困难。下呼吸道梗阻时，由于呼出气流不畅，呼气用力，呼气时间延长，出现呼气性呼吸困难。不论何种呼吸困难均可引起呼吸频率、深度、节律的异常，心源性呼吸困难会出现端坐呼吸并伴有呼吸音的变化。

2. **发绀** 是指血液中还原血红蛋白增多，使皮肤与黏膜等部位呈紫蓝色的体征。也包括少数由于异常血红蛋白衍生物，如高铁血红蛋白或硫化血红蛋白引起的皮肤黏膜发绀现象。在皮肤菲薄、色素较少和毛细血管丰富的部位较易观察到，变化也更明显，如口唇、鼻尖、颊部、耳廓、甲床等。手术麻醉时可观察手术区血液的颜色变化，但应注意由于出血过多、严重贫血（Hb<5g/dl）时可不表现发绀。

3. **咳嗽、咳痰** 是一种保护性反射，将呼吸道内的分泌物或异物借咳嗽反射咳出体外。手术麻醉中由于呼吸道原有病变或其他因素对呼吸道的刺激使分泌物增多引起咳嗽和咳痰。麻醉前应了解患者呼吸道状况，如改变仰卧位为侧卧位或坐位可诱发咳嗽并有痰咳出，说明气管内有分泌物或有支气管炎存在。如作深呼吸或吸入冷空气时有刺激性咳嗽发生，说明气道的反应性增强。这些患者围手术期呼吸的并发症增多。麻醉过程如发生咳嗽、咳痰，应分析发生的原因，除患者呼吸系统病变外，还与麻醉过浅、吸入药物刺激、误吸、呼吸道出血、脱落的瘤块等异物刺激有关。如发生急性肺水肿时有粉红色泡沫样痰咳出。

第二节 呼吸功能的简易测定

一、屏气试验

即俗称的"憋气"，先令患者深呼吸数次后，深吸一口气屏住呼吸，检测患者屏气时间。正常人可屏气 30s 以上，而呼吸循环功能代偿差者屏气时间多少于 30s。

二、吹气试验

患者深吸气后，将手掌心对准患者的口，让患者尽快将气呼出，如感觉吹出气体有力、流速快，且能在大约 3s 内呼尽则提示肺功能正常。常用以下方法：

1. 火柴试验 将点燃的火柴置于患者口前一定距离，让患者用力将火柴吹灭。如不能在 15cm 距离将火吹灭，则可估计时间肺活量 1 秒率<60%，1 秒量<1.6L，最大通气量<50L/min。如距离为 7.5cm 时仍不能吹灭，估计最大通气量小于 40L/min。

2. 蜡烛试验 与火柴试验相似，患者如能将 15cm 以外点燃的蜡烛吹灭，估计呼吸功能基本正常。

上述呼吸功能的监测方法不需要特殊的仪器设备，是临床上对呼吸系统疾病及其功能检查常用的基本方法，虽然对患者的肺功能仅是粗略了解，但方法简单、易行、直观，在临床上仍有重要参考价值。某些危急情况中，他们还可能是最迅速、直接的判断指标，不容轻视。

第三节 肺通气功能监测

通气功能的测定是呼吸监测的基本内容之一，每分钟静息通气量、最大通气量、时间肺活量等项目比较常用，如有条件时可以测定闭合气量、气体分布等有关项目。通气功能需借助数个项目才能比较全面了解其功能情况，因此要选用几个参数相互印证。同时参考胸部 X 线和物理检查了解肺的通气分布和循环状态。

一、基本肺容量（Volume）

是指简单得再不能分割的基本肺容量变化单位。除解剖无效腔量（death volume，VD）外，还有四个基本肺容量。

1. 潮气量（tidal volume，VT） 为平静呼吸时一次吸入或呼出的气量。平均值为男性 600mL，女性 490mL。根据体重可以计算公斤体重肺活量（VC/kg）约为 10mL/kg。

2. 补吸气量（inspiratory reserve volume，IRV） 为平静吸气后，用力做最大吸气时所能吸入的气量。平均值为男性 2.16L，女性 1.4L。

3. 补呼气量（expiratory reserve volume，ERV） 指在平静呼气后，用力做最大呼气时所能呼出的气量。平均值为男性 0.91L，女性 0.56L。

4. 余气量（residual volume，RV） 指深呼气后不能呼出的肺内残余气体，平均值为男性 1.53L，女性 1.02L。残气量的测定可使用气体稀释法（详见 FRC）。

二、复合肺容量（Capacity）

指在基本肺容量的不同组合下形成的其他肺容量变化参数的描述。临床上常用的有四种：

1. 深吸气量（inspiratory capacity，IC） 平静呼气后，做最大吸气所能吸入的气量，即潮气量与补吸气量之和。平均值为男性 2.66L，1.90L。

2. 肺活量（vital capacity，VC） 最大吸气后，做最大呼气所能呼出的气量，即潮气量、补呼气量、补吸气量之和。平均值为男性 3.47L，女性 2.44L。还可以根据体重计算出公斤体重肺活量（VC/kg）。按经验公式计算出肺活量预计值（VCP），测定值与预计值之比（VC%），正常偏差范围在 ±20%。

3. 功能余气量（functional residual capacity，FRC） 指平静吸气后存留于肺内的气量，即补呼气量与余气量之和。平均值男性为 2.33L，女性 1.58L。

由于功能余气量的存在，肺泡在每次呼气末不至于完全萎陷，使肺毛细血管内的血液和待交换的气体之间存在着缓冲空间，这样在一呼一吸的间歇期，血液与肺泡气之间仍有气体交换。肺泡气的氧分压不会在呼气末骤降，也不会在吸气末随新鲜空气的氧分压急剧上升，而是始终平衡在 109mmHg 左右，使气血交换能在相对恒定的环境中进行。

功能余气量的大小直接影响到肺内原有气体的交换速率，这解释了临床上肺气肿患者在接受吸入麻醉诱导和从麻醉中恢复均需更长时间的现象。

4. 肺总量（total lung capacity，TLC） 为深吸气后肺内所含的全部气量，即余气量、补呼气量、潮气量、补吸气量之和。平均值男性 5.02L，女性 3.46L。还可以计算出余气量与肺总量之比（RV/TLC），健康青年人为 25%~30%，老年人为 40%。

肺容量与年龄、性别、体表面积和测定时的体位有关。肺容量的测定是静息通气功能测定的基本项目，其中潮气量和肺活量最常用。但是他有一定的局限性，只能代表呼吸在某一阶段内的气量或容积，不能反映通气的动态变化。

三、动态肺容量

动态肺容量为单位时间内进出肺的气体量，主要反映气道的状态。

1. 分钟通气量 为潮气量（VT）与每分钟呼吸频率（f）的乘积。平均值为男性 6.6L，女性 4.2L。

2. 每分钟静息肺泡通气量 即分钟通气量减去无效腔通气量。如将无效腔通气量仅仅考虑为解剖无效腔，公式表示为：

$$VA=f \cdot (VT-VD)$$

一般认为成人的解剖无效腔（VD）约为 2mL/kg。但临床实践中无效腔通气并不仅仅由解剖无效腔造成，往往还受肺泡腔内无效通气（又称肺泡无效腔通气）所影响，故生理无效腔包括解剖无效腔和肺泡无效腔。如将每分钟通气量减去生理无效腔量则为肺泡每分钟有效通气量，据国外统计，VA 值约等于 4.2L/min，可以反映肺真正的气体交换。

3. 最大通气量（MVV） 是指每分钟用力呼出和吸入的最大气量，一般以测定 15s 的最大通气量乘以 4 得出，平均值男性为 104L，女性为 82.5L，是通气功能中较有价值的项目，主要用于估价通气储备功能。中枢病变、胸廓运动、呼吸道和肺组织异常均可引起 MVV 的下降。临床中用通气储备百分比（MVV%）去衡量一个人的通气储备能力，其值由以下公式获得：

$$MMV\% = \frac{MVV-V}{MVV}$$

正常值为 93% 以上，低于 86% 提示通气功能不佳，低于 70% 提示通气功能严重受损。身体虚弱或有严重心肺疾病患者不宜进行这项检查。

4. 用力肺活量（FVC） 用力从 TLC 呼出的最大气量，一般比慢慢呼出的 VC 值要小。这是因为用力呼气时某些气道可能关闭，从而限制了气体的排出。

5. 时间最大呼气量（FEVT） 为 1、2、3 秒呼出气量的绝对值。正常值为 1 秒量（FEV_1）2.83L，2 秒量（FEV_2）3.30L，3 秒量（FEV_3）3.41L。因 FEV_1 不受 FVC 的影响，常用于估价使用气管扩张剂后气道阻力下降的效应。

6. 时间最大呼气率（FEV%） 即呼出气占用力肺活量的百分比。正常 1 秒率（$FEV_1\%$）>76%，2 秒率（$FEV_2\%$）>89%，3 秒率（$FEV_3\%$）应达到 92%。在诊断气道梗阻方面比 FEVT 更敏感、适用。

7. 最大呼气流速（MEFR） 是测定 FVC 时自 200mL 至 1200mL 的速度，正常成人应大于 300L/min。因为 MEFR 的测定部分依赖于肺容量，所以在体格小、肺容量低的人中 MEFR 值有可能小于 300L/min。其临床意义与 FEVT 类似，但因测定较复杂，所以使用较少。

8. 最大呼气中期流速（MMEF） 为用力肺活量测定中从 25%~75% 的那一段容量变化中的流速，使用单位是 L/s。平均值男性为 3.36L/s，女性为 2.88L/s。

9. 最大吸气流速（MIFR） 指自 FRC 位用力吸气至 TLC 位时，从 200~1200mL 时的吸气速度，正常值为 300L/min。神经肌肉病变、胸腔外气道梗阻和体力虚弱时其值降低。

10. 最大呼气流速—容量曲线 指在作用力呼气容量测定时，将每一刻呼气流速与其相关的容量在 XY 轴上绘出所得之曲线。

四、闭合容量（CC）与闭合气量（CV）

呼气中小气道关闭时的肺容量称为闭合容量，而闭合容量减去余气量则为闭合气量。慢性阻塞性肺疾病的患者早期就有闭合气量的变化，这项检查比其他测定更敏感。

小气道无软骨支持，其通畅程度取决于气道内外部压力差（跨壁压力）及小气道周围组织的弹性拉力。正常人在直立位时，由于重力影响胸膜腔内的压力不均衡，肺尖部胸膜腔内负压要大于肺底部。因此呼气末肺尖部的跨肺压力比肺底部要高，接近余气量时下垂部肺区的小气道趋于关闭，上部肺区仍开放。上下胸膜腔内压力差可达 7.5cmH_2O。但在老年人或合并肺部疾患者中闭合容量可大于功能余气量，即使潮气呼吸时小气道也可发生闭合。

正常年轻人的闭合气量大约是肺活量的 10%，小气道闭合发生在功能余气量水平以下。随着年龄增加，可在达到功能余气量之前发生小气道闭合。45 岁以上者取卧位时闭合气量可达肺活量的 40%。一般临床常用闭合容量 / 肺总量的比值表示，正常值为 12.7%±0.5%。在气道病变中他的变化要早于闭合气量 / 肺活量的变化。

五、动脉血二氧化碳分压（$PaCO_2$）

$PaCO_2$ 反映肺通气功能，临床常用于评价患者通气量，指导机械通气（参见第五章）。

六、呼气末二氧化碳分压（end-tidal CO_2 partial pressure，$P_{ET}CO_2$）

$P_{ET}CO_2$ 指患者呼气终末部分气体中的二氧化碳分压。无明显心肺疾病的患者 $P_{ET}CO_2$ 值常与 $PaCO_2$ 数值相近，可反映肺通气功能状态和二氧化碳的产生量。$P_{ET}CO_2$ 也可反映循环功能、肺血流情况以及气管导管位置、人工气道的状态，通过 $P_{ET}CO_2$ 异常可及时以发现呼吸机故障，常用于指导呼吸机参数的调整和撤机等。

第四节　肺的换气功能

换气系人体通过呼吸作功，使肺泡将外界的氧弥散于肺毛细血管中的同时把二氧化碳从血中弥散于肺泡然后排出体外的过程。诸多因素如肺容量改变、通气量减少、肺内气体分布不均、肺血流障碍、血液成分改变等都可直接或间接地影响换气功能。肺的换气功能主要包括弥散功能和通气血流比。

一、肺的弥散功能

肺内气体弥散过程分为以下 3 个步骤：①肺泡内气体弥散。②气体通过肺泡壁毛细血管膜的弥散。③气体与毛细血管内红细胞血红蛋白的结合。

临床上常用的测定方法有如下 3 种。

1. **重复吸收试验**　患者经过 1min 的运动后经密闭呼吸 20s 空气，然后作一次最大呼气，测定呼出气中氧和二氧化碳容积百分比。肺泡氧浓度正常值为男性 8.62% ± 0.13%，女性 8.96% ± 0.14%；肺泡二氧化碳浓度正常值为男性 8.33% ± 0.98%，女性 7.83% ± 0.10%。当肺泡氧浓度小于 9.5% 时提示换气功能正常，超过 10.5% 提示换气功能减弱，如通气不足、无效腔量增加、气体分布不均、弥散功能障碍、肺内分流等。

2. **静息通气 1min 氧吸收量**　肺量计可以描计出每分钟氧吸收量，正常值为 250~300mL/min。如同时测定每分钟静息通气量可计算出氧吸收率，即静息通气时每升通气量中所吸收的氧气量，正常值约为 46.8 ± 7.1mL/min。氧吸收量和氧吸收率降低均提示换气功能降低。

3. **肺弥散量（DL）**　是最常用的评估肺弥散功能的参数，指肺泡与肺泡毛细血管之间气体分压差为 1mmHg 时，1min 内透过界面的气体量（mL），一般用一氧化碳来测量（DLco）。静息状态下正常值为 26.5~32.9mL/（mmHg·min）。

$$弥散量 = \frac{每分钟一氧化碳吸收量}{肺泡一氧化碳分压}$$

气体弥散量的大小与弥散面积、距离、时间、气体分子量及其在弥散介质中的溶解度有关。Graham 定律认为气体状态下弥散率和气体密度的平方根呈反比，但在液体中影响弥散的重要因素是气体在溶液中的溶解度（指温度为 37℃ 时，1 个大气压下，1 毫升水中溶解的气体毫升数），弥散量和溶解度呈正比。由此可以计算出二氧化碳弥散能力约为氧气的 21 倍。因此当患者发生肺弥散功能障碍时主要症状表现为缺氧。

二、肺的通气与血流比

1. **通气血流比（V/Q）与肺泡动脉血氧差（A-aDO$_2$）**　正常人每分钟静息肺泡通气量约为 4L，肺血流量约为 5L，则通气血流比正常值为 0.8。如果肺泡通气量大于血流量（比值升高）提示无效腔量增加，可以用 Bohr 公式计算。若血流量超过通气量（比值下降）则提示产生了肺内分流，可通过肺泡动脉血氧分压差（A-aDO$_2$）来测定。A-aDO$_2$ 可以通过公式计算，吸入空气时正常值为 4~10mmHg（平均 8mmHg，高限 25mmHg），吸入纯氧时（FiO$_2$=1.0）为 25~75mmHg，A-aDO$_2$ 增大反应弥散或分流异常。此外，还可以测定吸气动脉血氧分压差（I-aDO$_2$），I-aDO$_2$ 与 A-aDO$_2$ 意义相同但更容易测定。呼吸指数（RI）

可以由 $A\text{-}aDO_2/PaO_2$ 计算。以上参数均可反映肺的氧合情况。影响 V/Q 的因素包括：

（1）重力：正常人因肺重力胸腔内压力自肺上部至下部递增。胸腔内负压与肺容积改变的关系呈"S"形，即肺容积的改变在胸腔负压小时较负压大时明显，肺下区胸腔负压较肺上区小，因而在潮气量呼吸时肺下区通气量较上区大。肺上下区通气量分别为 0.24L/min 与 0.82L/min。

立位时肺血流量由上部至下部递增，分别为 0.07L/min 与 1.29L/min，较上所述肺上、下部通气量改变的差别更为明显，所以 V/Q 由肺上部至下部递减，分别为 3.3 与 0.63。

（2）吸入氧浓度：吸入氧浓度增高时分流样效应随之变小；反之分流样效应就越明显。

（3）病理因素：气道阻力与血管阻力的病理因素也可以明显影响 V/Q，如慢性支气管炎、肺气肿、肺水肿与肺间质纤维化等。

V/Q 对换气功能的影响：V/Q 与肺泡单位氧分压（P_AO_2）和二氧化碳分压（P_ACO_2）关系密切，当 V/Q 增大致肺泡无效腔增大时，P_AO_2 增高、P_ACO_2 下降；反之 P_AO_2 下降、P_ACO_2 增高。由于肺不同部位 V/Q 不相同，故 P_AO_2 与 P_ACO_2 也不同，肺上部 V/Q 最高，故 P_AO_2 最高而 P_ACO_2 最低，肺下部相反。

病理情况下，缺氧和二氧化碳潴留都能引起通气和肺血流量增加。由于二氧化碳解离曲线呈直线形，通气超过相应血流的肺泡部分（即高 V/Q 区）可排除较多的二氧化碳，但由于氧解离曲线已处于平坦部分，氧的摄取 P_AO_2 有所增加但氧饱和度增加有限。所以高 V/Q 区的肺泡可以代偿低 V/Q 区的二氧化碳潴留，但无助于纠正缺氧情况。V/Q 不均主要引起 PaO_2 下降，对 $PaCO_2$ 影响可能不大。

2. 生理无效腔（VD）的测定 气体进入肺某些无血流灌注或灌注不足的肺泡而不能进行正常的气体交换，形成无效腔样通气，即无效的通气，通常用生理无效腔表示。假若每分钟通气量不变，生理无效腔越大则肺泡通气量越小，导致 P_AO_2 减低与 $PaCO_2$ 增高。

临床上常以生理无效腔量与其占潮气量之比（V_D/V_T）作为肺通气功能的判断指标，其正常值为 0.25~0.3。生理无效腔是反映肺内通气与血流灌注比例的指标之一，有助于部分肺部疾病严重程度的判断。生理无效腔增大见于各种原因引起的肺血管床减少、肺血流量减少或肺血管栓塞，如呼吸衰竭、二氧化碳潴留、肺栓塞等。

3. 肺动静脉分流量（Q_S）与分流率（即分流量 / 心排血量，Q_S/Q_T） 使用特殊技术可计算分流率和分流量，计算公式如下：

$$\frac{Q_S}{Q_T} = \frac{Cc'O_2 - CaO_2}{Cc'O_2 - CvO_2}$$

其中 $Cc'O_2$ 为肺泡毛细血管末端血内的氧含量，CaO_2 为动脉血氧含量，CvO_2 为混合静脉血氧含量。分流率正常值<7%。分流率与心排量的乘积即为分流量。

三、动脉氧分压（PaO_2）与氧合指数（PaO_2/FiO_2）

这是常用的评价肺氧合和换气功能的指标，PaO_2/FiO_2 在 FiO_2 变化时能反映肺内氧气的交换状况所以意义更大。正常值 $PaO_2/FiO_2 > 300mmHg$，PaO_2/FiO_2 降低提示存在肺换气功能障碍，$PaO_2/FiO_2 \leqslant 300mmHg$ 是急性呼吸窘迫综合征（ARDS）的诊断标准之一。

四、脉搏血氧饱和度（pulse oxygen saturation，SpO_2）

是用脉搏血氧饱和度仪经皮测得的动脉血氧饱和度值、临床常用的评价氧合功能的指标、临床麻醉和 ICU 常规监测项目之一。脉搏血氧饱和度监测能及时发现低氧血症，指导机械通气模式和吸入氧浓度的调整。正常值 $SpO_2 > 94\%$，$SpO_2 < 90\%$ 常提示存在低氧血症。

第五节　呼吸力学监测

呼吸肌的收缩和松弛是呼吸运动的主要动力，呼吸动力的作用在于克服以下三方面的力：①肺与胸廓的弹性回缩力。②肺与胸廓运动产生的非弹性阻力，即肺与胸廓变形造成的摩擦力。③通气过程中，气体在气道内流动的阻力。以上诸阻力越大，呼吸越费力，易产生气急和呼吸困难的症状。同时最大通气量、时间肺活量、最大呼气或吸气气流速率等也可间接地反映呼吸动力学的变化情况。如需进一步了解呼吸动力功能可测定下列项目。

一、呼吸压力（Pp）

由于呼吸肌的收缩和松弛使胸腔容量发生改变，引起一系列压力变化，产生了呼吸运动的动力。

1.胸膜腔内压 胸膜腔负压是由肺组织弹力与胸廓弹力两个相反方向力作用的结果。在静息呼吸周期中，胸膜腔内压始终低于大气压促使周围静脉血回流心脏。胸膜腔内压力正常值：呼气时 -5~-3mmHg，吸气时 -10~-5mmHg。

2.肺泡压 是胸膜腔内压与肺组织弹力作用的结果。吸气时，胸内负压增加，超过肺组织弹力，肺泡压成为负压，空气被吸入肺泡；呼气时，胸腔负压逐渐减少至低于组织弹力时肺泡压转为正压，大于大气压，肺内气体排出体外。故在呼吸周期中，肺泡压在大气压上下呈正负波动，吸气为负，呼气为正。

3.气道内压 指大气压与肺泡内压间出现压力差时即产生气道压力的变化。吸气时，肺泡压为负压，气道内压自呼吸道开口向肺泡递减，呼气时相反。平静呼气终末时，气道内压与大气压相等。

（1）气道压：指扩张或压缩呼吸道的压力，由气道内压与胸膜腔内压差决定。呼气时胸膜腔内负压减少，气道内外压差随之减少，管口径缩小。临床上应用机械通气治疗可以增加呼吸压力，提高气道内压力，防止气道陷闭，保持呼吸道通畅。

（2）胸肺压：指扩张和压缩胸壁与肺的总压力，相当于肺泡与胸廓外大气压的差数。自主呼吸时，胸肺压缩，肺泡压高于大气压，反之低于大气压。当自主呼吸消失，使用机械正压通气，吸气末的气道压力即为跨胸肺压。跨胸肺压增加提示胸壁或肺组织弹性减损。

（3）跨肺压：肺泡压与胸膜腔内压差，也就是使肺扩张和收缩的力量。在呼吸周期中，由于跨肺压存在区域性差异肺各部分容积变化不一，使吸入气体分布不均。

（4）跨胸壁压：跨胸壁压是扩张或压缩胸壁的压力，胸膜腔内压与胸外大气压的差数。

二、顺应性（compliance，C）

反应肺与胸廓弹性特征，其定义为"单位压力改变时的容积改变"，所用单位是 L/cmH_2O。根据所测的部位及方法不同又作如下分类。

1.胸廓顺应性（Cc） 胸廓是一个弹性密闭腔，呼吸肌的收缩和松弛使胸廓扩张和收缩，在一般呼吸幅度范围内呼吸肌作用的力（经克服胸廓、肺的弹性回缩力后，以跨胸壁压力表示）与胸廓容积的变化呈正比，二者的比值即为胸廓顺应性，如在潮气量范围内测定，正常值是 $0.2L/cmH_2O$。自主呼吸时胸廓一侧为大气压，另一侧为胸膜腔内压力（Ppl）的变化，所以在自主呼吸时跨胸壁压力即胸膜腔内压力。计算公式如下：

$$Cc = \frac{\Delta V}{\Delta Ppl}$$

因食道内压力（Pes）随胸膜腔内力高低而变化，食道内压力可反映胸膜腔内压力的变化。故可用 ΔPes 代替 ΔPpl。

2. **肺顺应性（C_L）** 如上所述，经测定胸膜腔内压力与气道出口（如口腔内）之间压力差，再与潮气量比较即可得到肺的顺应性，正常值为 $0.2L/cmH_2O$。

3. **总顺应性（C_T）** 是指肺与胸廓整体的顺应性，他的倒数是胸廓顺应性及肺顺应性倒数之和。正常值为 $0.1L/cmH_2O$，关系如下。

$$\frac{1}{C_T} = \frac{1}{C_C} + \frac{1}{C_L}$$

4. **静态顺应性（C_{st}）** 是指在压力与容量改变静止的瞬间所测得的两者之间关系，其完全反映了肺与胸廓的弹性回缩特征。如分别以压力与容量变化——对应在 X、Y 轴上画图，可得一直线，其斜率即为顺应性值。在不同的肺容量水平测定时其值不同。

5. **动态顺应性（Cdgn）** 是指在呼吸周期中连续、动态地测量压力与容量变化之间关系所得的结果，除了反映胸廓与肺的弹性回缩特征外还受其他因素的影响，如气流产生的阻力等。正常肺的静态顺应性和动态顺应性几乎相同，但有肺疾患者（如肺阻塞性病）常伴气道阻力增加或肺顺应性下降，其动态顺应性较静态顺应性为低。

三、最大吸气力（IF 或 MIP）和最大呼气力（EF 或 MEP）

用压力计分别测定最大吸气时或最大呼气时气道内的压力，吸气时呈负压，正常范围为 $30\sim140cmH_2O$；呼气时为正压，用于评价呼吸肌的肌力。

四、呼吸驱动力（P0.1）

是阻断气道情况下吸气开始 0.1s 时的口腔压力，又称口腔闭合压（Pm0.1），反映了呼吸肌的收缩性能。其改变与膈神经及膈肌呈线性相关，反映了呼吸中枢兴奋性。常用于评价呼吸中枢功能，对进行呼吸支持患者的撤机拔管有指导意义，正常值为 2~4cmH$_2$O。

五、压力时间乘积（PTP）

通气时送气压力与时间的积，可反映呼吸肌功能与呼吸形式，正常值为 200~300cmH$_2$Osec/min。与体表面积相除得压力时间指数 PTI，正常值为 0.05~0.12cmH$_2$Osec/（min·cm^2）。

六、气体流速（AFR）

呼吸时气体在气道内进出，可由流速仪测定其流速，平静呼吸时吸气流速平均为 29L/min，呼气时平均流速为 23L/min。从流速曲线所显示的流速幅度和呼吸时间上的比较可以估计呼吸动力功能的变化。

七、气道阻力（AR）

气流在气道内流动时所遇到的阻力即为气道阻力，正常值为 1~3cmH$_2$O/（L·s）。气道阻力和气体的黏滞度与气道长度成正比，和气道半径的四次方成反比。肺气肿、支气管哮喘或痉挛时，气道阻力明显增加。

八、呼吸功（WOB）

为呼吸时所作的机械功。根据物理定律（功=力 × 距离）呼吸功=压力 × 容积，测定出胸腔内压力差和肺容量的乘积，即等于呼吸功，测定步骤与肺顺应性相同，或通过积分测得压力 – 容量环内的面积来表示。静息状态的呼吸功正常值为 0.246（kg·m）/min（0.3~0.6J/L）。任何使肺弹性或通气阻力增加者均可导致呼吸功增加。

临床上对呼吸动力功能的测定，有助于进一步了解不同病理变化引起的呼吸功能障碍，在一定条件下结合对肺顺应性、气道阻力的测定，尤其是在 ICU 或呼吸治疗科内的连续测定有助于指导某些呼吸功能障碍的治疗和其转归的预测。

第六章　血流动力学监测

血流动力学监测是围术期医学重要的内容之一，是大手术和危重患者抢救不可缺少的监测手段，可分为无创性和有创性两大类。无创性血流动力学监测（noninvasive hemodynamic monitoring）是应用对机体组织没有机械损伤的方法，经皮肤或黏膜等途径间接取得有关心血管功能的各项参数，其特点是安全、无或很少发生并发症。有创性血流动力学监测（invasive hemodynamic monitoring）通常是指经体表插入各种导管或监测探头至心腔或血管腔内，利用各种监测仪或监测装置直接测定各项生理学参数，通过对所测得的数据进行分析和演算可获得相应参数的数值。本章重点介绍临床常用的有创动脉压、中心静脉压和肺动脉导管监测的方法。

第一节　动脉血压监测

血压是最基本的生命体征之一。动脉血压一般是指血流对动脉血管壁的侧向压力，循环系统内的血液充盈和心脏射血是形成血压的基本因素。心室收缩时，主动脉压急剧升高，在收缩中期达到最高值，这时的动脉血压称为收缩压；心脏舒张时，血液停止射入动脉，而已流入动脉的血液依靠动脉血管弹性回缩继续流动对血管壁仍有压力，在心脏舒张末期动脉血压的最低值称为舒张压。收缩压和舒张压之间的差值称脉压，一个心动周期中每一瞬间动脉血压的平均值称为平均动脉压。动脉血压数值主要取决于心排血量和外周血管阻力，并且与血容量、血管弹性和血液黏度等因素有关，是反映左心后负荷、心肌氧耗及组织灌注的重要指标。

一、测定方法

血压监测技术分为无创间接测压法和有创直接动脉内测压法。

（一）无创间接测压法

1. 人工袖带测压　应用听诊技术和血压计可同时测定收缩压和舒张压，即通过听诊有动脉血流产生的声音而测定血压，听到第一个 Korotkoff 音的压力作为收缩压，然后声音特点逐渐变得低沉，最后消失，声音变低沉或消失时的压力为舒张压。在某些病理情况下如主动脉返流时声音可能不会消失。

听诊法最主要缺点是依赖血流产生的 Korotkoff 音，病理性或医源性因素引起外周动脉血流减少，如心源性休克或使用大剂量血管收缩压可增强或削弱 Korotkoff 音的产生，会导致血压测量结果比真实值低。相反，颤抖、严重的动脉粥样硬化的患者采用听诊法袖带测压的结果可能较真实值偏高。

袖带尺寸选择不当和放气过快是听诊法人工袖带测压产生误差的常见原因。袖带的宽度应超过上臂直径的 20%，应裹紧并驱除袖带内多余气体，袖带中气囊应超过上臂周径的二分之一，正对动脉部分。太窄的袖带会导致测量结果偏高。放气时应缓慢以听清 Korotkoff 音，推荐以 3mmHg/s 或 2mmHg/s 的速度放气。

2. 电子自动测压　电子自动测压克服了手动测压的诸多局限性所以广泛应用于临床。通过简单的运算法则和数据分析，电子自动测压设备可提供收缩压、舒张压和平均动脉压，还可提供声音报警，并将数据传输到计算机信息系统。

大多数电子自动测压采用振荡技术，首先由 vonRecklinghausen 于 1931 年描述了该方法，即袖带放气过程中动脉搏动引起的袖带内压力变化被监测设备所感知后用于确定动脉血压的数值。动脉搏动最强的压力与直接测得的平均动脉压（MAP）紧密相关，根据压力变化速率可计算得出收缩压和舒张压的数值，收缩压为压力增加过程中最大值的 25%~50%，舒张压是震荡法最难确定的数值，通常取将搏动幅度从峰值下降至 80% 时的数值。

麻醉监测中主要测定上臂血压，袖带宽度遵循手动测压袖带宽度的标准，但在危重患者应用标准袖带测量时常低于真实的动脉血压，因此建议应用较小的袖带以提高准确性。

当需要将袖带放置在小腿、脚踝或大腿部位时，应选择相应大小的袖带，这些部位的血压应用于某些特殊情况，其准确性并没有得到广泛的证实。

尽管电子自动测压技术被认为比较安全但也有并发症的发生，如疼痛、瘀斑、肢体水肿、静脉瘀血和血栓性静脉炎等，甚至筋膜间隙综合征。这些并发症的发生与长时间频繁的袖带充气／放气引起的创伤或远端肢体灌注不良有关，当袖带放置在关节部位或有干扰条件下反复进行充气放气也可发生。所以意识不清、存在外周神经病变、动脉或静脉功能不全、不规则心律或接受抗凝或溶栓治疗的患者应用自动无创测压技术时要特别注意。

3. 其他无创间接测压法

除以上方法外，还有其他几种技术已用于无创动脉血压的测定，如通过测定动脉壁的位移描记动脉压力波形测定血压，及通过分别在耳垂和手指放置脉搏血氧饱和度探头，计算脉搏通过时的时间，在另一侧上肢用振荡法进行校准测压。还有利用动脉张力进行测压的方法，该方法通过使表浅动脉受到压迫变扁平来测定其张力变化，并转换为持续的动脉压力波形，该技术在小儿和接受血管扩张药物治疗的患者有一定局限性。这些方法是否能替代 NIBP 目前尚不清楚。

（二）有创直接动脉内测压法

指将导管置于外周动脉内，连接压力换能器，可以连续显示动脉压力波形和数值的方法。桡动脉、足背动脉、肱动脉和股动脉是临床上常采用的穿刺部位。直接测压可反映瞬时血压的变化，尤其是在需要快速测定血压的情况，如体外循环下行心脏手术、控制性降压、血管手术、需要使用血管活性药物的情况。当手术患者合并严重心血管疾病，血流动力学不稳定，择期手术可能发生剧烈而快速的心血管变化、快速失血或大量液体改变时，也应该使用有创直接动脉内测压法。

除了持续血压监测的优点，动脉导管还可方便采血行动脉血气分析，避免多次动脉穿刺。由于患者自身因素如病理性肥胖、肢体烧伤或休克患者，无创间接测压法可能不准确或在技术上行不通，此时直接动脉压力测定可能就是持续循环功能评估的唯一方法。

尽管桡动脉置管引起血管并发症很少见，但有一些因素被认为可增加这种危险性，如血管痉挛性动脉病变、曾经有动脉损伤史、血小板增多症、迁延性休克、大剂量血管收缩药物的应用以及导管留置时间延长和感染。严重并发症虽然少见，但几乎都发生在动脉置管后，相关报道有假性动脉瘤和动静脉瘘、导引钢丝进入血管内需手术取出、股动脉置管困难导致严重的出血、肱动脉置管后出现上肢筋膜间隙综合征等。但几乎所有的患者都与导管放置技术和复杂的基础病变有关，如休克、凝血病等。

1. 临床意义 动脉压波形是血液在收缩期从左室射到主动脉，然后在舒张期流到外周血管的结果。动脉压对应于 ECG 的 R 波后的收缩期波形，包括陡直的压力上升支、峰值和下降支，这代表左室收缩射血，动脉压波形的下降支被重搏切迹（dicrotic notch）所中断，然后于 ECG 的 T 波后舒张期继续下降，舒张结束时达到最低值。主动脉压力波形上的重搏切迹称作切迹（incisura），与主动脉瓣的关闭有关。外周动脉波形通常显示为稍后出现的较平缓的重搏切迹，主要与动脉壁的特性有关，出现的时间接近主动脉瓣关闭的时间。在 ECG 的 R 波出现后 120~180ms 桡动脉波形上升支才出现，这个时间间隔是心室去极化、左室等容收缩、主动脉瓣关闭、左室射血、主动脉将压力传递至桡动脉并将该压力传递至动脉传感器的时间总和。

直接动脉连续测压显示的收缩压为动脉波形的峰值，舒张压为舒张末期动脉波形的最低值。平均动脉压（MAP）的测定比较复杂，与监护仪所采用的计算方法有关，最简单的方法是动脉压力曲线下的面积除以心搏时间，再取一定范围内的平均值。最常使用的 MAP 的估算方法是舒张压 +1/3 脉压，这种方法仅在心率较慢的时候有效。

动脉压力从中心动脉传递至外周动脉，其波形上升支变陡峭，峰值变高，重搏切迹延后舒张期更明显，舒张压变低，脉压增大，尽管外周动脉压力波形在形态和出现时间上存在不同，但主动脉的 MAP 稍高于桡动脉。一些病理生理情况可影响动脉压力梯度，所以在选择测压部位时要充分考虑到这一点。休克患者可出现外周动脉和中心动脉压力差距增大。使用血管活性药物的患者股动脉压力高于桡动脉压力，其差值可达 50mmHg，这个差值对危重患者的治疗有积极意义。体温降低时外周血管收缩引起桡动脉压力高于股动脉压，复温时，外周血管舒张，桡动脉压力低于股动脉压力。

某些血管病变会导致两侧上肢血压差异变大，当两侧压力差值大于 20mmHg 时应选择压力较高的一侧置管监测动脉压力。动脉粥样硬化、动脉切开和血栓形成都可影响血压的准确测定。

手术时体位可能会压迫穿刺动脉，心血管手术时血管心脏牵拉、压迫等均可干扰动脉血压的正确测定，所以临床实践中应考虑到手术部位对动脉压测定的影响。

二、动脉血压的衍生指标及其临床意义

（一）衍生指标

随着呼吸的周期性变化，动脉血压可衍生出以下动态指标。

1. 收缩压变异（systolic pressure variation，SPV） SPV 作为一个动态血流动力学参数，可经有创动脉波形测得，以呼气末暂停期的收缩压作为参考值。将呼吸周期中收缩压的最大值与参照值之间的差值定为 Δup，将收缩压最小值与参照值的差值定为 $\Delta down$，$SPV=\Delta up+\Delta down=SBP_{max}-SBP_{min}$，$\Delta up=SBP_{max}-SBP_{呼气末}$，$\Delta down=SBP_{呼气末}-SBP_{min}$。$\Delta down$ 可反映心脏前负荷的改变，Δup 可反映左心室后负荷的改变。患者全麻机械通气时，正常 SPV 为 7~10mmHg，其中 Δup 为 2~4mmHg，$\Delta down$ 为 5~6mmHg。低血容量时，$\Delta down$ 值增加，SPV 增大。

2. 脉压变异（pulse pressure variation，PPV） 由机械正压通气的呼吸周期中动脉血压脉压的最大、最小差值除以最大和最小脉压的平均值计算得出，即 $PPV=(PP_{max}-PP_{min})/[(PP_{max}+PP_{min})/2]\times100\%$，通常不超过 15%。低血容量时，PPV 值增大。

SPV 和 PPV 的检测方法相对简单，只需要选择任意动脉穿刺后连续监测动脉血压，通过分析动脉压力波形即可得出。现在有些先进的监测仪上可以自动计算 SPV 和 PPV。

3. 每搏量变异度（stroke volume variation，SVV） 指在一个呼吸周期中左心室每搏量的变异度，即 $SVV=(SV_{max}-SV_{min})/[(SV_{max}+SV_{min})/2]\times100\%$，其中 SV_{max} 和 SV_{min} 分别为一段时间内 SV 的最大值和最小值。通常以 13% 作为 SVV 的阈值，SVV 增高提示患者的容量不足，需要进行补液治疗。

（二）临床意义

SPV、PPV 及 SVV 均属于动态参数，在评估容量状态方面有较高的敏感性和特异性。如果 SPV、PPV、SVV 超过正常范围，即使动脉血压正常，仍容量不足的可能。他们用来预测容量反应性的理论依据是心室功能曲线（Frank-Starling 定律）。Frank-Starling 定律指出了左心室前负荷与 SV 之间的关系，即在一定范围内左心室舒张末容积越大，心肌收缩力越强，SV 越大，血压越高。当血容量不足时（左心室前负荷降低），左心室前负荷处于曲线上升段，由于机械通气导致的 SV 变化比血容量正常时更为显著，此时扩容引起前负荷增加后可以显著增加 SV 和血压；当左心室前负荷处于曲线平坦段时，SV 的变化不

明显，扩容不会引起 SV 增加，过度补液反而使容量负荷过重，引起组织水肿、心力衰竭等。所以容量治疗应该使患者的前负荷处于曲线的拐点，SV 处于最大值，以保证组织的灌注。

（三）影响因素

值得注意的是，对于自主呼吸、心律失常以及胸壁或者肺顺应性明显改变的患者，SPV 和 PPV 并不适用。这些动态指标在临床应用时，主要的影响因素包括：

1.肺通气的影响 SPV、PPV、SVV 通常仅适用于机械通气的患者，其准确性受以下因素影响。

（1）通气模式：SVV 只能预测容量控制模式下的患者对液体治疗的反应性，不能预测压力支持模式或者面罩吸氧保留自主呼吸时患者对液体治疗的反应性。其原因可能是压力控制通气时呼吸周期和潮气量不固定。

（2）潮气量：潮气量对 SPV、PPV 和 SVV 有显著的影响，因为这三个指标是由于机械通气导致胸腔内压力变化而产生的。当潮气量过大（>15m/kg）时，如果患者血容量充足，可能存在测量值高于阈值而出现假阳性的结果；当潮气量过小（<5mL/kg）时，这三个指标对患者容量负荷反应不敏感。潮气量过大或者过小都会造成准确性的下降，目前通常推荐将潮气量控制在 8~10mL/kg。

（3）呼吸频率：研究发现，在不改变潮气量和吸呼比的情况下，呼吸频率从 14~16 次 /min 增加到 30~40 次 /min，SVV 值从 21% 降至 4%，但 CI 并未发生明显改变，提示呼吸频率过高时，SVV 与容量的相关性下降。通常认为机械通气患者的呼吸频率在 8~20 次 /min 时 SVV 较为准确。

（4）气道压力：机械通气合并使用呼气末正压（PEEP）对 SPV、PPV 和 SVV 的准确性有一定影响。PEEP 介于 0~10mmHg 时，对心脏前负荷无明显影响，所以对 SPV、PPV 和 SVV 的影响较小；PEEP 介于 10~15mmHg 时，则能通过对胸腔内压力的影响而明显降低心脏前负荷，引起假性 SPV、PPV 和 SVV 增高。

（5）单肺通气：单肺通气时，胸腔内压力、胸廓和肺的顺应性发生改变；同时部分肺组织发生缺氧性肺血管收缩，这些变化均可能对 SVV 产生影响。所以单肺通气时是否可以使用 SVV 指导容量治疗受到质疑。

2. 心泵功能的影响

（1）心律：心律失常本身就能使 SPV、PPV 和 SVV 的变异程度增大，因此无法准确反映循环系统液体敏感性及容量状态。所以 SPV、PPV 和 SVV 不适于房颤或者频发期前收缩等心律失常患者使用。

（2）静脉回心血量：静脉回心血量是影响前负荷的一个重要因素。体位改变所造成的血管容量再分布是改变静脉回心血量的主要因素，俯卧位可以引起 SVV 显著升高，侧卧位可以引起 SVV 显著降低但不改变其对预测液体反应性的作用。

（3）心肌收缩力：心肌收缩力下降时，左心室 Frank-Starling 曲线上升段的斜率可能与心肌收缩力正常时的平台段相似。故当心功能不全合并容量不足时，SVV 可能与心功能良好且容量充足时相近。这种情况下，仅凭 SVV 不能完全反映机体的容量状态及液体反应性，需要结合其他血流动力学指标综合判断。

（4）外周阻力的影响：外周阻力对 SVV 的影响主要源于其对心脏后负荷的影响，α_1 受体激动药等管活性药物、锯开胸骨等强烈疼痛刺激可引起血管收缩，使外周阻力增加，血压升高，导致心脏后负荷增加，会对动脉波形的测量与分析产生一定干扰，影响 SVV 准确性。

（5）脉压：动脉粥样硬化患者血管弹性降低，脉压增大，当脉压大于 60mmHg 时不能使用 SVV 指导液体治疗。

3. 胸壁或肺顺应性改变的影响　胸壁或者肺的顺应性明显改变者将影响到 SPV、PPV 和 SVV 测量的准确性，此时不能用他们来指导液体治疗。

SPV、PPV 和 SVV 等动态监测指标在敏感性和准确性上的优点已经被广泛接受，近年来他们与目标导向治疗（goal-directed therapy，GDT）相结合，其临床应用价值得到进一步体现。他们可以联合 CI 或者 SVI 等其他指标指导个体化补液及血管活性药物的应用，以达到心排出量和组织器官氧供的最大化。

第二节　中心静脉压监测

中心静脉压（central venous pressure，CVP）是指位于胸腔内的上、下腔静脉近右心房入口处的压力。

一、测定方法

临床常经右颈内静脉或右锁骨下静脉穿刺置管测压，左颈内静脉及股静脉也可选用。置入中心静脉的导管连接换能器后即可测出 CVP。

CVP 与回心血量、静脉舒缩弹性和胸膜腔内压呈正相关，与心功能呈负相关。影响中心静脉压力读数的因素包括：①导管置入深度：中心静脉导管尖端必须位于右心房或近右心房的上、下腔静脉内，导管位置过深可致 CVP 压力值偏低，位置过浅可致 CVP 值偏高。②操作者失误：测压管道中有气泡、管道接头松动、漏液等。③零点定位：一般以右心房中部水平线（三尖瓣水平）为零点，仰卧位时相当于第 4 肋间腋中线水平。④胸膜腔内压：机械通气、咳嗽、屏气、伤口疼痛呼吸受限以及麻醉和手术因素等均可通过改变胸膜腔内压来影响中心静脉压数值。⑤测压系统的通畅度：测压时，血液反流、液体黏稠、血凝块等因素均可造成通道不畅，影响测压值的准确性，可使用肝素盐水间断冲洗，以保证测压系统通畅。⑥患者体位：Trendelenburg 体位、截石位、坐位皆可影响测压值准确性。

1. 适应证　①监测中心静脉压。②肺动脉导管置入和监测。③经静脉心内起搏。④血液透析。⑤注射药物（高浓度血管活性药物、全凭静脉营养、化疗药物、对外周血管刺激较大的药物、需长时间输注抗生素）。⑥快速输注液体（创伤、休克、大量失血失液）。⑦抽吸气栓。⑧外周血管条件差。⑨反复抽取血液标本。

2. 并发症　①机械性血管损伤：动脉损伤、静脉损伤、急性心脏压塞。②呼吸系统并发症：血肿压迫气道、气管和喉部损伤、气胸。③神经损伤。④心律失常。⑤血栓形成：静脉血栓、肺动脉栓塞、动脉血栓形成和栓塞、导管和导引钢丝形成的栓子。⑥感染：穿刺部位感染导管感染、败血症心内膜炎等。

二、临床意义

长期以来 CVP 被认为可反映右心室前负荷，即右心室舒张末期容积。最近发现在正常和心脏受损的患者中，CVP 与心室容量、心脏功能或心脏对输液的反应性均无必然相关性。可能因为个体心室舒张顺应性变化大且呈非线性及对透壁压力的不完全了解。

对于患者而言没有统一的 CVP 正常值，所以动态观察 CVP 的变化趋势就显得更有价值。一般而言 CVP 水平低（0~2mmHg）或降低提示需要补液，而当 CVP 水平高（>12mmHg）或升高提示补液过度或心功能受损。若要将 CVP 用于评估机体血容量及指导治疗，必须结合其他指标如血压、尿量等综合判断。

第三节　肺动脉导管监测

1970 年，Swan 和 Ganz 等首次将肺动脉导管（pulmonary artery catheter，PAC）应用于临床，用于监测急性心肌梗死患者的血流动力学情况。通过肺动脉导管可准确监测血流动力学的改变，提供许多血流动力学指标，为危重病患者的治疗提供指导。

一、测定方法

任何可进行中心静脉置管操作的位置都可以置入肺动脉导管，右侧颈内静脉距离右心最近，置管成功率高所以最常用。导管置入前的操作过程同中心静脉穿刺，导引钢丝置入后进行扩皮、置入大号导管鞘。导管鞘有两个开口，外端开口有止血活瓣，PAC 由此置入，旁侧开口可输注液体和药物。

标准的 PAC 周径为 7.0F、7.5F 和 8.0F，长 110cm，每 10cm 标有刻度，导管内包括 4 个腔。开口于导管尖端的腔用于监测肺动脉压，另一个开口于距离尖端 30cm 处的侧孔腔可用于监测 CVP 和注射液体和药物，第三个腔开口于与导管尖端临近的乳胶小气囊内，第四个腔内含有细导丝，与气囊旁的温度热敏电阻相连，应用热稀释法测定心排血量。

放置 PAC 需要两个人配合。先将开口于尖端的导管与压力传感器相连，操作者将

PAC 从包装中取出，PAC 无菌保护套覆盖于导管鞘以外部分，从而在监测时可以小幅调整 PAC 的位置。助手将套囊与包装内 1.5mL 空针相连，注入气体 1.5mL 检查其密闭性。PAC 经止血瓣的孔插入，插入 20cm 时可在显示器上观察到特征性的 CVP 波形，提示 PAC 尖端已达到上腔静脉或右心房，将 PAC 管的弯曲点指向矢状面的左侧（从患者头侧看 11 点的位置），便于导管通过前内侧的三尖瓣达到右室。向气囊注入 1.5mL 空气，继续置入 PAC。顺利的情况下显示屏依次可看到典型的右室波形、肺动脉波形和肺动脉嵌压（或称肺毛细血管楔压）的波形。测得肺动脉楔压后，套囊放气，此时肺动脉波形应再次出现。

某些患者即使套囊没有充气，PAC 也可能飘向远端。这种情况多见于心肺转流时，如果套囊未充气或部分充气就观察到毛细血管楔压，应将导管拔出数厘米以减少肺血管损伤的风险。为了保证 PAC 的正确位置必须通过严密监测肺动脉波形。

PAC 从右侧颈内静脉置入，到达右心房时压力为 20~25cmH_2O，到达右心室为 30~35cmH_2O。如选择其他穿刺点置入长度会相应发生改变，左侧颈内静脉和左右颈外静脉增加 5~10cm，股静脉增加 15cm，肘前静脉增加 30~35cm。这些数值只是粗略的参照值，其准确定位 PAC 位置还要靠波形或胸片定位。

静脉置管成功后若导管很难置入右心室，需考虑患者静脉解剖异常的可能，最常见的是左上腔静脉残存。

经过长期的临床经验积累，发现一些方法可以帮助 PAC 的置入。套囊充气有助于导管从心脏进入肺血管飘向非下垂区域，患者头低位有助于充气套囊飘过三尖瓣，而右倾头高位将有助于套囊飘出右室，有助于减少置管期间恶性室性心律失常的发生。由于重力和解剖因素，大多数 PAC 飘向右侧肺动脉，若选择性将导管漂入左侧肺动脉患者应右侧卧位。自主呼吸时深吸气将短暂增加静脉回流和右房输出量，有助于低心排血量患者 PAC 的漂入。采用冰水冲洗导管远端使之变硬有助于导管漂浮到位。

二、肺动脉导管监测并发症

肺动脉监测和 CVP 监测在静脉穿刺期间的并发症相似。近 25 年期间有诸多报道，但大部分为病例或小宗病案报道。这些并发症包括：

1.导管插入时引起自限性心律失常等轻微并发症，发生率很高。

2.PAC 也可引起持续性的房颤、室性心动过速和室颤，虽然恶性心律失常的发生率低，但临床医生还是应该考虑到相关风险，某些情况下（如重症主动脉狭窄性换瓣手术）恶性心律失常发生的风险可能会增高，此时应避免使用 PAC。

3. PAC 置管数小时或数天后，可能出现延迟的恶性心律失常，虽然可能与 PAC 无关，但仍需通过观察压力波形和影像学检查了解 PAC 尖端的位置。

4. PAC 退出困难时应考虑导管打结的可能，需影像学资料确定诊断。

5. 有报道发现 PAC 置入后 1~2h 导管内即有血栓形成，且使用止血药物会进一步加重血栓形成的风险。

6. PAC 监测期间发生肺梗死的最常见原因是 PAC 位置异常阻塞了肺动脉分支导致肺血流中断，而非血栓栓塞引起。

7. PAC 放置超过 3 天，感染率明显增加。最严重的感染为心内膜炎，肺动脉瓣和三尖瓣是最常累及的部位。

8. PAC 置管引起的患者死亡罕见。

9. 肺动脉破裂的发生率为 0.02%~0.2%，其中 50% 是致命的。若 PAC 尖端位于肺动脉的小分支，气囊充气后可能损伤肺血管甚至肺血管破裂，多见于肺动脉高压的患者，临床表现为突然发生咳嗽、咯鲜红色血液，因此在向套囊充气时速度应缓慢，而应了解 PAC 放置的位置后再行充气。

另外 PAC 导管的套囊反复充气可能引起套囊破裂，一旦确定套囊破裂应立即停止充气。PAC 管较长，可能在心腔内打结，导管越细，质地越软，打结的机会就越多。当 PAC 进入右心房或右心室后继续向前推进 15cm 仍为右心室或肺动脉的压力波形，提示导管打结或成结，此时应拔出导管重新插入。拔出 PAC 时应松开套囊，以免损伤肺动脉或三尖瓣。

三、临床意义

1. **肺动脉压（PAP）**　肺动脉压大约只有主动脉压的 1/5，是反映右室后负荷的重要指标。其正常值为：肺动脉收缩压（PASP）15~28mmHg，肺动脉舒张压（PADP）8~15mmHg，平均肺动脉压（MPAP）10~25mmHg。静息时 MPAP 超过 25mmHg 或动态下超过 30mmHg 即可诊断为肺动脉高压。PSDP 取决于右室舒张期时长和肺动脉阻力。PADP 可反映 PAWP 水平，肺血管无病变时 PADP 仅比 PAWP 高 1~3mmHg；若两者相差达

6mmHg 以上，则提示肺小动脉与肺微血管间存在着明显的阻力。此时若能排除慢性肺源性心脏病、肺纤维化或其他原因，可考虑为肺动脉栓塞。

PAP 测压受胸腔内压力的影响，所以测定压力时应在呼气相开始时进行。PAP 降低多提示低血容量；PAP 升高多提示左心衰竭、输液超负荷、慢性阻塞性肺疾病、原发性肺动脉高压、心肺复苏后、心内分流等。此外，缺氧、高碳酸血症、ARDS、肺栓塞等可引起肺血管阻力增加也可以引起 PAP 升高。

2. 肺动脉楔压（PAWP） 由于左心房和肺静脉之间不存在瓣膜，左心房压力可逆向传导，经肺静脉到肺毛细血管。在没有肺血管病变的情况下，PAWP 可反映肺静脉压、左房压；在没有二尖瓣病变时 PAWP 可间接反映左心室舒张末压力，帮助判断左心室前负荷。左心功能不全时心排出量减少、PAP 和 PAWP 升高，若 PAWP 为 8~12mmHg 提示心室功能良好。低心排出量或循环功能障碍征象时，若 PAWP 小于 8mmHg 提示血容量相对不足；若 PAWP 超过 20mmHg 则提示左心室功能欠佳，此时心室顺应性降低，LVEDP 显著升高，常常超过 PAWP 和 PADP。当 PAWP>30mmHg 时会发生肺水肿。

3. 估计瓣膜病变 依靠肺动脉导管，通过测量跨瓣膜压差可以诊断三尖瓣和肺动脉瓣是否存在狭窄，PAWP 波形的变化可以反映出二尖瓣病变。

4. 指导容量指导 对于循环不稳定、心功能不全的危重患者，可通过肺动脉导管同时监测 PAWP 和心排出量，绘制出左心室功能曲线图。心室功能曲线所处位置可进行病情分析、判断和治疗，治疗后心室功能曲线变化的趋势还可以及时指导调整方案，进一步指导容量治疗以及正性肌力药物、血管活性药物等的应用。

四、PAC 置管的适应证

PAC 能够连续监测心排血量、体血管和肺血管阻力及混合静脉血氧饱和度等血流动力学指标，在指导输液、输血、血管活性药物使用及优化全身氧供需平衡等方面发挥重要作用。最新的《围术期肺动脉导管临床应用指南（2021 版）》指出外科手术患者是否具有放置 PAC 的适应证，应从以下方面考虑：

1. 患者健康状态 ASA IV 或 V 级、存在器官功能障碍或死亡高风险的高危患者，应该考虑 PAC 的使用。

2. 特定外科手术风险 外科治疗方案可能导致血流动力学紊乱，增加心脏、血管、肾脏、肝脏、肺脏或脑损害的风险，术中放置 PAC 可能使患者受益。

3. PAC 放置的条件和人员特征　医生是否受训，是否具备技术支持等。

第四节　心排血量监测

心排出量（cardiac output, CO）是指单位时间内心脏的射血量，是反映心泵功能的重要指标，受心率、心肌收缩性、前负荷和后负荷等因素影响。CO 对于评价心功能具有重要意义，有助于指导补液、输血和心血管药物的使用。通过 CO 可以计算一些重要循环参数，如全身血管阻力、肺血管阻力和心室每搏功。

一、热稀释法测量心排血量监测

临床通常采用热稀释法测量心排血量，其本质是指示剂稀释法的一种，如名所示本方法采用"热"作为指示剂。

指示剂稀释法最基本的物理基础是 Stevart-Hamilton 方程式：

$$Q=I / \int C_I dt$$

公式中 Q 为心排出量（L/min）；I 为指示剂；$\int C_I dt$ 为指示剂随时间浓度变化的积分用热稀释法来测量心排量，上述方程式需要进行一些修改：

$$Q=(T_B-T_I) \cdot K / \int \Delta T_B(t) dt$$

公式中 Q 为心排出量（L/min）、T_B 为血温、T_I 为注射液温度、K 为计算常温、$\int \Delta T_B(t) dt$ 为温度随时间变化积分。

PAC 顶端的热敏电阻持续测量血温，另一个热敏电阻位于注入点处测量注入液体温度。测量心排血量时，固定容量的冰水或室温液体经 PAC 导管注入，导管顶端的热敏电阻记录肺动脉血温的改变，通常快速连续测定 3 次取平均值。实时显示每一次心排血量的温度变化曲线非常重要，可以帮助临床医生辨别心排血量的测定是否有效。热稀释法测定的心排血量与其他方法相差 5%~10%。

热稀释法技术测量的是右心室输血量和肺动脉血流量，心内或心外分流的存在会导致右心和左心的输出量不相等。三尖瓣和肺动脉瓣关闭不全的患者，由于瓣膜关闭不全，会产生指示剂的再循环，导致热稀释曲线的衰减时间延长，从而不能正确计算出心排血量。当 PAC 导管置入过浅，注射入口没有位于右心房，冰水不能正常循环，会导致温度衰减曲线异常。PAC 尖端的纤维组织或血块可能使热敏电阻工作失常从而影响心排血量的测定。注射器使用不恰当使冰水加温也可导致测量不准确。引起血温变化的原因都可影响心排血量的正确测定，研究发现采用注射室温液体测得的心排血量较注射冰水测得的心排血量更准确。

二、连续热稀释法心排血量监测

采用"热"或"冷"作为指示剂，通过 PAC 可连续监测心排出量。简单而言，这项技术主要是在 PAC 导管顶端 15~25cm 处加入一段长 10cm 的加热丝释放热量入血，通过测得的肺动脉血温和加热丝温度计算得到心排血量，该项技术的前提是测量期间心排血量恒定。连续热稀释法测得的心排血量较超声流量探测器、血压和混合静脉血氧饱和度反应慢，因此这种方法测定的心排血量只能称为不间断重复心排血量监测。

三、超声监测心排血量的方法

多普勒超声心动图可安全地用于心排血量的监测。所有以超声为基础的心排血量监测均以多普勒效应为基础，即当超声波碰触到移动的物体时，声波会以不同的频率折返至声源，该频率称为多普勒频移，与物体的运动速度和声束碰触物体间的角度有关。

通过测量人体不同部位的血流可以间接反映心排血量，主要通过附着在气管导管顶端的超声探头来测量主动脉血流流速间接反映心排血量，但因为该项技术要求气管插管和镇静，且多普勒信号不佳就需要重新放置导管，还有造成患者窒息等风险，在临床的应用范围不甚广。

食管内多普勒超声心排血量监测是目前临床使用较多的心排血量监测方法之一。患者气管插管后，将多普勒超声探头插入食管内，距门齿约 35cm 处，调整探头的位置以得到最佳的降主动脉多普勒回声。对大部分患者而言，探头最佳的位置在 T5~T6 椎间隙或第 3 肋胸骨交界处。由于食管内多普勒监测的是降主动脉血流，仅仅为心排血量的一部分，必须通过其他方法进行校正。

四、脉搏波形心排血量监测

通过对动脉脉压波形的分析可以间接计算出心排血量，常用动脉包括主动脉、桡动脉、指动脉等，这些方法通过物理和数学分析使持续心排监测成为可能，近年来逐渐在临床中应用。

还有另外一些监测心排血量的方法，如生物阻抗法监测心排血量、Fick 部分 CO_2 重复吸入心排血量监测法等，但因种种原因而未在临床中广泛应用。

第七章 围手术期体液平衡的监测

第一节 围手术期水、电解质平衡

一、体液和电解质基础知识

体液是以水为溶剂，以一定的电解质和非电解质成分为溶质所组成的溶液。相对于外界大自然环境（机体的外环境）而言，存在于细胞周围的体液为机体的内环境。内环境的稳定与体液的容量、电解质的浓度比、渗透压和酸碱度等有关。围手术期患者体液容量、电解质浓度和成分等的变化对手术的成败以及患者的康复至关重要。

（一）体液基础知识

水是体液的主要成分。成年人体液约占体重的 60%，随年龄、性别及肥胖程度的差异而有所不同。肌肉组织中的体液含量为 75%，而脂肪组织中仅占 10%。成年男性体液含量比女性多，约占体重的 60%，女性为 50%；60 岁以上体液含量下降，儿童期体液含量增多。

人体体液分为细胞内液（ICF）和细胞外液（ECF），由细胞膜所分隔，水能自由通过。通过细胞膜上 Na^+-K^+-ATP 泵的调节使细胞内液的容量和成分保持恒定。细胞外液由组织间液（IFV）和血浆（PV）组成，并随年龄增加有一定变化，其主要功能是维持细胞营养并为电解质提供载体。ECF 的电解质浓度与 ICF 的差异很大。ECF 中主要阳离子为高

浓度的 Na^+、阴离子为 Cl^-、HCO_3^-。ICF 中主要阳离子为 K^+，其次为 Mg^{2+}，阴离子以磷酸根和蛋白质为主。

组织间液分布于血管与细胞之间，机体代谢产物可在其间进行交换，过多的组织间液将通过淋巴管汇流入血管内。正常血管内皮允许水分子和小分子物质（如 Na^+ 和 Cl^-）自由通过，但限制大分子物质的通过，从而使其保留在血管内（见图 7-1）。

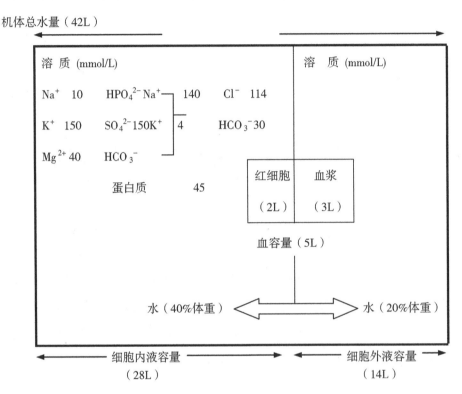

图 7-1　细胞内液与细胞外液水、电解质构成示意图（以 70kg 成人为例）

（二）电解质基础知识

1. 钠的生理作用与代谢　Na^+ 是 ECF 中含量最多的阳离子，在维持 ECF 的渗透压分子浓度中起主要作用。Na^+ 在维持 ECF 容积、神经肌肉和心肌的应激性及动作电位中也起重要作用。

机体钠的来源通常为食物中所含的钠盐。正常成年人每天摄入的食盐量相差很大，6~12g 不等，主要在空肠被吸收。人体维持正常钠平衡所必需的钠仅为 85mmol 左右，约相当于 NaCl 0.5g。摄入多余的 NaCl 主要通过肾脏从尿液排出，正常肾脏通过利尿作用调节容量，通过利钠作用调节钠的负荷。人体失钠的另一个途径是出汗，汗液中含钠量 10~70mmol/L。在一般情况下，每天皮肤的不显性失汗 100~400mL 不等，高温下可达 1400mL，长时间重体力劳动可高达 5000mL（见表 7-1），故有较多的钠丢失。钠代谢的调节主要通过肾脏来完成，尿量随着血容量及尿钠浓度而变化。

表 7-1　机体每日失水量（单位：mL）

	正常活动和正常体温	正常活动和高体温	持续重体力劳动
尿量	1400	1200	500
汗液	100	1400	5000
粪便	100	100	100
不显性失水量	700	600	1000
总量	2300	3300	6600

肾素 – 血管紧张素系统（RAS）与交感神经系统、激肽 – 激肽释放酶系统以及精氨酸加压素均对血压和容量起调节作用。RAS 起到调节钠的内稳态和肾功能的重要作用，特别是在应激状态下。RAS 系统的激活由以下几种因素促发：肾动脉内血压的降低，流经肾致密斑的钠减少以及交感神经活性的增强。肾素以血管紧张素原作为底物水解生成十肽的血管紧张素 I。在血浆和组织中，特别是在肺循环血管内皮表面，在血管紧张素转换酶的作用下，血管紧张素 I 降解生成八肽的血管紧张素 II。血管紧张素 II 有较强的缩血管作用，并能刺激肾上腺皮质球状带合成和分泌醛固酮。醛固酮可调节远曲小管和集合管上皮细胞的 Na^+ 和 K^+ 的转运；并直接刺激近球小管对 Na^+ 重吸收，使尿中排出的 Na^+ 减少。血管紧张素 II 还具有刺激中枢产生渴感、促使抗利尿激素释放增加和兴奋交感神经轴作用，从而增加远曲小管和集合管对水的重吸收，使尿量减少（见表 7-2）。

表 7-2　影响尿钠排泄与抗尿钠排泄的主要因素

促尿钠排泄	
容量扩张状态	高盐摄入，ADH 释放不当综合征（SIADH）
容量缺失状态	阿迪森氏综合征，肾盐排出过多，滥用利尿药抗尿钠排泄
水肿状态	心力衰竭，慢性肝炎，肾病综合征，急性肾小球肾炎，自发性水肿
非水肿状态	失血，低盐摄入，禁盐饮食，服用盐皮质激素，经出汗和 / 或呕吐等肾外丢失

2.钾的生理作用与代谢　K⁺是细胞内液中含量最多的阳离子，在维持细胞膜电位中具有重要作用，因此当正常血钾水平波动时可产生许多效应。在静息状态，细胞膜对 K⁺ 的通透性高于 Na⁺，这种通透性的增加使得细胞跨膜电位接近于 K⁺ 的跨膜电位（-90mV）。细胞外钾浓度的改变引起膜静息电位的改变，这可能导致细胞对 Na⁺ 的内移无反应或过度反应。对兴奋性组织，尤其是心肌组织，高钾或低钾能造成潜在的致死后果。

多种因素参与 K⁺ 跨膜梯度的正常维持。Na⁺-K⁺-ATP 酶是最重要的一种，主要作用是维持 K⁺ 跨膜梯度。β肾上腺素能受体激动剂增强 Na⁺-K⁺-ATP 酶活性，促使 K⁺ 进入细胞内，胰岛素促进 K⁺ 向细胞内转移。K⁺ 的转运受 pH 值影响，酸血症时可加重高钾血症。

3.钙的生理作用与代谢　钙具有维持神经肌肉的正常兴奋性，调节肌肉收缩过程，影响心肌电生理，参与腺体分泌和激活补体、酶等广泛的生理作用，是构成骨骼的主要成分。在细胞分子生物学中，钙作为第二信使作用于多种信号传导过程。70kg 的成人体内约含1300g 钙，99% 贮存于骨和牙齿中，仅 1% 存在于 ECF 中。血钙以三种形式存在：血浆蛋白结合钙占 40%（主要是白蛋白），不能通过肾小球毛细血管壁；离子钙（Ca²⁺）占 50%，有生理活性，能通过肾小球血管壁，浓度为 1.0~1.25mmol/L；非离子螯合钙占 10%，与磷酸、硫酸以及枸橼酸螯合。

血钙浓度主要受甲状旁腺激素与降钙素的调节，肾脏是效应器官。甲状旁腺素能动员骨钙入血，促进远曲小管对钙的重吸收，使尿钙减少，从而升高血钙。降钙素主要抑制破骨细胞活性，减少溶骨反应，同时抑制肾小管对钙、磷的重吸收，使这些离子从尿中排出增多。

4.镁的生理作用与代谢　Mg²⁺ 在机体的生化反应中占有重要的地位。镁是细胞内许多酶系统的激活剂，他能激活近 300 种酶，与糖酵解和枸橼酸循环紧密相关。镁对维持正常细胞膜结构起重要作用，DNA、RNA 和蛋白质的合成均依赖镁。

成人体内镁的总量约为 1000mmol（相当于 24g）。53%~57% 的镁分布在骨组织，约27% 分布在骨骼肌细胞内，约 19% 分布在骨骼肌以外的软组织，其中肝脏最高，仅有 1%存在于 ECF。血清镁浓度为 0.80~1.20mmol/L，20%~30% 与蛋白结合，15% 被螯合，55%离子化，仅部分镁离子具有生理活性。

5.磷酸的生理作用与代谢　磷酸盐的功能是通过高能磷酸键贮存和释放能量。磷是蛋白、脂肪以及骨的构成成分，也是细胞内的重要元素，参与合成细胞器、细胞膜磷脂及脂蛋白，磷酸核苷参与蛋白质的合成与复制。体内磷仅 0.1% 存在于细胞外，85% 在骨骼，15% 在细胞内。血浆和 ICF 中的磷酸盐是血液缓冲系统的重要组成部分，对体液酸碱平衡和机体内环境的稳定起到重要作用。细胞内的磷酸盐除了参与酸碱平衡的缓冲作用外，还是许多酶促反应的底物或产物。

成人每天摄取约 1g 的磷，其中约 70% 被小肠吸收，剩余的从粪便排出。磷主要由肠分泌入肠腔，再由肠壁细胞重吸收。肾脏滤过 6g，重吸收 5.3g，总共排出 700mg 磷。这样，肾排出量与小肠吸收量基本持平。因此磷的平衡调节主要由肾脏和胃肠道来完成。

二、机体对水、电解质的调节

每人每天从饮食中摄入的盐和水是有差异的，但 ECF 在正常人却维持在较小的波动范围，这说明机体有精细的调控系统不断地监控和调节体液、电解质的平衡，肾脏是这一系统中主要的效应器官。他通过对尿液的稀释和浓缩及对各种电解质的排出与重吸收，从而发挥调节水、电解质平衡的作用（见图 7-2）。

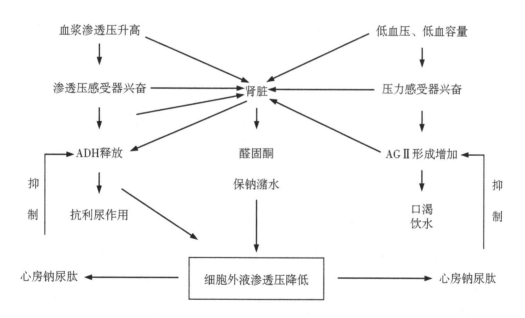

图 7-2　血浆渗透压、血容量等对水钠代谢的影响

体液的成分及其调节是多因素的，包括心房钠尿肽、血管升压素（即抗利尿激素 ADH）、醛固酮系统（包括肾素、血管紧张素及醛固酮）、甲状旁腺素、降钙素、前列腺素、多巴胺受体、α 肾上腺素能受体、口渴机制和肾脏固有特性等。

三、水、电解质代谢紊乱的治疗

(一)水钠代谢紊乱的治疗

1. 低钠血症 由于钠丢失过多或水潴留过多导致血清钠低于135mmol/L。低钠血症并不一定代表总体钠的不足，常因全身水分相对增多引起血清钠浓度的降低。低钠血症主要表现为神经系统的症状及体征，可有头痛、恶心、呕吐、无力、木僵、惊厥、昏迷并伴有食欲下降。

轻度或无症状性低钠血症一般不必治疗，主要以处理原发性疾病为主。严重低钠血症或伴有明显症状的低钠血症应及时加以处理。治疗低钠血症的目的是纠正血浆渗透浓度使之接近正常水平，减轻脑水肿。治疗中不宜过快纠正低钠血症，否则会产生渗透性去髓鞘作用，造成中枢神经系统的损害。

2. 高钠血症 由于机体摄入水不足、失水大于失钠或钠摄入过量导致血清Na^+浓度大于145mmol/L，临床表现为低血压、心率加快、中心静脉压降低、少尿、体温上升，强烈的口渴感（高钠血症却无口渴感，应警觉患者渗透压感受器或大脑皮质的口渴中枢存在缺陷）。神经系统的症状与体征表现为嗜睡或精神状态改变，可发生昏迷和惊厥，如休克、肌阵挛、肌震颤、肌强直、腱反射过度等。

治疗原则主要是补水，逐步纠正高钠血症。无法口服补水的患者可静脉滴注5%葡萄糖溶液或0.45%的低渗氯化钠溶液。高钠血症不可纠正过快，否则会导致脑水肿，出现抽搐，造成脑损害，严重者可致死。血清钠降低的速度不宜超过1~2mmol/h，48h内降到150mmol/L，血清钠不应低于正常。

(二)钾代谢紊乱的治疗

1. 低钾血症 血钾浓度低于3.5mmol/L。常见原因有：①长期进食不足。②应用噻嗪类、依他尼酸等利尿剂，肾小管性酸中毒，急性肾衰竭的多尿期，以及盐皮质激素（醛固酮）过多等，使钾从肾排出过多。③补液患者长期接受不含钾盐的液体，或静脉营养液中钾盐补充不足。④呕吐、持续胃肠减压、肠瘘等，钾从肾外途径丧失。⑤钾向组织内转移。临床表现为肌无力，厌食、恶心、呕吐和腹胀、肠蠕动消失等，心电图有特异性改变（见图7-3），但并非每个患者都有心电图改变，故不应单凭心电图异常来诊断低钾血症。

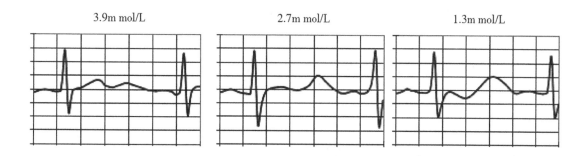

3.9m mol/L 2.7m mol/L 1.3m mol/L

图 7-3 低钾血症心电图改变

积极处理病因，可使低钾血症易于纠正。通常是采取分次补钾，边治疗边观察的方法。能口服者尽量口服，不能口服者采用静脉滴注补钾。静脉滴注补钾注意事项：①"见尿补钾"，每小时尿量在 30~40mL 以上时，补钾较为安全。②补钾速度不宜过快，以免发生高钾血症。③严密监测心电图，同时进行血清钾监测。④因葡萄糖可刺激胰岛素的释放，使 ECF 中钾转移入细胞内，因此有人建议将钾盐溶解于生理盐水内补充较好。

2. 高钾血症 血清钾大于 5.5mmol/L。钾摄入过多、肾脏排钾功能下降、大量钾从细胞内转移到细胞外等情况下均可发生高钾血症。临床表现无特异性，可有神志模糊、感觉异常和肢体软弱无力、心律不齐等，最危险的是高血钾可致心搏骤停。心电图有特异性改变（见图 7-4）。治疗：首先应立即停用一切含钾的药物或溶液，可采取下列几项措施：

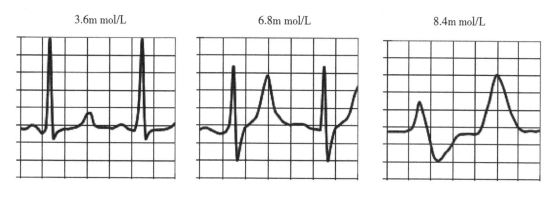

3.6m mol/L 6.8m mol/L 8.4m mol/L

图 7-4 高钾血症心电图改变

（1）促使 K^+ 转入细胞内：①输注碳酸氢钠溶液：先静脉注射 5% 碳酸氢钠溶液 60~100mL，再继续静脉滴注碳酸氢钠溶液 100~200mL。②静脉滴注葡萄糖 - 胰岛素液：一般用量为 10% 葡萄糖 500mL+ 胰岛素 12.5U。

（2）阳离子交换树脂的应用：每次 15g，每日 4 次，口服。

（3）透析疗法：有腹膜透析和血液透析两种。

（4）钙与钾有对抗作用，静脉注射 10% 葡萄糖酸钙溶液 20mL 能缓解 K^+ 对心肌的毒性作用。

（三）钙代谢紊乱的治疗

1. 低钙血症　多发生于急性重症胰腺炎、坏死性筋膜炎、肾衰竭、消化道瘘和甲状旁腺功能受损的患者。临床表现有口周和指（趾）尖麻木及针刺感、手足抽搐、腱反射亢进以及 Chvostek 征阳性。治疗方面应及时纠治原发疾病。为缓解症状，可用 10% 葡萄糖酸钙 10~20mL 或 5% 氯化钙 10mL 静脉注射，必要时 8~12h 后再重复注射。

2. 高钙血症　多见于甲状旁腺功能亢进症者，其次是骨转移性癌患者，特别是在接受雌激素治疗的骨转移性乳癌。早期症状无特异性，血钙浓度进一步增高时可出现严重头痛、背和四肢疼痛等。主要是针对病因治疗，可给予低钙饮食，补充水分以利于钙的排泄。静脉注射硫酸钠可能使钙经尿排出增加，但其作用不显著。

（四）镁代谢紊乱的治疗

由于镁摄入不足、镁丢失过多或镁的重新分布而使血清镁低于 0.7mmol/L，即为低镁血症。临床表现与钙缺乏很相似，有肌震颤、手足抽搐及 Chvostek 征阳性等症状。治疗上可按 0.25mmol/（kg·d）的剂量静脉补充镁盐（氯化镁或硫酸镁），重症者可按 1mmol/（kg·d）的剂量补充镁盐。完全纠正镁缺乏需较长时间，因此在解除症状后仍应每天补硫酸镁 5~10mL，持续 1~3 周。

镁摄取与吸收过多、镁的排出障碍、镁的重分布（从细胞内转移到细胞外）使血清镁超过 1.25mmol/L，称为高镁血症。临床表现有乏力、疲倦、腿反射消失和血压下降等。晚期可出现呼吸抑制、嗜睡和昏迷，甚至心搏骤停。治疗上应经静脉缓慢输注 10% 葡萄糖酸钙（或氯化钙）溶液 10~20mL 以对抗镁对心脏和肌肉的抑制，同时积极纠正酸中毒和缺水。若疗效不佳，可能需用透析疗法。

（五）磷代谢紊乱的治疗

甲状旁腺功能亢进症、严重烧伤或感染、大量葡萄糖及胰岛素输入使磷进入细胞内以及长期肠外营养未补充磷制剂者使血清无机磷浓度<0.96mmol/L，称为低磷血症。临床表现可有神经肌肉症状，如头晕、厌食、肌无力等，重症者可有抽搐、精神错乱、昏迷，甚

至可因呼吸肌无力而危及生命。预防措施很重要，长期静脉输液者应在溶液中常规添加磷 10mmol/d，可补充甘油磷酸钠 10mL；对甲状旁腺功能亢进者，针对病因的手术治疗可使低磷血症得到纠正。

高磷血症临床上很少见，多见于急性肾衰竭、甲状旁腺功能低下等患者中。血清无机磷浓度＞1.62mmol/L，由于高磷血症常继发于低钙血症，患者出现的是低钙的一系列临床表现，或因异位钙化而出现肾功能受损表现。治疗方面除对原发病作防治外，可针对低钙血症进行治疗。急性肾衰竭伴明显高磷血症者必要时可做透析治疗。

第二节　围术期酸碱平衡

酸碱平衡是机体体液稳态的重要组成部分。人体正常代谢过程中会不断产生酸性物质，但通过体内缓冲系统以及肺与肾的调节，血液 pH 能维持在正常范围内，即维持酸碱平衡。

一、酸碱平衡的基本生理

（一）酸碱平衡的基本理论

1923 年 Bronsted 和 Lowry 提出的酸碱理论定义：释放 H^+ 的物质是酸，结合 H^+ 的物质是碱。在人体内酸、碱总是同时存在，酸解离时产生 H^+ 和共轭碱。

缓冲对由弱酸（HA）及其解离产生的弱共轭碱（A^-）组成：$HA \leftarrow A^- + H^+$，既能给出 H^+ 又能接受 H^+，是人体内调节酸碱平衡的缓冲系统。

当解离达到平衡时，平衡常数 K 的计算公式为：$K = ([H^+] \cdot [A^-]) / [HA]$

将上式转换后即得到 Henderson 公式：$[H^+] = K \cdot ([HA] / [A^-])$

溶液的酸度即氢离子浓度（$[H^+]$）取决于平衡常数 K，K 值越高，酸的解离越完全。

将上式双侧同时取负对数即得到 Henderson-Hasselbalch 公式（H-H 公式）：

$pH = pK + \log([A^-] / [HA])$

其中 pK 为解离常数，为 K 的负对数。当溶液的 pH=pK 时，酸的解离程度为 50%。

碳酸（H_2CO_3）和碳酸氢盐（$BHCO_3$）是体液中最重要的缓冲对。

根据 H-H 公式：$pH=pK+\log\{[HCO_3^-]/(\alpha \cdot PCO_2)\}$。式中 pK 是常数，相当于溶质 50% 解离时的 pH；α 是 CO_2 溶解系数，为 0.030l。在正常情况下，动脉血液中 $[HCO_3^-]$ 为 24mmol/L，而 $PaCO_2$ 为 40mmHg，$\alpha \cdot PCO_2$ 为 $40 \times 0.03=1.2$mmol/L。因此，$pH=pK+\log（24/1.2）=6.1+\log（20/1）=6.1+1.3=7.4$。

H-H 公式反映了血液 pH 取决于血液中 $[HCO_3^-]$ 与 PCO_2 的比值。不论 $[HCO_3^-]$ 或 PCO_2 发生什么变化，只要其比值保持 20/1 不变，pH 亦将保持 7.40 不变。这可以解释为什么临床上有的患者存在代谢性酸中毒（或碱中毒）或呼吸性酸中毒（或碱中毒）时，pH 仍可维持在正常范围。

酸碱平衡包括两个组成部分，酸碱失衡亦由两部分组成，即代谢性酸碱失衡和呼吸性酸碱失衡。H-H 公式中分于部分 $[HCO_3^-]$ 反映代谢性酸碱平衡及其失常的情况，称之为代谢分量，其调节主要通过肾脏；该公式中分母部分 PCO_2 反映呼吸性酸碱平衡及其失常的情况，称之为呼吸分量，其调节主要通过肺脏。生理学上，pH 受到代谢和呼吸因素共同影响，即与肾和肺的功能密切相关。因此，H-H 公式又称为肺 - 肾相关公式，或代谢分量 - 呼吸分量相关公式。代谢性酸碱失衡由 $[HCO_3^-]$ 发生原发性变化而引起，呼吸性酸碱失衡是由 PCO_2 发生原发性变化而引起的。

在 H-H 公式中，pH、HCO_3^-、PCO_2 三量相关，此公式又称三量相关公式。只要测出其中两个数值，就可依据该公式计算出第三个数值。现代血液酸碱分析已可提供很多参数，但是实际上直接测得的参数仅两项，即 pH 与 PCO_2，其他参数均以 H-H 公式为基础计算所得。

（二）酸碱平衡的调节

当酸碱失衡引起 pH 改变时，主要通过体内缓冲系统和呼吸、肾脏来调节，维持 pH 在正常值范围内。

1.**缓冲系统调节**　通过缓冲对来中和任何可使 pH 改变的酸或碱的效应，维持体液 pH 在正常范围内。

2.**呼吸调节**　当代谢因素致［H^+］改变（升高）而影响 pH 时，可兴奋外周化学感受器而使呼吸增强导致 $PaCO_2$ 降低，以维持 $HCO_3^-/PaCO_2$ 为 20：1、pH 接近正常。

3.**肾脏调节**　肾脏可通过对 $NaHCO_3$ 重吸收、肾小管尿液内 Na_2HPO_4 的酸化（成为

NaH_2PO_4）以及远端肾小管的泌氨作用，将体内多余的 H^+ 排出体外，以维持体液 pH 的正常。

二、酸碱平衡的常用监测参数

（一）pH

1. 定义　是体液 [H^+] 的负对数值，表示体液的酸碱度。由于目前还不能直接测定细胞内的 pH，故以动脉血的 pH 测定值来反映内环境的酸碱状态。

2. 临床意义　动脉血 pH 正常为 7.35~7.45，反映体内呼吸性和代谢性因素综合作用的结果。pH<7.35 为酸血症；>7.45 为碱血症；pH 在 7.35~7.45 之间可能有三种情况：无酸碱失衡、代偿性酸碱失衡或复合型酸碱失衡。只凭动脉血 pH 不能确定酸碱失衡是呼吸性还是代谢性。

（二）碳酸氢盐（bicarbonate，HCO_3^-）

1. 定义　是反映机体酸碱代谢状况的指标，包括实际碳酸氢盐（actual bicarbonate，AB）和标准碳酸氢盐（standard bicarbonate，SB）。AB 指在实际条件下测得的血浆 HCO_3^- 实际含量，正常范围 22~27mmol/L，平均 24mmol/L；SB 是动脉血在 37℃、$PaCO_2$ 40mmHg、SaO_2 100% 条件下测得的 HCO_3^- 含量。正常人 AB 和 SB 无差异。

2. 临床意义　AB 受呼吸和代谢双重因素的影响，AB 异常既可能是代谢性酸碱失衡，也可能是呼吸性酸碱失衡时肾代偿的结果。

（三）动脉二氧化碳分压（$PaCO_2$）

1. 定义　是动脉血中物理溶解的 CO_2 分子所产生的压力。正常值为 36~44mmHg，平均值为 40mmHg。

2. 临床意义　$PaCO_2$ 的高低与血液中溶解的 CO_2 的浓度呈直线关系。$PaCO_2$ 是衡量肺泡通气量的指标，是呼吸性酸碱平衡的标志。在 CO_2 产量不变、大气压力不变的情况下，$PaCO_2$ 的高低与肺泡通气量的大小成反比，即通气差则 $PaCO_2$ 升高。

（四）缓冲碱（buffer bases，BB）

1. 定义　是血液（全血或血浆）中其有缓冲作用的碱（负离子）的总和，包括 HCO_3^-、血红蛋白、血浆蛋白和 HPO_4^{2-} 等，正常值为 45~55mmol/L。

2. 临床意义　HCO_3^- 是 BB 的主要成分，可以反映机体对酸碱平衡失调时总的缓冲能力。BB 降低而 HCO_3^- 正常提示存在 HCO_3^- 以外的碱储备不足，此时补充 HCO_3^- 是不适宜的。

（五）碱剩余（base excess，BE）和碱缺失（base deficient，BD）

1.定义　是指在标准条件下（血温37℃、$PaCO_2$ 40mmHg、血红蛋白充分氧合），将血浆或全血的pH滴定至7.40时所需用的酸或碱量。若滴定中需要加酸，提示体内碱过多，称为碱剩余；若滴定中需要加碱，说明体内酸过多，称为碱缺失。由于测定中排除了呼吸干扰，BE或BD是反映代谢性酸碱平衡的指标。

2.临床意义　因为血液的正常pH在7.40左右，测定中一般无需滴定或仅需很少的酸或碱来滴定，所以正常的BE或BD总是在0附近变化。代谢性酸中毒时BD负值增加，代谢性碱中毒时BE正值增加。由于在测定时排除了呼吸的干扰，BE或BD是一个反映代谢性酸碱平衡及其失常的重要指标。

（六）阴离子间隙（anion gap，AG）

1.定义　指血清中常规测得的阳离子总浓度与阴离子总浓度之差，计算公式为 $AG=[Na^+-([HCO_3^-]+[Cl^-])$，正常值为8~16mmol/L。

2.临床意义　AG在诊断代谢性酸中毒时具有重要意义。不论pH是否正常，只要AG>16mmol/L就可以诊断为代谢性酸中毒，所以AG增加是代谢性酸中毒的同义语。

三、常见酸碱失衡的治疗

（一）代谢性酸中毒

酸性物质的积聚和（或）碱性物质丢失过多均可引起代谢性酸中毒，如功能不全肾小管功能障碍致内生性 H^+ 不能排出体外和 HCO_3^- 丢失过多或吸收减少。轻度代谢性酸中毒可无明显症状，重症患者常有疲乏、眩晕、嗜睡、面颊潮红、心率加快、血压降低、呼吸加深加快且呼出气带有酮味等症状。根据病因临床上可将代谢性酸中毒分为AG增高型和AG正常型。AG增高型代谢性酸中毒指除了含氯以外的任何固定酸的血浆浓度增多时的代谢性酸中毒，其特点是AG增多，血氯正常。AG正常型代谢性酸中毒是指 HCO_3^- 浓度降低伴 Cl^- 浓度代偿性升高，又称为高氯性代谢性酸中毒，其特点是AG正常，血氯升高。

在治疗中病因治疗应放在首位。轻度代谢性酸中毒常可随脱水的纠正而好转，一般给予适量平衡液即可，病情较重时需用碱性药物治疗。AG增高型代谢性酸中毒治疗中碱性药物的使用要更加慎重，而AG正常型代谢性酸中毒治疗中碱性药物的补充是必要的。使用碱性药物的指征是：pH<1.15~7.20，$[HCO_3^-]$<10mmol/L。

$$NaHCO_3 的补充量（mmol）=（27-HCO_3^- 实测值）\times 体重（kg）\times 0.2$$

$$5\% \ NaHCO_3 \ 1mL=0.6mmol$$

每 1g 碳酸氢钠中含 HCO_3^- 约为 12mmol。经上述计算先用 1/2~2/3 量，用药 1h 后再行酸碱测定，计算后酌情补充。代谢性酸中毒常伴有钠和水的丢失及热量消耗，血钾可能偏高，但体内钾总量仍可能缺少，应分析情况并予以纠正。

（二）代谢性碱中毒

体内 H^+ 丢失或 HCO_3^- 增多可引起代谢性碱中毒，见于胃液丧失过多、碱性物质摄入过多、低钾血症和利尿剂的影响。一般无明显症状，有时可能出现呼吸变浅变慢，或低钾血症和缺水的临床表现，严重时可引发重要器官的代谢障碍导致昏迷，伴低氯血症和低钾血症。

原发疾病应予积极治疗。因胃液丧失导致的代谢性碱中毒，可通过输注等渗盐水或葡萄糖盐水改善症状。纠正代谢性碱中毒伴低钾血症时须同时补给氯化钾，但应在患者尿量超 40mL/h 才可开始补钾。严重碱中毒时可应用稀释的盐酸溶液（如 10% 盐酸精氨酸）纠正。

（三）呼吸性酸中毒

$PaCO_2$ 增高会引起高碳酸血症。常见原因有：全身麻醉过深、镇静剂过量、中枢神经系统损伤、气胸、急性肺水肿和呼吸机使用不当等，临床常见症状为：胸闷、呼吸困难、躁动不安、头痛、发绀等，且随酸中毒加重，患者可能会出现血压下降、谵妄、昏迷等症状。呼吸性酸中毒致脑缺氧可致脑水肿、脑疝，甚至呼吸骤停。

纠正呼吸性酸中毒除需尽快治疗原发病因之外，还须采取积极措施改善患者的通气功能，必要时作气管插管或气管切开术并使用呼吸机辅助通气，能有效地改善机体的通气及换气功能。

（四）呼吸性碱中毒

肺泡通气过度导致体内生成的 CO_2 排出过多，血 $PaCO_2$ 降低，引起低碳酸血症，血 pH 上升。常见于创伤、中枢神经系统疾病、低氧血症、肝衰竭及呼吸机辅助通气过度等。临床表现为眩晕，手、足和口周麻木和针刺感，肌震颤及手足抽搐，心率加快等。

应积极治疗原发疾病。临床治疗中常用纸袋罩住口鼻以增加呼吸道无效腔，可有效减少 CO_2 的呼出，提高血 $PaCO_2$。若系呼吸机使用不当所造成的通气过度，应调整呼吸频率及潮气量。

第三节　围术期体液渗透浓度的监测

一、体液渗透的基本概念

（一）渗透、渗透压与渗透浓度

渗透（osmosis）是一种物理现象，指的是半透膜两侧因为可溶解物质浓度的差别而造成水在半透膜两侧的移动。渗透压（osmotic pressure）是抵消溶质移动所需施加的压力。产生渗透和渗透压必须具备两个条件：一是在溶剂（例如水）中必须有溶质存在，构成溶液；二是需存在只能透过溶剂而不能透过溶质或只能透过小分子而不能透过大分子的半透膜。渗透压的大小与可溶解溶质微粒的数量成正比，与溶质微粒的形式、大小、体积或者重量无关。渗透压包括晶体渗透压和胶体渗透压。晶体渗透压由小分子颗粒产生，是由无机盐和不离解的溶质（如尿素、葡萄糖等）所产的渗透压的总和。其中98%是由电解质提供，Na^+几乎占一半。胶体渗透压则是由分子量大于30000的大分子（如蛋白质、脂类等大分子物质）产生。血浆胶体渗透压主要由白蛋白提供，其正常值为25~28mmHg。

渗透浓度是渗透活性物质（即溶液中产生渗透效应的溶质粒子）的实际浓度，即各溶质粒子（如由电解质溶解后生成的阴、阳离子等）浓度的总和。在溶液中，任何不离解或不能再进一步离解的溶质，其每1摩尔（mole，简写mol）都含有6.023×10^{23}个颗粒（即Avogadro常数）。渗透压不决定于颗粒的分子量大小，取决于溶液中的颗粒数（成正比）。因血浆和其他体液所含能起渗透作用的渗透摩尔数（osmol）较低，故均以他的1/1000，即毫渗摩尔数（milliosmol，mOsm）计量。

渗透浓度有两种单位，一种是重量渗透摩尔浓度（osmolality），是指每公斤溶液中所含毫渗摩尔数，以mOsm/kg作单位；另一种是容积渗透摩尔浓度（osmolarity），是指在每升溶液中所含的毫渗摩尔数，以mOsm/L作单位。由于溶剂的容积小于溶液的实际容积，所以重量渗透摩尔浓度的数值总是大于容积渗透摩尔浓度。例如血浆含水93%左右，若血浆重量渗透摩尔浓度为280mOsm/kg，换算成容积渗透摩尔浓度则必须乘以0.93，即$280 \times 0.93=260$mOsm/L。若容积渗透摩尔浓度为280mOsm/L，则重量渗透摩尔浓度为280 : 0.93=30lmOsm/kg。体温37℃时，正常人的血浆总渗透浓度平均为280~310mOsm/kg，<280mOsm/kg为低渗，>310mOsm/kg为高渗。

（二）有效渗透分子与无效渗透分子

在正常人体中，细胞膜对不同溶质的通透性是不完全相同的。当不易通过细胞膜进入细胞内液的溶质在细胞外液中的浓度发生变化时，可以直接造成细胞内液和细胞外液之间产生渗透梯度，从而造成水的移动，我们把这些能产生渗透现象的溶质称之为有效渗透分子，例如钠离子和葡萄糖；相反溶质可以自由通过细胞膜，但在膜的两侧不能产生渗透现象的是无效渗透分子，例如尿素。

半透膜对溶质的通透性决定了溶质的渗透活性，同一种溶质对于不同性质的半透膜有不同的渗透活性，有时为有效渗透分子，有时为无效渗透分子。血液与组织液之间的毛细血管壁也属于半透膜，除了允许水通过外，小分子颗粒如钠离子、葡萄糖等也可以自由通过，大分子蛋白质则不易通过，即在此部位钠离子和葡萄糖都不能产生渗透梯度，是无效渗透分子，而蛋白质是有效渗透分子。

（三）体液渗透平衡

体液的渗透平衡主要发生在细胞膜内外和毛细血管壁内外，即细胞内液与细胞外液之间、血浆与组织间液之间的渗透压或渗透浓度保持动态平衡。正常情况下，机体具有保持细胞外液渗透浓度相对稳定的能力，称为体液渗透的神经－内分泌系统调节。正常成人渗透压感受器阈值为280mOsm/kg，细胞外液渗透压升高1%~2%即可刺激下丘脑口渴中枢，引起口渴及ADH释放。精神紧张、疼痛、创伤以及某些药物和体液因子也能促进ADH分泌或增强ADH的作用。当细胞外液容量明显改变，血容量和血压的变化会通过容量感受器和压力感受器传导进而影响ADH的分泌。口渴使人主动饮水；ADH加强肾远曲小管和集合管对水的重吸收、减少水的排出；同时容量变化反射性抑制醛固酮的分泌，肾小管对Na$^+$的重吸收减弱，Na$^+$的排出增加。上述调节使体内水的容量增加，血浆渗透压恢复正常。相反，若细胞外液渗透压降低，渴感被抑制和ADH释放减少、醛固酮分泌增加。除此之外，心房钠尿肽（ANP）也是影响水钠代谢的重要因素。当心房扩张、血容量增加、血钠增高或血管紧张素增多时，心房细胞受到刺激合成释放ANP，从而起到减少血容量、降低血钠的目的。

二、体液渗透浓度的监测方法

（一）冰点渗透浓度测定法

利用溶质能降低水冰点的"超冻原理"，采用高灵敏度的感温传感器测量溶液的冰点，通过电量转化为渗透压单位（mOsm/kg）。不含溶质的纯水冰点是 0℃，若将 1 个渗透摩尔浓度的溶质溶于 1kg 水中，水的冰点将从 0℃变至 −1.857℃。所以要测定某一溶液的渗透浓度，只要测定该溶液的冰点即可，按照下式计算：

$$Os（mOsm/kg）=（\Delta T/1.857）\times 1000$$

其中，ΔT 为溶液的冰点下降值，1.857 为水的摩尔冰点下降常数。因为所有溶质（包括无效渗透分子尿素及大分子蛋白质在内）的颗粒都参与作用于降低冰点，所以用冰点原理测得的是总渗透浓度。

（二）半透膜式测定法

利用半透膜直接测定体液渗透压的方法主要用于胶体渗透压的测定。将溶液和纯水置于 U 型管中，在 U 型管中间安置一个半透膜以隔开水和溶液，可以见到水通过半透膜往溶液一侧移动。半透膜式测定法根据渗透达到平衡的方式不同，分为静压平衡法和动压平衡法两种。静压平衡法指在渗透达到自然平衡时，溶液侧高出水面部分所产生的静水压即为渗透压。动压平衡法是在溶液侧施加压力，压力大小刚好可阻止水的渗透，此压力即为渗透压。血浆胶体渗透压主要由蛋白质产生，正常情况下血浆蛋白质浓度为 60~70g/L，实测渗透浓度约为 1.3mOsm/kg，合 25mmHg。由此可见胶体渗透压在血浆总渗透压中所占分量极小，但在血管内容量的维持中起很大作用。

（三）计算法

1. 晶体渗透压计算方法　常用以下两种计算方法：

$$血浆渗透浓度 = 2 \times（[Na^+]+[K^+]）+[血糖]+[BUN]$$

$$血浆渗透浓度 = 1.75 \times [Na^+]+[BUN]+[血糖]+1.84 \times [K^+]+0.56 \times [Ca^{2+}]+0.56 \times [Mg^{2+}]$$

式中单位均为 mmol/L。该计算公式通过血液中的主要电解质成分计算晶体渗透压，而且考虑到葡萄糖和尿素等物质的存在，和实测值相关性较好。但体液中的各种成分较为复杂，公式以外的其他物质仍未考虑在内，所以计算出的结果总是小于实测值，不能真正完全替代渗透浓度的测定。渗透浓度实测值与计算值之间的差值称为渗透空隙（osmolar gap），正常值为 5~8mmoV/L，可反映血浆中未计算物质（蛋白质、脂类、乳酸、外源性溶质等）的多少。

2. 胶体渗透压计算方法 血浆胶体渗透压与血浆蛋白量密切相关，故可以根据血浆蛋白的含量计算。常用以下两种计算方法：

$$血浆胶体渗透压 = 白蛋白 \times 5.54 + 球蛋白 \times 1.43$$

$$血浆胶体渗透压 = 2.1 \times 总蛋白 + 0.16 \times 总蛋白^2 + 0.009 \times 总蛋白^3$$

式中各成分单位均为 g/dl，血浆胶体渗透压的单位为 mmHg。

三、常见体液渗透平衡失常的诊断与处理

（一）血液低渗状态

1. 定义 血浆渗透浓度<280mOsm/kg。病因包括：①体内水过多（如水中毒）。②溶质短缺（如摄入不足）。③溶质丢失（如腹泻、肠瘘等）。④溶质丢失多于水丢失（如使用袢利尿剂等）。常见的类型包括低钠性低渗状态、低蛋白血症及水中毒。由于血浆钠浓度是血浆渗透浓度的主要决定因素，因此低渗血症必定伴有低钠血症。

2. 临床表现 低渗可导致体液由血管内向血管外转移、由细胞外向细胞内转移。临床症状除原发病表现外，还会出现组织水肿及细胞内水肿的表现。脑细胞水肿可出现全身乏力、嗜睡、头痛、恶心、心慌、抽搐、昏迷，甚至死于急性脑水肿。患者的临床症状与低渗的严重程度和渗透浓度降低的速度相关，渗透浓度越低、降低的速度越快，患者的临床症状越重。另外根据病因不同，有些患者还会有血管内容量不足的表现。

3. 诊断 根据病史、临床表现和血浆渗透浓度<280mOsm/kg 即可诊断血液低渗状态。病因诊断常需同时测定尿渗透浓度和血清电解质、葡萄糖、尿素氮、蛋白质及动脉血气分析等指标进行综合考虑。临床实践中应注意区别低钠血症所致的低渗状态属于急性（<48h）还是慢性（>48h）；同时判断总体钠量（间接反映细胞外液量）的多少，以便后续稳妥处理。

4. 治疗 治疗原则：限制水的摄入，使用利尿剂促进水的排出，适当补充溶质提高血浆渗透浓度。低渗性低钠血症的治疗可参照"低钠血症的治疗"。

（二）血液高渗状态

1.定义　血浆渗透浓度>320mOsm/kg。病因：①纯水丢失（如高热时不显性失水增加）。②水摄入不足。③低渗液体丢失（如大量出汗、尿崩症等）。④溶质过载（如服用大量钠盐、高血糖症等）。临床常见类型有高钠性高渗血症和高血糖性高渗血症，高钠血症见上述"高钠血症"部分。本部分主要讨论高血糖引起的高渗状态。

2.临床表现　高渗使体液由细胞内向细胞外转移，导致细胞内脱水；高渗引起的渗透性利尿会引起血容量减少和组织灌注不足。因此，临床表现为细胞脱水和血容量不足的症状。高血糖引起的高渗状态除血浆渗透浓度升高外，多伴有严重的代谢性酸中毒和血容量减少，会引起的脑细胞脱水可表现为极度口渴、全身无力、肌肉软弱、昏迷、抽搐，甚至死亡。症状的严重性与高血糖的程度和持续时间成正比。

3.诊断　根据病史、临床表现及实验室检查（包括血糖、血/尿酮体和尿糖浓度等）可明确诊断（见表7-3）。

表7-3　高糖性高渗血症的鉴别诊断

血糖	酮体	酸中毒	病因
>11mmol/L	+	重	糖尿病酮症酸中毒
>33mmol/L	−	轻、无	高糖性非酮症性高渗血症

4.治疗　主要包括补液、给予胰岛素、纠正电解质紊乱及酸中毒和消除诱因等。

（1）补液：补液治疗对于高血糖症患者至关重要，不仅可纠正血容量不足和高渗状态，而且有助于降低血糖和消除酮体。一般推荐输注等渗盐溶液。血压降低不明显或已得到纠正的患者可考虑使用低渗溶液。

（2）胰岛素治疗：先静脉注射胰岛素0.1~0.2U/kg，然后以0.1U/（kg·h）的速度持续静脉输注，使血糖以每小时3.3~5.5mmol/L的速度下降。当血糖下降至14~17mmol/L时，应开始给予5%葡萄糖溶液并减半胰岛素剂量［即0.05U/（kg·h）］，以防止血糖及血浆渗透压过快下降而造成脑水肿。

（3）纠正电解质紊乱：此类患者常有明显的钠和钾的丢失。通过补充含钠的液体可以纠正钠的缺失，但血容量增加利尿排钾，且胰岛素治疗和血pH升高均促使钾进入细胞内，会进一步加重低血钾，因此纠正钠水平衡时应注意低血钾的预防和纠正。此类患者常伴有不同程度钙、镁和磷等的丢失，如存在低血钙、低血镁或低血磷时，可酌情给予葡萄糖酸钙、硫酸镁或磷酸钾缓冲液。

（4）纠正酸中毒：轻度酸中毒不需要用碱性溶液纠正，pH<7.1 时可静脉给予 1.4% 碳酸氢钠溶液 200~400mL，4~6h 后复查。避免应用高渗的碳酸氢钠或乳酸钠。

（5）治疗病因：包括去除诱因、支持疗法和严密的病情观察。如糖尿病酮症酸中毒合并感染时，应同时予抗生素抗感染。

第八章　围术期的血液管理

第一节　围手术期血液保护

血液保护的基本原则是改善生物相容性，减少血液激活，减少血液丢失和血液机械性破坏，应用血液保护的药物以及人工血液，从而减少同种异体输血。目前可行的各种血液保护法均存在各自的优势和不足，临床医生必须根据患者情况作出合理化选择。目前实施血液保护有以下手段。

一、自体输血技术

择期手术预计出血量较大而需要输血的患者可考虑自体输血。自体输血有三种形式：术前自体采血技术，急性血液稀释技术及术中或术后术区血液回收技术。

（一）术前自体备血（preoperative autologous donation，PAD）

术前自体储血即拟行择期手术的患者在术前 2~3 周将其血液取出一部分储存于血库，通常为 200~400mL，在术后或其他需要输血时再输回给患者。广义而言，择期手术患者均具有 PAD 适应证。行 PAD 可接受的 Hb 范围是男性 11~14.5g/dl，女性 13~14.5g/dl。PAD 的适应证和禁忌证如下：

1. 适应证

（1）患者属罕见血型，如 Rh 因子阴性或对异性蛋白易发生过敏反应的体质，术中又需要输血者，则应考虑术前采集自身血备用。

（2）红细胞增多症患者，如法乐氏四联症或其他先天性发绀型心脏病，为了改善其血液流变学和手术的效果，可于术前或施行心肺转流前采集自身血，进行适当血液稀释。

（3）严重内出血休克患者因短时间内无法获得充分血源，除了紧急以平衡液和胶体液补充维持血容量外，还可通过回收装置来回收患者体腔内积血以供自体输血。对术中意外大量失血者，还可应用吸引回收的血液，既可节约用血又可解决备血不足的问题。

（4）预计术中失血在 1000mL 以上，又无禁忌证患者均可考虑采集自身血。

（5）拒绝输血或血液制品，但不拒绝行 PAD 的患者。

2. 禁忌证

（1）严重贫血，Hb<100g/L 或 Hct<30% 的患者，术前取血会加重贫血状态。

（2）低蛋白血症。

（3）存在急性感染的患者，可能使留存的血液造成细菌污染。

（4）重要器官功能不全如有严重心、肺、肝肾功能不全者不宜采集自身血。

（5）老年患者（多有重要器官的代偿机能减低）及小儿应慎用。

（二）血液稀释

血液稀释指在麻醉后手术前为患者采血并暂时将血液储存起来，用晶体液或胶体液补充循环血容量，手术过程中利用稀释血液维持循环，最大限度地降低血液浓度而减少丢失血液红细胞数，从而减少失血，然后有计划地将采集的血液回输，使术后 Hb 和 Hct 达到不同程度的恢复。

1. 适应证

（1）预计手术出血>800mL。

（2）稀有血型须行重大手术。

（3）因宗教信仰而拒绝异体输血。

（4）红细胞增多症，包括真性红细胞增多症和慢性缺氧造成的红细胞增多。

（5）产生不规则抗体或可能产生不规则抗体者。

（6）紧急外伤或其他原因的大量出血。

（7）为避免异体输血引起感染、免疫抑制等。

2.禁忌证

（1）严重贫血 Hct 在 30% 以下者不作血液稀释，否则体内代偿机能不足以满足重要组织器官对氧的需求，导致贫血性缺氧。

（2）低蛋白血症，血浆白蛋白低于 25g/L 时可出现全身性水肿，若再进行血液稀释，必然使水肿加重，甚至发生急性肺水肿。

（3）明显凝血功能障碍，有出血性疾病或其他原因有凝血因子缺乏不应进行血液稀释。

（4）老年和小儿，70 岁以上老年人的重要脏器存在退行性改变，机体代偿能力下降，中度以上的血液稀释可使重要脏器发生缺血性损害。小儿体重小，固有血容量少，不适合稀释。

（5）血脑屏障受损者，血液稀释可致神经元和胶质细胞水肿，使颅内压进一步升高。

（6）存在重要脏器功能不全，如严重心肌缺血、心肌梗死、肺动脉高压、呼吸功能不全和肝肾功能不全等。过度血液稀释将加重重要器官缺血。但在体外循环和低温的支持和保护下，心内直视手术时仍然广泛应用液体作稀释性预充，在停止转流前适当的利尿或经超滤排出过多的液体，使 Hct 恢复到 30% 以上，可不发生明显影响。

（7）全身感染时，不建议应用血液稀释。

（8）怀疑恶性肿瘤患者。

3.血液稀释的方法

（1）急性等容量血液稀释（acute normovolemic hemodilution，ANH）：即在麻醉诱导前或诱导后从大静脉将患者的血液放出，同时补充等效容量的晶体或胶体液以维持正常血容量。放出的血液储存在含枸橼酸抗凝剂血袋中，在手术必要的时候将采得的自体血回输，以达到不输异体血或少输异体血的目的。

（2）急性高容量血液稀释（acute hypervolemic hemodilution，AHH）：即在麻醉后通过深麻醉使血管容量得到一定的扩张，同时快速补充相当于自身血容量 20% 的胶体液，使血液稀释，减少出血时红细胞的丢失量。

（3）急性非等容量血液稀释（acute non-isovolemichemodilution，ANIH）：即术前采血但不补液，采血后快速补充 2~2.5 倍于采血量的等效胶体或晶体液，以扩充血容量，降低血细胞比容，并在手术结束前回输所采得的自体血。近来又有学者提出了急性超大容量血液稀释，即手术前采用急性放血，使放血量达机体血容量的 30%，再输入 2 倍的胶体溶液，使血容量扩大 30%，此方法可使血细胞比容快速降低，减少术中血液有形成分的丢失，从而达到血液保护的作用。

（三）自体血液回收

自体血回输分为传统的血液回收技术和洗涤式血液回收技术。传统的血液回收技术是将体腔积血通过吸引器收集至无菌瓶中，并按比例加入适量的抗凝剂再回输给患者，曾被广泛用于脾破裂及宫外孕手术的血液回收，但存在红细胞破坏、凝血功能障碍、微血栓、污染等缺点，现在临床上已不主张应用。

洗涤式血液回收技术是将患者术中、术后出血或体腔积血经回收、过滤、离心、洗涤后血回输给患者。洗涤的红细胞寿命与异体血相当，2，3-DPG 的含量显著高于异体库血。洗涤红细胞液为弱碱性，钠、钾含量正常，游离血红蛋白、肿瘤坏死因子、弹性蛋白酶、脂肪颗粒等通过洗涤去除，大大减弱了回收血输注的不良反应。

1. 血液回收适应证

（1）骨科手术：如全髋置换术、胸腰椎管狭窄的扩大减压内固定术、颈椎前后路减压内固定术和脊柱侧弯矫治术等。经过血液回收机处理后的血液含较高浓度的红细胞，并清除了创面、骨、骨髓等组织碎片以及游离血红蛋白、激活凝血因子、抗凝剂、混合的脂肪细胞和游离脂肪酸，避免了脂肪栓塞。

（2）心脏和大血管手术：如冠状动脉旁路移植术，心脏瓣膜置换术和胸、腹部主动脉瘤人工血管旁路移植术等。该类手术患者术中需要血液抗凝，出血和渗血较多，但不适宜通过控制性降压和血液稀释方法减少出血，自体血回输目前已被临床广泛采纳和接受，并取得良好效果。

（3）大器官移植术：如肝移植、心脏移植、心肺联合移植术等。术中应用自体血回输能够显著减少异体血制品输注量，并可减轻因大量输注异体血导致的低体温、内环境紊乱、肺损伤等并发症，改善了患者的预后。

（4）急诊手术：如血气胸、肝脾破裂、宫外孕等。该类患者往往出血多、病情急，不适合使用血液稀释方法，自体血回输正可以发挥其快速和安全特点，大大减少异体血输注量，甚至不输异体血。

（5）不能输异体血的患者：如特殊血型（Rh 阴性）、宗教信仰人群等。

2. 血液回收禁忌证

（1）肿瘤手术：目前对于在肿瘤手术中是否使用血液回收技术意见尚不统一。主要怕癌肿细胞混杂于血液中，暂时倾向于不用血液回收技术。如果放射线照射洗涤过的 RBC 悬液能够安全清除全部癌细胞，将来可以考虑将血液回收用于肿瘤手术。

（2）污染的血液：实验室研究显示，洗涤能够减少但不能消除全身感染或受污染出血中的微生物。因此，从感染的或其他物质污染的创口抽吸血液给患者回输会引发败血症。如开放性创伤超过 4h、闭合性陈旧性出血超过 12h，血液有溶血和被污染的危险，均不能回收。

（3）使用微晶胶原：微晶胶原也称为微晶止血剂，是用纯小牛胶原生成的一种聚合物。通过该止血剂与出血面接触产生血小板的抽吸作用，进而附着在纤维丝上形成凝块。离体动物试验显示，离心和在细胞回收机内的洗涤不能完全去除这种止血剂分子（微晶胶原可以穿过 40μm 滤器）。

二、控制外科出血技术

（一）传统外科止血术

归根结底，完善彻底的外科止血仍是减少手术失血的关键。任何出血都应认真处理，不可忽略长时间手术创面的广泛渗血。通过调整手术体位和使用止血带是减少失血的简单方法，局部应用止血药物，如纤维蛋白胶、凝血酶、凝血海绵、可吸收纤维素纱布等，也具有良好的临床止血效果。

（二）主动脉内球囊阻断术

是经股动脉置入球囊导管以阻断腹主动脉内血流的技术，可以对骨盆、盆腔、骶尾部、脊柱下段和下肢上段等部位手术出血进行有效的控制，还可应用于治疗肝胆胰手术后腹腔内难以控制的大量出血，腹主动脉瘤破裂后修补等。

1. 实施方法　首先通过彩色超声技术确定左肾动脉与腹主动脉远端、左右髂总动脉分叉处的体表标志，估计导管置入的长度。然后在全麻下行股动脉穿刺置入球囊导管至腹主动脉内。术中采用食道超声监测肾动脉血流以保证手术安全。通过观察双脚趾 SpO_2 或动脉压的变化配合超声技术将球囊定位于腹主动脉远端、左右髂总动脉分叉处上方 2~3cm。

2. 主动脉内球囊阻断术安全时限　持续性 1 次阻断时间应 <20~30min，低位 1 次性持

续气囊阻断时间也应控制在<30min 为佳，超过 45min 需要采用间歇性阻断法，即每次阻断 15~25min，松开 1~2min，可重复 2~3 次。

三、控制性降压

控制性降压是指采用多种方法和药物使血管扩张，人为地将收缩压降低至 80~90mmHg，平均压降低至 50~60mmHg 或减少基础值的 30%，使手术野出血量随血压的降低而相应减少，避免输血或使输血需要量降低，使术野清晰，利于手术操作，提高手术精确性，缩短手术时间。控制性降压可以减少患者术中和术后出血，是血液保护的支柱之一。

1. 控制性降压适应证

（1）复杂大手术、术中出血可能较多、止血困难的手术，例如神经外科手术、大型骨手术如全髋关节成形术或复杂的背部手术、动脉瘤切除手术、巨大肿瘤的手术、头颈手术等。

（2）显微外科手术、要求术野清晰的手术，例如中耳手术、不同类型的整形外科手术。

（3）宗教信仰而拒绝输血的患者。

（4）大量输血有困难或有输血禁忌证的患者。

（5）麻醉期间血压、颅内压和眼内压过度升高，可能引致严重不良后果者。

2. 控制性降压禁忌证　由于有更好的药物、更严密的监测和更先进的技术应用于控制性降压，其禁忌证已较前大放宽。但仍要考虑许多相对的禁忌证。

（1）重要脏器实质性病变者，脑血管病、心功能不全、肾功能不全、肝功不全。

（2）血管病变者；外周血管性跛行、器官灌注不良。

（3）低血容量或严重贫血。

（4）技术方面，麻醉医师不熟悉控制性降压理论和技术。

（5）有明显器官、组织氧运输降低者。

3. 控制性降压的药物

（1）挥发性吸入麻醉剂：过去常用的有氟烷，异氟醚，近年常用七氟醚和地氟醚。新型吸入麻醉剂在控制性降压方面与传统药物的特点大同小异，随着吸入浓度的增加，动脉压相应降低。但在临床麻醉浓度，其扩张血管的能力不强，降压程度有限，往往不能有效地使出血量减少，因此在控制性降压时只能作为辅助药。如果进一步增加吸入浓度则会对心肌收缩产生抑制，使心排血量降低。

（2）直接作用的血管扩张药：常用的有硝普钠和硝酸甘油。硝普钠扩张小动脉，降低总外周阻力，致使血压降低。硝酸甘油以扩张静脉容量血管为主，使回心血量下降。值得注意的是，血压降低会引起反射性心动过速。

（3）交感神经节阻滞药：常用的有三磷酸腺苷（ATP）。在体内，三磷酸腺苷迅速降解为腺苷和磷酸，腺苷是产生扩张血管作用的成分。

（4）α- 肾上腺素能受体阻滞药：代表药物有酚妥拉明和压宁定。

（5）$β_1$- 肾上腺素能受体阻断药：代表药物有艾司洛尔和美托洛尔。

（6）α 和 $β_1$- 肾上腺素能受体联合阻滞药：代表药物拉贝洛尔。拉贝洛尔有相对长的半衰期，他的作用会持续至术后，有可能掩盖了急性失血后的肾上腺素能反应。

（7）钙离子通道阻断药：代表药物为尼卡地平。尼卡地平降压后不产生反射性心动过速。尼卡地平滴注使用时应注意，尼卡地平诱发的低血压难以用传统的升压药物如去氧肾上腺素等拮抗，静脉注射钙剂可能恢复血压。

（8）$α_2$ 受体激动剂：代表药物右美托咪定。右美托咪定是高选择性 $α_2$ 受体激动剂，具有交感神经阻滞作用，降低血压和心率的作用呈剂量依赖性，与其他药物与技术合用可用控制性降压。右美托咪定不可滴注太快，否则易引起一过性血压升高。

（9）联合用药控制低血压：联合用药不仅可以减少用药量，而且降压效果迅速平稳。联合用药能防止心率增快，减少降压过程中心脏做功增加及心肌氧耗量增加，在增加降压效果的同时减少了并发症的发生。临床常用的联合用药有：硝酸甘油或硝普钠复合艾司洛尔；尼卡地平复合艾司洛尔；硝普钠复合右美托咪定以及吸入麻醉药的复合使用。

四、合理使用药物

（一）促红细胞生成素（EPO）

术前应用 EPO 能够有效提升红细胞水平和减少异体 RBC 输入，但价格不菲，费用与自体储血相当。对于心脏和骨关节大手术患者，如术前 Hb<100g/L，术前 4 周可每周皮下注射 EPO 3 万 ~4 万单位，以促进骨髓造血。同时口服铁剂、叶酸和维生素 B_{12} 等，以促进铁的吸收，防止缺铁，这样可明显减少同种异体输血。

（二）抑肽酶（Aprotinin）

抑肽酶是一种广谱蛋白酶抑制剂，通过可逆地与丝氨酸酶活性中心结合而抑制丝氨酸蛋白酶，如胰蛋白酶、糜蛋白酶、纤溶酶、激肽酶及凝血因子 XII a 等。因此抑肽酶不但能抑制纤溶系统的激活，也可以保护血小板的聚集。另外抑肽酶还能抑制内源性凝血途径，减少凝血因子的消耗。

（三）氨甲环酸

氨甲环酸是一种人工合成的抗纤溶药，与抑肽酶相比有价格低廉、无过敏反应、对肾功能无明显影响、不影响 ACT 值的测定的优点，而且同时具有良好的抗纤溶作用。有研究表明氨甲环酸减少心脏手术出血的效果与抑肽酶相同，是抑肽酶淡出市场后一种优良的替代药物。

（四）重组活化 VII 因子（rFVIIa）

rFVIIa 可与组织损伤部位或破损血管壁的组织因子结合，产生凝血酶并活化血小板，启动凝血系统。可介导凝血酶活化纤溶抑制因子而发挥抗纤维蛋白溶解作用。在临床上，rFVIIa 主要用于治疗严重出血，如急性创伤性出血和颅内出血，或用于治疗心脏手术及产科手术的大量出血等。

五、体温保护

低温常导致凝血障碍，即使是中度的低温（核心温度降低 <1℃）也会显著增加手术失血。围手术期在体温监测下通过调节室温、变温毯保暖、采用输液加热装置等措施尽量保持正常体温范围。有研究认为保持 36.5℃ 的核心温度比常规 36.0℃ 的核心温度减少手术出血的效果更好。

第二节　围术期输血治疗

输血是重要的临床治疗手段之一，也是围手术期管理工作的重要组成部分。但是输血也可能带来潜在的危害，异体输血引起的血源性疾病传播问题日益受到广泛关注。

一、血液制品的分类

目前临床上常用的血液制品有：全血、红细胞、新鲜冰冻血浆、冷沉淀物、浓缩血小板，以及在此基础上进一步提纯的血液制品（包括白蛋白、球蛋白、凝血酶原复合物、纤维蛋白原、Ⅷ因子等）。

（一）全血

将采集到的供体血保存于含有特殊保存液的塑料袋中，并置于4℃冷藏。全血在4℃保存1天后，粒细胞即丧失功能；血小板在全血内保存12h后即丧失大部分活性，保存1天后就丧失全部活性；凝血因子Ⅴ在全血内保存24h后活性下降50%；Ⅷ因子保存3~5天后也损失50%。比较稳定的是白蛋白、免疫球蛋白和纤维蛋白原。因此经保存的全血有效成分主要是红细胞，其次是白蛋白和球蛋白，为了满足临床需要，最好输用某种血液成分的浓缩制剂。

（二）红细胞制剂

1.少浆红细胞 即从全血中分离出一部分血浆，仍保留一部分血浆，其血球压积约为50%，具有全血相似的作用输液时比较通畅。

2.红细胞悬液 临床上使用较普遍，指用三联袋采集全血，经离心移去大部分血浆后，加入红细胞保存液制备而成。红细胞悬液的保存期随加入的保存液不同而有所不同，一般在2~6℃环境下可保存35天。由于移去了大部分血浆，可减少血浆引起的副作用，而且因为保存液的加入，可以更好地保存红细胞的同时还具有稀释作用，使输注更流畅。输注红细胞悬液适应证主要有：血容量正常的慢性贫血需要输血者；外伤、手术、内出血、急性失血等急需要输血者；小儿、老人及妊娠期并发贫血需要输血者。

3.浓缩红细胞 血浆含量更少，所得红细胞与全血具有同样的携氧能力，而容量只有全血的一半至2/3。其红细胞比积可为70%~90%，优点是能防止循环负荷过重和避免及减少由血浆引起的发热或过敏反应。临床适应证与红细胞悬液基本相同，包括多次妊娠或反复输血已产生白细胞或血小板抗体引起发热反应的患者；准备作器官移植患者；需长期反复输血的患者，如再障、重型地中海贫血。

4.洗涤红细胞 一般用生理盐水反复洗涤离心红细胞3~6次，以去除全部血浆和大部分非红细胞成分。适用于输入全血或血浆后发生过敏反应（如荨麻疹、过敏性休克等）者；高钾血症及肝肾功能障碍者；自身免疫性溶血性贫血和阵发性睡眠性血红蛋白尿症患者。因缺乏同种抗 A、抗 B 凝集素，因此洗涤 O 型红细胞适用于任何 ABO 血型患者。

5. 冰冻红细胞　将红细胞保存于 –90~–70℃甘油中，可使红细胞的代谢活动降低或完全停止，从而减少红细胞代谢所需要的能量消耗，同时也可避免有毒代谢产物的积累，达到延长红细胞保存期的目的。适用于稀有血型患者，使用时需解冻、洗涤、去甘油。

6. 少白细胞红细胞　通过离心、过滤等保护程序，去除 90%~95% 以上的白细胞制备而成。适用于反复发热的非溶血性输血反患者。

（三）血浆及血浆蛋白制品

1. 新鲜冰冻血浆（FFP）　是指采集全血后 8h 内经离心分出血浆并迅速冰冻，然后置于 –30℃以下低温保存，保存期一年。他有效保存了新鲜血浆中的各种成分，含有全部凝血因子，包括不稳定的凝血因子 V 和 Ⅷ。

2. 普通冰冻血浆　库存全血在保存期内或过期 5 天内分离出的血浆，再在 –20℃以下冷冻保存，保存期 5 年。他与 FFP 的区别是缺乏凝血因子 V 和 Ⅷ。

3. 血浆冷沉淀物（简称冷沉淀）　冷沉淀是 FFP 在 1℃~5℃条件下不溶解的白色沉淀物，通常以 400mL 新鲜全血的血浆作为一个制备单位。主要含Ⅷ因子、ⅩⅢ因子、纤维蛋白原、vW 因子和纤维连接素。冷沉淀物主要用于治疗Ⅷ因子缺乏患者或血友病 A 患者，也用于治疗纤维蛋白原缺乏症。

4. Ⅷ因子浓缩剂　该制品是从冷沉淀中提纯的Ⅷ因子浓缩剂，纯度高、体积小、保存和使用方便。Ⅷ因子浓缩剂适用于血友病 A 的出血治疗。

5. 凝血酶原复合物　该产品是混合人血浆经消毒、稳定、冻干制成，主要含有维生素 K 依赖性凝血因子Ⅱ、Ⅶ、Ⅸ、Ⅹ和少量蛋白。凝血酶原复合物的主要治疗指征为Ⅸ因子缺乏的血友病 B 患者，肝脏功能障碍所致严重出血，另外还包括一些获得性的低凝血酶原血症，如华法林过量等。

6. 白蛋白　用物理和化学方法自混合血浆中提取，经 60℃加热 10h 处理后储存，故本制品不传播病毒性疾病。适用于低血容量休克、大面积烧伤、脑水肿、溶血性输血反应、血浆置换、体外循环以及各种原因导致的低蛋白血症。

（四）血小板制品

1.浓缩血小板　常规应用的血小板制品，制备方法有两种：一种是手工法，多以200mL新鲜全血分离制成1个单位，约含血小板 $2.0 \times 10^{10}/L$，内含不等量的红细胞和白细胞。另一种方法是机采法，使用细胞分离机单采技术从单个供血者循环血液中采集，一个治疗剂量（10单位）含血小板 $2.5 \times 10^{11}/L$，且产品纯度高，白细胞和红细胞污染率极低。

2.少白细胞血小板　用离心或白细胞滤器过滤法去除浓缩血小板中的白细胞，减少同种免疫反应，可防止或延缓血小板输注无效。

3.少血浆浓缩血小板　去除大部分血浆的浓缩血小板，适用于不能耐受过多液体的儿童、心功能不全以及血浆蛋白过敏者。

二、围手术期输血目的

（一）改善组织的氧供

机体的氧供公式：DO_2 单位为 mL/min。

$$DO_2 = CO(L/min) \times CaO_2(mL/L) = HR \times SV \times [Hb(g/L) \times SaO_2 \times 1.34 + 0.0031 \times PaO_2(mmHg)]$$

在提高血氧含量方面，从上述公式中不难看出 SaO_2 至多为100%，而由于氧气的低溶解度，提高 PaO_2 对增加血氧含量的作用也较小。血红蛋白浓度的提高对血氧含量的改善作用最为明显。临床上指导输血的指标应为即时的血红蛋白浓度（Hb）或血球压积（Hct）。

多项高质量的临床随机对照研究均提示：比起 Hb<10g/dl 立即启动红细胞输注的开放性输血策略，Hb 水平下降到 7g/dl 或 8g/dl 再启动红细胞输注的限制性输血策略可明显减少围术期红细胞输注量，不增加心脑血管事件或器官功能衰竭等严重不良反应及死亡的发生率。基于大量支持限制性输血策略的临床研究和目前各国的输血指南，包括中国的《临床输血技术规范》等，均推荐 Hb 水平在 10g/dl 以上通常不需要输注红细胞。但当 Hb 低于 6g/dl 或 7g/dl 时，特别是急性失血时常需要红细胞输注；当 Hb 水平在 6g/dl 或 7~10g/dl 之间时，应根据器官缺血的速度和程度、患者是否存在血容量及氧合不足相关并发症，以及心肺代偿能力、机体代谢和耗氧情况等危险因素，来决定是否输注红细胞。

（二）维护机体的凝血机制

在围手术期，不少患者由于先天或获得性的因素造成出、凝血功能障碍，需要输血治疗。用于治疗的主要血液成分有：血浆及其制品，血小板制品。

1. 下列情况需要输注新鲜冰冻血浆或其提纯制品来改善凝血功能

（1）血友病。

（2）大量输血而伴有出血倾向者，输血量＞5000mL，APTT 延长 1.5 倍以上。

（3）肝功能衰竭伴出血者。

（4）第 V 或 X 因子缺乏有出血者。

（5）纤维蛋白原含量小于 150mg/dL，且有明显出血倾向。

2. 下列情况需要输注血小板制剂维护止血功能

（1）原发性血小板减少性紫癜、肝硬化、原发性脾亢等因素造成的血小板计数减少并造成临床出血倾向者。

（2）大量输血造成急性稀释性血小板减少症（血小板计数$<50 \times 10^9/L$），临床上有出血倾向表现者。

（3）重度血小板减少（血小板计数$<20 \times 10^9/L$），需进行重大手术者。

（4）DIC 且血小板过度消耗者。

（三）维持有效的容量负荷

输血可以提高容量负荷，但就目前而言，输血并非提高容量负荷的首要措施，改善容量负荷应根据患者的实际情况补充晶体液和胶体液。随着科技的进步，扩容效力强、维持时间长的人工胶体液不断出现，如明胶溶液，中分子羟乙基淀粉溶液等应作为扩容的首选。但在某些特殊病理生理情况下，如严重的烧伤、创伤、浆膜炎症、消化道瘘重症感染等，在体液丢失的同时还伴有大量的蛋白外渗，对于这类患者除补充足够的功能性细胞外液外，还须通过输注白蛋白或血浆来维持血管内容量，维持正常的胶体渗透压来保证血管内外的体液平衡。

三、输血不良反应

（一）急性溶血性输血反应

主要因输注异型血引起，目前人类细胞上的抗原主要以 ABO 血型系统和 Rh 血型系统为主，ABO 血型不合输血引起的溶血性输血反应最严重，其次为 Rh 血型不合。

1. 急性溶血性输血反应的临床症状　输血时出现发热、寒战、腰背部疼痛、气促或注射点灼烧感等症状时均应考虑到急性溶血性输血反应。如反应继续进行，则可出现低血压、出血、呼吸衰竭、急性肾小管坏死等严重后果。麻醉状态下由于患者没有主诉，其症状往往发展得更为严重，经常出现难以纠正的低血压和血红蛋白尿时才被发现。

2. 处理

（1）当怀疑有急性溶血性输血反应时，立即停止输血。

（2）将血样和尿样送实验室检查，重新进行交叉配血试验。

（3）立即开始支持治疗，补充足够的水分以保证足够的尿量（>100mL/h）并维持24h 以上，与此同时可能还需要呋塞米来维持尿量。

（4）为防止游离血红蛋白在肾小管内沉积，可用 5% 碳酸氢钠（40~70）mmol/70kg 碱化尿液，使尿液 PH 接近 8。

（5）输注代血浆、生理盐水和葡萄糖维持血容量，防止低血压，还可用激素（地塞米松 5~10mg）治疗。

（6）已出现低血压时，可按处理过敏性方案进行，首选多巴胺治疗，去氧肾上腺素和肾上腺素酌情使用。

（二）延迟性溶血性输血反应

当临床上在术后 2~21 天出现不能解释的 Hct 降低时，应考虑到有延迟性溶血性输血反应发生，多见于女性患者和已存在同种异体免疫的患者。

（三）非溶血性输血反应

这种反应是白细胞、血小板和蛋白质引起的免疫反应，与红细胞无关。

1. 症状 此类反应多不严重，为一般的发热和变态反应，少数情况下发热以溶血反应和细菌污染为首发表现。当体温升高超过 1℃，应考虑溶血反应，输注血小板的细菌污染机会较多。发热是非溶血性输血反应中最常见的，临床表现为在输血或输血后出现寒战、发热、头痛、恶心、干咳等，少数发生低血压、胸痛和发绀。

2. 诊断 鉴定受血者血清中 HLA 抗体（多采用微量淋巴细胞毒试验）、抗血小板抗体、抗粒细胞特异性抗体及致热原性细胞因子（多用 EL ISA 法检测）技术性较强，基层医院不易进行，因此非溶血性输血反应的诊断目前通常仍采取排除性诊断方法。

3. 处理 一旦发生非溶血性输血反应，应首先立即停止输血，并缓慢输注生理盐水保持静脉通路通常。将受血者血样及剩余血液制品一起送输血科（血库）进行实验室检查。倘若无其他禁忌证，可给予阿司匹林口服；若伴有血小板减少症，可予醋氨酚口服；小儿受血者适当减量。此外，须注意给受血者保暖，严重寒战者可用杜冷丁肌内或皮下注射以缓解寒战。高热严重者给予物理降温。荨麻疹发生者，可给予抗组胺类药物（如苯海拉明25mg）静注，以及糖皮质激素（如氢化可的松50~100mg）缓慢静点。若受血者出现轻度发热反应但因病情需要须继续输血，应重新更换血液制品予以输注，但输注的速度宜慢，且须严密观察受血者的基本生命体征。

（四）变态反应

多数的变态反应比较轻微，多与供血中的异体蛋白有关，临床上常表现为荨麻疹伴瘙痒，如不伴发热或其他提示溶血性输血反应的症状，则没有必要停止输血。治疗可用抗组胺药物控制症状，严重的变态反应包括呼吸困难、低血压、喉水肿、胸痛甚至休克等。此类反应主要是因为 IgA 缺乏的患者输注了含 IgA 的异体血，并产生了 IgA 抗体。此类反应发展迅速，只要输入几毫升血或血浆即可发生反应，此类患者只能输注洗涤红细胞或是同样缺乏 IgA 的全血。

（五）输血传播的感染性疾病

凡能通过血液传播的疾病，都可能经过输血途径由供血者传播给受血者。输血后肝炎是输血的严重并发症之一，也是比较多见的一种并发症。获得性免疫缺陷综合征（AIDS）也是输血后感染的严重并发症之一，因此 HIV 感染的高危人群应尽量避免献血。此外，巨细胞病毒、T 淋巴细胞病毒、梅毒、疟疾、弓形虫病以及丝虫病等均可通过血液传播。

（六）输血引起的免疫抑制

输血后可因主要组织相容性抗原（HLA）等异体抗原的作用，使受者机体产生免疫抑制作用，表现为非特异性免疫抑制，即吞噬细胞对细菌和异物的吞噬功能下降，淋巴细胞减少，淋巴细胞增殖反应受抑制，自然杀伤细胞（NK 细胞）的活性下降。输血引起的免疫抑制的机制尚未阐明，可能与前列腺素 E 的合成增加、白介素 -2（IL-2）的产生减少以及新鲜冰冻血浆中纤维蛋白的分解产物有关。为减少术后肿瘤复发及术后感染率，尽量不输全血，建议使用去白细胞的浓缩红细胞。

（七）输血相关性急性肺损伤（transfusion-related acute lung injury，TRALI）

TRALI 是临床输血并发的急性呼吸窘迫综合征，死亡率为 5%~8%，占输血反应常见的致死原因之一。

1. 发病原因　可能是因供血者血液含抗受血者体内白细胞表面抗原相应的抗体，所形成的抗原抗体反应，致受血者中性粒细胞在肺微血管内聚集并被激活，从而导致肺毛细血管内皮细胞受损、肺毛细血管通透性增加、肺间质水肿，影响气体交换并出现低氧血症，严重者发展成为急性呼吸窘迫综合征（ARDS）。TRALI 是与输注血制品相关的非心源性肺水肿。

2. **常见症状** 临床常见症状包括呼吸困难、心动过速、咳嗽、发热、高血压或低血压等，血压反应与 TRALI 严重程度相关，气管插管的患者常可见大量泡沫状痰液。TRALI 发生是突然暴发的，多在开始输血后的 1~2h，也可在 0.5h 之内，几乎所有的反应均发生在 6 个小时之内。给予吸氧或呼吸支持后多数在 96h 内可缓解。故 TRALI 定义为从开始输注血制品到完毕后 6h 内发生的非心源性肺水肿。大多数病例中 TRALI 是自限性疾病，较其他 ALI/ARDS 预后好。

3. **处理** 轻微的 TRALI 吸氧及支持治疗即可，如症状严重应立即停止输血，给氧或机械通气，呼吸机设置遵循肺保护通气策略。大多数患者几天内可恢复正常。曾有报道 TRALI 再次发作，所以发生过 TRALI 的患者再次输血前应该仔细检查匹配情况，尽量使用新鲜血制品或洗涤红细胞。也有报道用糖皮质激素治疗 TRALI，但并无明显优势，而且糖皮质激素本身有较难克服的并发症。

第九章　围手术期的镇静

镇静主要是针对患者意识状态而言。意识是大脑功能活动的综合表现，即对环境的知觉状态。正常人意识清晰，定向力正常，感应敏锐精确，思维和情感活动正常，语言流畅、准确，表达能力良好。意识的内容包括"觉醒状态"及"意识内容与行为"。觉醒状态有赖于所谓"开关"系统——脑干网状结构上行激活系统的完整，意识内容与行为有赖于大脑皮质的高级神经活动的完整。当脑干网状结构上行激活系统或两侧大脑皮质广泛性受抑制时，觉醒状态减弱，意识内容减少或改变，即达到镇静的目的。

围术期不同阶段对镇静的要求有所不同，最终目的是使患者安全度过围术期。根据患者意识水平的受抑制程度，镇静程度分为以下三个水平。

1.清醒镇静　是指对意识水平产生轻微的抑制，同时患者能够保持连续自主的呼吸及对物理刺激和语言指令做出相应反应的能力。整个过程中患者保持清醒，没有丧失意识，保护性反射活跃。主要适用于术前患者及术后患者的镇静。

2.深度镇静　是指对意识水平产生明显的抑制，患者对于疼痛刺激可有自主反应，但可能需要气道支持。主要适用于术中局部麻醉辅助及术后患者的镇静。

3.全身麻醉状态　患者意识丧失，疼痛刺激不能唤醒，常常需要气道支持，心血管功能可能受到抑制。主要适用于需行全身麻醉患者的镇静。

第一节 围术期镇静的意义

一、术前镇静的意义

患者在手术前大都对麻醉和手术感到紧张和恐惧，顾虑重重，对自己所患疾病的预后感到焦虑或忧伤，甚至悲观、绝望。这种情绪上的剧烈波动必然引起患者机体内环境的紊乱，可严重影响患者对麻醉和手术的耐受力。麻醉前患者精神方面的准备应着重放在解除患者对麻醉和手术的恐惧、焦虑和增强患者的信心上。应适当介绍所选麻醉用于该患者的优点、麻醉过程、可靠的安全性和安全措施，回答并合理解释患者提出的问题，指导患者如何配合，尽量满足患者对麻醉方面提出的要求，对患者多加鼓励，取得患者的信任，通过药物或非药物手段使患者安定、合作，减少恐惧，解除焦虑。

二、术中镇静的意义

不同手术选择的麻醉方式不同，对镇静的要求也不同，下面分两个方面对术中镇静的意义进行阐述。

1. 咪达唑仑（midazolam） 具有典型的苯二氮䓬类药理活性，具有抗焦虑、镇静、催眠、抗惊厥及中枢性肌肉松弛作用，可产生暂时的顺行性遗忘作用。其作用强度是地西泮的 2~3 倍，血浆清除率高于地西泮，故其起效快，持续时间短，清醒相对较快，适用于治疗急性躁动患者。

咪达唑仑的中枢作用是通过占据苯二氮䓬受体，引起 γ- 氨基丁酸（γ-aminobutyric acid，GABA）的 GABA$_A$ 受体构象改变，促进 GABA 与 GABA$_A$ 受体的结合而使氯离子通道开放频率增加，氯离子内流增强，导致细胞膜超极化，产生突触后抑制效应。对循环有轻度抑制，使血压下降，心率反射性增快。对呼吸也有轻度的抑制，降低潮气量，增快呼吸频率，缩短呼气时间。但不影响功能残气量。对循环和呼吸的抑制与用药量和注射速度有关，注射过快或剂量过大时可引起明显的呼吸抑制、血压下降，持续缓慢静脉输注可有效减少其副作用。

咪达唑仑长时间用药后会有蓄积和镇静作用的延长，在急性肾衰竭患者尤为明显；部分患者还可产生耐受现象。丙泊酚、西咪替丁、红霉素和其他细胞色素 P450 酶抑制剂可明显减慢咪达唑仑的代谢速率。

2. **地西泮（diazepam）** 又名安定，具有抗焦虑、肌松和抗惊厥作用。地西泮的作用机制与咪达唑仑相同。他能减弱脑干网状结构对脊髓反射的易化，较大剂量则可直接抑制脊髓的多突触反射，起到抗惊厥作用；还可阻断刺激脑干网状结构所引发的觉醒脑电波以及抑制边缘系统的海马和杏仁核的诱发电位的后发放，而产生镇静、催眠和抗焦虑作用。地西泮单次给药有起效快、苏醒快的特点，可用于急性躁动患者的治疗。但其代谢产物去甲地西泮和去甲羟安定均有类似地西泮的药理活性，且半衰期长。因此反复用药可致蓄积而使镇静作用延长。

注意事项：①静脉注射过快或剂量较大时，可引起血压下降、呼吸暂停等不良反应。②可引起注射部位疼痛及局部静脉炎。③青光眼、重症肌无力及肝功能不全者慎用。

3. **劳拉西泮（lorazepam）** 又名氯羟安定，具有很强的抗焦虑、镇静、催眠、顺行性遗忘作用。抗焦虑的效力约为安定的 5 倍。具有中枢性肌松作用和加强其他中枢神经抑制药的作用。对血压、心率和外周阻力无明显影响，对呼吸无抑制作用。临床应用范围与地西泮相似。口服后吸收迅速，2~4h 血药浓度达峰值。肌内注射后吸收较安定迅速和完全。静脉注射后血药浓度迅速达到峰值，但很快下降到接近肌内注射后的水平。劳拉西泮用药后起效慢，半衰期长，其主要代谢产物为与葡糖醛酸的结合物，可由尿液迅速排出，只有一小部分转化为其他代谢物。劳拉西泮的药代动力学不受性别和肾脏疾病的影响，但其清除速度会因肝功能不全而减慢。

4. **瑞马唑仑（remimazolam）** 是一种新型的 $GABA_A$ 受体短效激动药，与 $GABA_A$ 受体有高亲和力，兼有咪达唑仑的安全性与丙泊酚的有效性，在血浆中由非特异性酯酶快速降解为羧酸代谢物 CNS7054，该代谢物与 $GABA_A$ 受体的亲和力下降 300~400 倍。镇静程度和持续时间呈剂量相关性，系统清除速度与体重无明显相关性。

5. **氟马西尼（flumazenil）** 是苯二氮䓬类药物的竞争性拮抗药。氟马西尼因其特殊的构效关系，竞争性地和苯二氮䓬受体结合，使受体复合蛋白活性降低，氯离子通道开放频率降低，氯离子内流减少，突触后抑制效应减弱，从而拮抗苯二氮䓬类药的中枢镇静作用。小剂量氟马西尼即可减轻中枢神经系统的深度抑制，使患者术毕快速清醒，提高术后的安全性。对循环、呼吸的影响小，对肝肾功能影响小。与大多数苯二氮䓬类受体激动药相比，氟马西尼消除半衰期短，清除较快。因此，使用氟马西尼拮抗时，应注意避免拮抗后再度镇静而危及生命，也要警惕对长时间镇静者拮抗过度而导致躁动。

二、吩噻嗪类

这类药物具有不同程度的安定和镇吐作用，且可影响自主神经和内分泌系统，其主要作用是阻滞中枢神经系统的多巴胺受体。阻滞边缘系统的多巴胺受体，产生安定作用和抗精神病作用；阻滞结节漏斗部多巴胺受体，产生对内分泌的影响；阻滞黑质纹状体多巴胺受体，使该部位的兴奋性递质乙酰胆碱在功能上处于相对优势，从而产生锥体外系症状。

吩噻嗪类中的典型代表是氯丙嗪，其他药物的作用与氯丙嗪基本相似，只是程度不同。曾广泛应用于术前镇静和复合全麻的辅助用药，由于不良反应较多，除异丙嗪外，已逐渐被丁酰苯类取代。不良反应有：

（1）一般反应：包括嗜睡、淡漠、无力等中枢抑制症状，口干、便秘、眼压升高等M受体阻断症状，鼻塞、血压下降等α受体阻断症状。

（2）锥体外系反应：长期大剂量用药过程中可引起震颤麻痹、急性肌张力障碍、静坐不能等锥体外系症状。

（3）神经松弛药恶性综合征：一种类似恶性高热的综合征，首先出现血压变化、心率增快和心律失常等自主神经功能不稳定的症状，随后24~72h，出现高热、意识模糊、全身骨骼肌张力增高，甚至影响呼吸运动，转氨酶和肌酸磷酸激酶常增高。

三、丁酰苯类

丁酰苯类的化学结构与吩噻嗪类不同，但作用却相似，有很强的安定作用和镇吐作用，也可产生锥体外系反应。这类药物也是通过阻滞边缘系统、下丘脑和黑质－纹状体系统等部位的多巴胺受体而发挥其作用。其主要用途是替代吩噻嗪类以治疗精神病。用于临床麻醉的有氟哌啶醇和氟哌利多。此类药物锥体外系反应发生率高，常见急性肌张力障碍和静坐不能。大量长期应用可致心肌损伤。

四、α₂肾上腺素受体激动药

α₂受体激动药有很强的镇静、抗焦虑作用；具有一定的镇痛作用，可减少阿片类药物的用量；具有抗交感神经作用，可导致心动过缓和（或）低血压。目前，右美托咪定在临床应用较广泛。右美托咪定由于其α₂受体的高选择性，是目前唯一兼具有镇静与镇痛作用的药物，同时他没有明显心血管抑制及停药后反跳作用。

右美托咪定通过激动中枢神经系统α₂受体最密集的区域脑干蓝斑（负责调节觉醒与睡眠），引发并维持自然非动眼睡眠状态，产生镇静、催眠与抗焦虑作用。这种镇静状态是可以被刺激或语言唤醒的，且在产生镇静的过程中，无呼吸抑制，使行机械通气的患者更加舒适，可以进行术中唤醒和镇静过程中的"每日唤醒"。

右美托咪定作用于脊髓后角突触前和中间神经元突触后膜α₂肾上腺素能受体，使细胞超极化，抑制疼痛信号向脑的传导，具有良好的镇痛作用。作用于脑干蓝斑的α₂受体，终止疼痛信号的传导；抑制下行延髓－脊髓去甲肾上腺素能通路突触前膜P物质和其他伤害性肽类的释放，产生镇痛作用。右美托咪定还能直接阻滞外周神经C纤维和Aα纤维，产生镇痛作用。

右美托咪定的呼吸抑制作用极少，对血流动力学的不良反应主要为低血压、高血压和心动过缓。临床应用：成人负荷剂量为0.5~1μg/kg，缓慢（＞10min）静脉泵入。维持剂量以0.2~0.7μg/（g·h）持续静脉泵入。

五、全身麻醉药物（general anesthetics）

临床上常用的全身麻醉药物主要有静脉全身麻醉药物和吸入全身麻醉药物。麻醉药经呼吸道吸入、静脉或肌内注射进入体内，产生中枢神经系统的抑制，临床表现为意识消失、全身痛觉消失、反射抑制和骨骼肌松弛，称为全身麻醉。对中枢神经系统抑制的程度与血液内药物浓度有关，并且可以控制和调节。这种抑制是完全可逆的，当药物被代谢或从体内排出后，患者的神志及各种反射逐渐恢复。

（一）静脉麻醉药（intravenous anaesthetics）

经静脉注射进入体内，通过血液循环作用于中枢神经系统而产生全身麻醉作用的药物，称为静脉麻醉药（intravenous anesthetics）。其优点为诱导快，对呼吸道无刺激，无环境污染。常用静脉麻醉药有：

1. 丙泊酚（propofol） 是目前临床上最广泛应用的静脉麻醉药。具有镇静、催眠作用，有轻微镇痛作用。起效快，静脉注射后 30~40s 患者即入睡，维持时间仅为 3~10min，停药后苏醒快而完全。可降低脑血流量、颅内压和脑代谢率。丙泊酚对心血管系统有明显的抑制作用，抑制程度比等效剂量的硫喷妥钠重。主要表现为对心肌的直接抑制作用及血管舒张作用，结果导致明显的血压下降、心率减慢、外周阻力和心排出量降低。当大剂量、快速注射或用于低血容量者及老年人时，有引起严重低血压的危险。对呼吸有明显抑制作用，表现为潮气量降低和呼吸频率减慢，甚至呼吸暂停，抑制程度与剂量相关。经肝脏代谢，代谢产物无生物活性。反复注射或静脉持续输注时体内有蓄积，但对肝肾功能无明显影响。临床应用：全麻静脉诱导，剂量为 1.5~2mg/kg。可静脉持续输注与其他全麻药复合应用于麻醉维持，常用量为 4~12mg/（kg·h），可根据脑电双频谱指数（BIS）调整用量，老年人、循环功能差者应减量。适用于门诊手术的麻醉，停药后 10min 患者可回答问题。副作用：对静脉有刺激作用；对呼吸有抑制作用，必要时应行人工辅助呼吸。

2. 依托咪酯（etomidate） 为短效催眠药，无镇痛作用，作用方式与巴比妥类近似。起效快，静脉注射后约 30s 患者意识即可消失，1min 时脑内浓度达峰值。可降低脑血流量、颅内压及脑代谢率。对心率、血压及心排出量的影响均很小；不增加心肌氧耗量，并有轻度冠状动脉扩张作用。对呼吸的影响明显轻于硫喷妥钠。主要在肝脏内水解，代谢产物不具有活性。对肝肾功能无明显影响。

临床应用：主要用于全麻诱导，适用于年老体弱和危重患者的麻醉，一般剂量为 0.15~0.3mg/kg。副作用：注射后常发生肌阵挛；对静脉有刺激性；术后易发生恶心、呕吐；长时间应用后可能抑制肾上腺皮质功能。

3. 氯胺酮（ketamine） 为苯环己哌啶的衍生物，易溶于水，水溶液 pH 为 3.5~5.5。主要选择性抑制大脑联络径路和丘脑–新皮质系统，兴奋边缘系统，而对脑干网状结构的影响较轻。镇痛作用显著；静脉注射后 30~60s 患者意识消失，作用时间 15~20min；肌内注射后约 5min 起效，15min 作用最强。可增加脑血流量、颅内压及脑代谢率。氯胺酮有兴奋交感神经作用，使心率增快、眼内压增高、血压及肺动脉压升高；而对低血容量休克及交感神经呈高度兴奋者，氯胺酮可呈现心肌抑制作用。对呼吸的影响较轻，但用量过大或注射速度过快，或与其他麻醉性镇痛药伍用时，可引起显著的呼吸抑制，甚至呼吸暂停。氯胺酮可使唾液和支气管分泌物增加，对支气管平滑肌有松弛作用。主要在肝脏内代谢，代谢产物去甲氯胺酮仍具有一定生物活性，最终代谢产物由肾脏排出。

临床应用：全麻诱导剂量为 1~2mg/kg（IV）；麻醉维持量为 10~30μg（kg·min）。小儿基础麻醉时，肌注 4~5mg/kg 可维持麻醉 30min 左右，必要时追加 1/2~1/3 量。主要副作用：可引起一过性呼吸暂停；幻觉、噩梦及精神症状；眼内压和颅内压增高。

（二）吸入麻醉药物

通过呼吸系统吸入的气体麻醉剂（氧化亚氮）或挥发性麻醉剂（如异氟烷、七氟烷、地氟烷等），经过肺循环、体循环到达中枢神经系统，产生麻醉作用。

1. 氧化亚氮（笑气，nitrous oxide，N_2O） 为麻醉效能较弱的气体麻醉药，推算其 MAC 为 105%。吸入浓度大于 60% 时可产生遗忘作用。氧化亚氮对心肌有一定的直接抑制作用，但对心排出量、心率和血压都无明显影响，可能与其可兴奋交感神经系统有关。对肺血管平滑肌有收缩作用，使肺血管阻力增加而导致右房压升高，但对外周血管阻力无明显影响。对呼吸有轻度抑制作用，使潮气量降低和呼吸频率加快，但对呼吸道无刺激性，对肺组织无损害。因其血/气分配系数很低，肺泡浓度和吸入浓度的平衡速度非常快，肺泡通气量或心排出量的改变对肺循环摄取 N_2O 的速度无明显影响。N_2O 可引起脑血流量增加而使颅内压轻度升高。N_2O 几乎全部以原型由呼吸道排出，对肝肾功能无明显影响。

临床应用：常与其他全麻药复合应用于麻醉维持，常用吸入浓度为 50%~70%。但必须维持吸入氧浓度（FiO_2）高于 30%，以免发生低氧血症。在 N_2O 麻醉恢复期有发生弥散性缺氧的可能，停止吸入 N_2O 后应吸纯氧 5~10min。N_2O 可使体内封闭腔（如中耳、肠腔等）内压升高，因此气胸、肠梗阻、体外循环以及胸腔镜、腹腔镜等手术不宜应用。

2. 异氟烷（isoflurane） 麻醉效能强。异氟烷在低浓度时对脑血流无影响，高浓度时（＞1.0MAC）可使脑血管扩张，脑血流增加和颅内压升高。对心肌收缩力的抑制作用较轻，对心排出量的影响较小，但可明显降低外周血管阻力而降低动脉压；不增加心肌对外源性儿茶酚胺的敏感性。对呼吸有轻度抑制作用，对支气管平滑肌有舒张作用。可增强非去极化肌松药的作用。代谢率很低，最终代谢产物为三氟乙酸。临床麻醉时血浆最高 F^- 浓度低于 10pmol/L；应用酶诱导剂时，肝内代谢和 F^- 浓度无明显增加。因此，对肝肾功能无明显影响。

临床应用：常用于麻醉的维持。吸入浓度为 0.5%~2% 时，可保持循环功能稳定；停药后苏醒较快，在 10~15min 内。因其对心肌收缩力抑制轻微，而对外周血管扩张明显，因而可用于控制性降压。

3. 七氟烷（sevoflurane） 麻醉性能较强。七氟烷对 CNS 有抑制作用，对脑血管有舒张作用，可引起颅内压增高。对心肌收缩力有轻度抑制，可降低外周血管阻力，引起动脉压和心排出量降低。对心肌传导系统无影响，不增加心肌对外源性儿茶酚胺的敏感性。在 1.5MAC 以上时对冠状动脉有明显舒张作用，有引起冠脉"窃流"的可能。对呼吸道无刺激性，不增加呼吸道的分泌物。对呼吸的抑制作用比较强，对气管平滑肌有舒张作用。可增强非去极化肌松药的作用，并延长其作用时间。主要在肝脏代谢，产生 F⁻ 和有机氟，临床麻醉后，血浆 F⁻ 浓度一般为 20~30μmol/L，低于肾毒性阈值。

临床应用：可用于麻醉诱导和维持。用面罩诱导时，呛咳和屏气的发生率很低。维持麻醉浓度为 1.5%~2.5% 时，循环稳定。麻醉后清醒迅速，清醒时间在成人平均为 10min，小儿为 8.6min。苏醒过程平稳，恶心和呕吐的发生率低，但术后恶心呕吐高危人群仍应采用预防措施。七氟烷在钠石灰中，尤其在干燥和温度升高时，可发生分解形成在实验动物中具有肾毒性的复合物 A，但在人类未引起有临床意义的肾毒性。

4. 地氟烷（desflurane） 麻醉性能较弱。因其血气分配系数的特点，临床表现为"快睡快醒"。可抑制大脑皮层的电活动，降低脑氧代谢率；低浓度虽不抑制中枢对 CO_2 的反应，但过度通气时也不使颅内压降低；高浓度可使脑血管舒张，并降低其自身调节能力。对心肌收缩力有轻度抑制作用，对心率、血压和心排出量影响较轻；当浓度增加时，可引起外周血管阻力降低和血压下降。不增加心肌对外源性儿茶酚胺的敏感性。对呼吸有轻度抑制作用，可抑制机体对 $PaCO_2$ 升高的反应，对呼吸道有刺激作用。对神经—肌肉接头有抑制作用，可增强非去极化肌松药的效应。几乎全部由肺排出，除长时间或高浓度应用外，其体内代谢率极低，因而其肝、肾毒性很低。

临床应用：由于对呼吸道有刺激作用，一般不用于全麻诱导，主要用于麻醉维持，苏醒速度快，苏醒质量高。可单独或与 N_2O 合用维持麻醉，麻醉深度可控性强，肌松药用量减少。因对循环功能的影响较小，对心脏手术或心脏病患者行非心脏手术的麻醉有利。因其苏醒迅速，也适用于门诊手术患者的麻醉，而且恶心和呕吐的发生率明显低于其他吸入麻醉药。

第三节 镇静深度的评估方法

实时评估镇静深度有利于调整镇静药物及其剂量以达到预期目标。理想的镇静评分系统应使各参数易于计算和记录，有助于镇静深度的准确判断并能指导治疗。目前临床常用的镇静评分系统有 Ramsay 评分等主观性镇静评分以及脑电双频指数（BIS）等客观性镇静评估方法。

一、镇静深度的主观评估方法

（一）Ramsay 评分

Ramsay 评分是临床上使用最为广泛的镇静评分标准，分为六级，分别反映三个层次的清醒状态和三个层次的睡眠状态（见表 9-1）。Ramsay 评分最初用于定量评定 ICU 患者的药物镇静水平和测定患者的反应及睡眠程度，但这种评分很难定量（评定）焦虑程度和过度镇静。

表 9-1　Ramsay 评分

分数状态	描述
1	患者焦虑、躁动不安
2	患者配合，有定向力、安静
3	患者对指令有反应
4	嗜睡，对轻叩眉间或大声听觉刺激反应敏捷
5	嗜睡，对轻叩眉间或大声听觉刺激反应迟钝
6	嗜睡，无任何反应

（二）警觉 / 镇静（OAA/S observer's assessment of alertness/sedation）评分

通常以反应性言语、表情和眼睛情况为基础定量评定苯二氮䓬类药物的中枢神经系统效应，对不同水平的镇静提供更好的分辨能力。OAA/S 评分其主要缺陷是患者必须在术中被刺激以接受测定，故需患者合作，而且患者易于测试疲劳。

警觉 / 镇静（OAA/S）评分：5 分（患者对正常音调呼唤姓名的反应灵敏）；4 分（正常音调呼唤姓名的反应迟钝）；3 分（大声或重复呼唤姓名方始有反应）；2 分（轻轻推动

或摇动患者才有反应）；1分（患者对轻轻推动或摇动和轻度疼痛刺激无反应）。

临床上常用改良的 OAA/S 评分判断镇静深度：

1级：正常声音呼名有正常应答反应。

2级：正常声音呼名时应答反应迟钝。

3级：正常声音呼名无应答反应，需反复大声呼名才有应答反应。

4级：反复大声呼名无应答反应，需轻拍头部才有反应。

5级：轻拍头部无应答反应，需疼痛刺激才有应答反应。

（三）Riker 镇静、躁动评分（Sedation-Agitation Scale，SAS）

SAS 根据患者七项不同的行为对其意识和躁动程度进行评分（见表 9-2）。

表 9-2　Riker 镇静和躁动评分 SAS

分值	描述	定义
7	危险躁动	拉拽气管内插管，试图拔除各种导管，翻越床栏，攻击医护人员，在床上辗转挣扎
6	非常躁动	需要保护性束缚并反复语言提示劝阻，咬气管插管
5	躁动	焦虑或身体躁动，经言语提示劝阻可安静
4	安静合作	安静，容易唤醒，服从指令
3	镇静	嗜睡，语言刺激或轻轻摇动可唤醒并能服从简单指令，但又迅即入睡
2	非常镇静	对躯体刺激有反应，不能交流及服从指令，有自主运动
1	不能唤醒	对恶性刺激 * 无或仅有轻微反应，不能交流及服从指令

* 恶性刺激指吸痰或用力按压眼眶、胸骨或甲床 5s

（四）肌肉活动评分法（Motor Activity Assessment Scale，MAAS）

自 SAS 演化而来，通过七项指标来描述患者对刺激的行为反应（见表 9-3），对危重病患者也有很好的可靠性和安全性。

表 9-3　肌肉运动评分法，MAAS

分值	定义	描述
6	危险躁动	无外界刺激就有活动，不配合，拉扯气管插管及各种导管，在床上翻来覆去，攻击医务人员，试图翻越床栏，不能按要求安静下来
5	躁动	无外界刺激就有活动，试图坐起或将肢体伸出床沿。不能始终服从指令
4	烦躁但能配合	无外界刺激就有活动，摆弄床单或插管，不能盖好被子，能服从指令
3	安静、配合	无外界刺激就有活动，有目的地整理床单或衣服，能服从指令
2	触摸、叫姓名有反应	可睁眼，抬眉，向刺激方向转头，触摸或大声叫名字时有肢体运动
1	仅对恶性刺激有反应	可睁眼，抬眉，向刺激方向转头，恶性刺激 * 时有肢体运动
0	无反应	恶性刺激时无运动

* 恶性刺激指吸痰或用力按压眼眶、胸骨或甲床 5s

术后患者理想的镇静水平，是既能保证患者安静入睡又容易被唤醒。应在镇静治疗开始时就明确所需的镇静水平，定时、系统地进行评估和记录，并随时调整镇静用药以达到并维持所需镇静水平。

二、镇静深度的客观评估方法

对麻醉深度的评估以往一般是通过观察临床体征如呼吸、心率、血压、瞳孔及体动反应等来进行，但这些参数大部分不是量化的，而且在评估的时候要受到治疗用药及患者所患的疾病的影响。现在多数麻醉科医生希望能用仪器来客观的量化反映镇静深度。自发和诱发脑电技术分别于 1875 年和 1947 年出现，然而十几年前才用于监测麻醉深度。因为脑电信息量庞大，记录、提取、分析、计算较为复杂。计算机技术的迅猛发展使快速准确判断脑电信息的变化成为可能。自此，许多脑电衍生参数相继出现并被试用于临床。目前报道的方法有脑电双频谱指数（bispectral index，BIS）、听觉诱发电位指数（auditory evoked potentials index，AEPI）等。

（一）脑电双频谱指数（BIS）

1. BIS 值　Barnett 等于 1971 年提出了脑电双频谱指数（bispectral index，BIS）分析方法。这一方法有别于其他脑电分析方法之处在于其在功率谱分析的基础上复合脑电相关函数谱分析技术，既测定脑电图的线性（包括频率和功率）部分，又分析其非线性部分（包括位相和谐波），从而提高了 EEG 分析的完整性。1996 年，BIS 作为监测药物镇静及催眠作用的技术得到美国 FDA 批准。研究表明，目前临床上广泛应用的 OAA/S 评分与 BIS 值及血中催眠药浓度有高度相关性。通过监测患者 BIS 值的变化，可以防止过度镇静。镇静药物使用的减少还可降低患者的医疗费用。值为 100 代表清醒状态，0 代表完全无脑电活动状态（大脑皮层抑制），一般认为 BIS 值为 85~100 为正常状态，60~85 为镇静状态，40~60 为临床麻醉状态，低于 40 可能呈现暴发抑制。

2. BIS 的局限性表现在以下几方面

（1）不能预测伤害性刺激引起的体动或血流动力学改变。因为 BIS 是取值于皮层 EEG 信号而产生的。

（2）并不能有效预测意识的恢复时间。

（3）不能用于监测氯胺酮和笑气麻醉或镇静时的意识状态。

（4）对于有中枢神经系统损伤的患者，脑电图提示低电压的患者，BIS 无意义。

（二）听觉诱发电位（AEP）

AEP 是声音刺激听觉传导通路经脑干至听觉皮层到达联合皮层的生物电活动，清醒状态下个体间及个体本身的差异性很小，而且与绝大多数麻醉药呈剂量相关的变化。综合研究表明，AEP 可作为全麻中大脑皮质信息处理和认知功能状态的敏感指标，术中知晓和麻醉深度不足均能被记录，基本符合判断麻醉深度的标准。

丹麦 Danmeter 公司采用先进的外源输入自回归模型（ARX），将 AEP 进行量化，转换为一个与麻醉深度成正比，由 0~100 分度的 ARX 指数（A.Line ARX-Index，AAI），从 AEP 的提取到转化为指数，整个过程均被纳入 A.1ine 软件包，分析时间仅需 2~6s，他更能实时、快速监测麻醉深度。

AAI 以自身的无创、实时、准确进入临床使用，使用方法简单，并可进行事件标记。AAI 指数 60~100 为清醒状态；40~60 为睡眠状态；30~40 为浅麻醉状态；30 以下为临床麻醉状态；20±5 为记忆完全消失状态。现已广泛应用于镇静和普通全麻的监测。

（三）熵（Entropy）

熵于 1948 年由 Shannon 提出，用于信息技术和通讯。简单地讲，熵描述了信号的不规则性、复杂性、不可预测性。在正弦波模型中，如果所有的波的振幅和波长都是相同的，那它的熵值就是 0；如果信号高度复杂、不规则并且几乎不可预测，熵就会很高，或者说无序性很高，熵接近于 1。对于 EEG 和镇静的程度，假设一个人处于清醒状态，他有可能进入任何一种微观状态，非常无序和不可预测。在麻醉中，次序增加，突触通道的数量减少，熵值减小。

Datex-Ohmeda 公司经过数年与临床合作研究开发，于 2003 年在全球推出了 S/5T MM-Entropy 模块，将熵指数的概念第一次作为监测的一种手段提供给麻醉医生，使其真正在临床得以实践。

Entropy 测定的是 EEG 的不规则性和面部肌肉的电活动性。当患者意识丧失时，EEG 由不规则变为规则。同样的，当脑部某部分的麻醉药物浓度很高时，他所支配的面部肌肉的活动也静止了。

在 S/5TMEntropy 插件的监测中，可以看到两个参数：反应熵和状态熵。反应熵（RE）

对面部肌肉的活动敏感。面部肌肉可以对苏醒做出早期的提示，而在 RE，则反映在 RE 的快速升高。状态熵（SE）是由 EEG 得到的。SE 与麻醉药物在皮层所引起的睡眠效果相关。EEG 活动与肌肉活动相分离的特性提供了所探测到的活动的即时信息，并减少了错误解释的危险。在全麻期间，如果麻醉是适宜的，RE 和 SE 是相等的。如果监测结果分离，可能是由于面部肌肉的活动，例如由于疼痛刺激。由于面部肌肉是高频活动，通过反应熵能够快速地探测到此种变化。

（四）Narcotrend 指数

新近研发的 Narcotrend 指数，在欧洲已被用于临床监测麻醉和催眠深度，并已取得较好的研究成果，Narcotrend 指数（Narcotrend index，NI）是一种新的用于测量麻醉深度的脑电图（electroencephalography，EEG）方法和基于定量脑电图模式识别的新指数，利用 Kugler 多参数统计和微机处理，将原始的脑电图时间点分为从 A（清醒）到 F（渐增的对等电位的爆发抑制）6 个阶段 14 个级别的量化指标，即 A、B0~2、C0~2、D0~2、E0~1、F0~1，重新形成从 0（清醒）到 100（等电位）的指数，并同时显示 α、β、γ、δ 波的功率谱变化情况和趋势。阶段 A 表示清醒状态；B 镇静状态（0 级、1 级、2 级）；C 浅麻醉状态（0 级、1 级、2 级）；D 适宜麻醉状态（0 级、1 级、2 级）；深度麻醉状态（0 级、1 级、2 级）；F 脑电活动消失（0 级、1 级）。Narcotrend 分级监测是由德国 Hannover 大学医学院一个研究组开发的脑电波监测系统。Narcotrend 能将麻醉下脑电图进行自动分析并分级，显示麻醉深度，其最新软件 4.0 版包括 dimensionless 指数（类似 BIS 指数），范围从 100（苏醒）至 0。NARCOTREND—COMPACT 麻醉深度监护仪特点：①对静脉和吸入麻醉脑电波（ECG）自动分类，通过脑电波指标对比分析显示患者麻醉深度。②优化赝像的识别。③触摸屏操作，简单易用。④连续电极测试确保持续高质量脑电信号。⑤多种电极定位（标准的心电电极，针式电极和杯式电极都可用）。⑥可接外部监护仪和文档管理系统的接口。⑦脑电记录文档报告功能。

第四节 镇静的适应证与并发症

一、镇静的适应证

（一）术前镇静的适应证

1. 术前精神紧张、焦虑者。

2. 并存精神疾病患者。

3. 失眠患者或睡眠不佳患者。

（二）术中镇静的适应证

1. 全身麻醉手术患者。

2. 局部麻醉患者精神紧张者。

（三）术后镇静的适应证

1. 疼痛 疼痛导致机体应激，睡眠不足和代谢改变，进而出现疲劳和定向力障碍，导致心动过速、组织耗氧增加、凝血过程异常、免疫抑制和分解代谢增加等。术后疼痛的患者均应实施有效的镇痛及镇静治疗。

2. 焦虑 一种强烈的忧虑，不确定或恐惧状态。50% 以上的 ICU 患者可能出现焦虑症状，其特征包括躯体症状（如心慌、出汗）和紧张感。减轻焦虑的方法包括保持患者舒适，提供充分镇痛，完善环境和使用镇静药物等。焦虑患者应在充分镇痛和处理可逆性原因基础上开始镇静。

3. 躁动 是一种伴有不停动作的易激惹状态，或者说是一种伴随着挣扎动作的极度焦虑状态。躁动可导致患者与呼吸机对抗，耗氧量增加，意外拔除身上各种装置和导管，甚至危及生命。所以应该及时发现躁动，积极寻找诱因，纠正其紊乱的生理状况。并为患者营造舒适的人性化的环境，向患者解释病情及所做治疗的目的和意义，尽可能使患者了解自己病情、参与治疗并积极配合。

机械通气患者镇静药物可以间断使用或在"按需"基础上调整剂量，并应根据个体化原则和患者的需要进行调节，来达到镇静目标，最终缩短机械通气时间和 ICU 住院时间，使患者能较早地主动参与并配合治疗。

4. 谵妄 是多种原因引起的一过性的意识混乱状态。短时间内出现意识障碍和认知功能改变是谵妄的临床特征，意识清晰度下降或觉醒程度降低是诊断的关键。

术后患者因焦虑、麻醉、代谢异常、缺氧、循环不稳定或神经系统病变等原因，可以出现谵妄症状，表现为精神状态突然改变或情绪波动，注意力不集中，思维紊乱和意识状态改变，伴有或不伴有躁动状态；还可以出现整个白天醒觉状态波动，睡眠清醒周期失衡或昼夜睡眠周期颠倒。谵妄也可以表现为情绪过于低沉或过于兴奋或两者兼有。对于术后存在谵妄的患者应适当使用镇静药物治疗。

5. 睡眠障碍 失眠是一种睡眠质量或数量达不到正常需要的主观感觉体验，失眠或睡眠被打扰在术后患者尤其是 ICU 中极为常见。患者在 ICU 睡眠的特点是短暂睡眠，醒觉和快速动眼（REM）睡眠交替。患者快动眼睡眠明显减少，非快动眼睡眠期占总睡眠时间的比例增加，睡眠质量下降。使得患者焦虑、抑郁或恐惧，甚至躁动，延缓疾病的恢复。尽管采用各种非药物措施（减少环境刺激、给予音乐和按摩治疗等），在 ICU 内许多患者仍然有睡眠困难，多数患者需要结合镇痛、镇静药物以改善睡眠。

二、镇静的并发症

围术期镇静对患者各器官功能的影响是临床医生必须重视的问题之一，在实施镇静治疗过程中应对患者进行严密监测，以达到最好的个体化治疗效果，最小的毒副作用和最佳的效价比。

（一）呼吸系统并发症

苯二氮䓬类可产生剂量依赖性呼吸抑制作用，通常表现为潮气量降低，呼吸频率增加，低剂量的苯二氮䓬类即可掩盖机体对缺氧所产生的通气反应，低氧血症未得到纠正，特别是未建立人工气道通路的患者需慎用。

丙泊酚引起的呼吸抑制表现为潮气量降低和呼吸频率增加，负荷剂量可能导致呼吸暂停，通常与推注速度和剂量直接相关，给予负荷剂量时应缓慢静脉推注，并酌情从小剂量开始，逐渐增加剂量达到治疗目的。

深度镇静还可导致患者咳嗽和排痰能力减弱，影响呼吸功能恢复和气道分泌物清除，增加肺部感染机会。不适当的长期过度镇静治疗可导致气管插管拔管延迟，ICU 住院时间延长，患者治疗费用增高。

（二）循环系统并发症

苯二氮䓬类镇静剂（特别是咪达唑仑和安定）在给予负荷剂量时可发生低血压，血流动力学不稳定尤其是低血容量的患者更易出现，因此，负荷剂量给药速度不宜过快。

丙泊酚所致的低血压与全身血管阻力降低和轻度心肌抑制有关，老年人表现更显著，注射速度和药物剂量是导致低血压的重要因素。血流动力学不稳定尤其是低血容量的患者更易出现。

氟哌利多具有 α- 肾上腺素能受体拮抗作用并直接松弛平滑肌，静注后出现与剂量和给药速度相关的动脉收缩压降低和代偿性心率增快。氟哌啶醇可引起剂量相关的 QT 间期延长，增加室性心律失常的危险，有心脏病史的患者更易出现。

（三）神经肌肉并发症

阿片类镇痛药可以加强镇静药物的作用，干扰对重症患者的病情观察，并在一些患者中引起幻觉加重烦躁。苯二氮䓬类镇静剂可能引起躁动甚至谵妄等反常兴奋反应。

丁酰苯类药物易引起锥体外系反应，此与氟哌啶醇的一种活性代谢产物有关，多见于少年儿童，氟哌啶醇较氟哌利多常见，苯二氮䓬类药物能有效控制锥体外系症状。

丙泊酚可减少脑血流，降低颅内压（ICP），降低脑氧代谢率（CMRO$_2$），氟哌利多亦能使脑血管收缩，脑血流减少，颅内压降低，但不降低脑代谢率。此两种镇静剂对颅内压升高患者有利，对脑缺血患者需加强监测，慎重应用。

长时间镇痛镇静治疗可影响神经功能的观察和评估，应坚持每日唤醒以评估神经肌肉系统功能。

（四）消化系统并发症

肝功能损害可减慢苯二氮䓬类药物及其活性代谢产物的清除，转氨酶抑制剂也会改变大多数苯二氮䓬类药物代谢，肝功能障碍或使用转氨酶抑制剂的患者应及时调节剂量。

（五）代谢功能

丙泊酚以脂肪乳剂为载体，长时间或大剂量应用时应监测血甘油三酯水平，并根据丙泊酚用量相应减少营养支持中的脂肪乳剂供给量。

丙泊酚输注综合征是由于线粒体呼吸链功能衰竭而导致脂肪酸氧化障碍，发生在长时间大剂量应用丙泊酚的患者（＞5mg·kg⁻¹·h⁻¹），表现为进展性心脏衰竭、心动过速、横纹肌溶解、代谢性酸中毒、高钾血症。唯一有效的治疗措施是立即停药并进行血液净化治疗，同时加强对症支持。

（六）泌尿系统并发症

劳拉西泮的溶剂丙二醇具有一定的毒性作用，大剂量长时间输注时可能引起急性肾小管坏死、乳酸酸中毒及渗透性过高状态。

第十章 休　　克

第一节 概　　述

一、概念

休克（shock）是由多种病因（如创伤、感染、失血、过敏等）引起的有效循环血量减少、组织灌注不足、细胞代谢紊乱和功能受损的病理生理过程，是以组织灌注不足为核心的一种临床综合征。

休克是常见急性危重病症，如果治疗不及时，患者可因多器官功能衰竭而死亡。

二、休克的分类

休克的分类方法很多，但尚无统一观点。通常按休克发生的病因将其分为低血容量性休克、过敏性休克、感染性休克、心源性休克和神经源性休克。围术期最常见的是低血容量性、过敏性和感染性休克。

1. 低血容量性休克（hypovolemic shock） 因全血或体液的丢失引起的有效循环血容量急剧减少，最终导致血压下降和微循环障碍。因大量失血引起血管内容量减少而导致的休克称为失血性休克；因严重创伤或烧伤后引起大量血管内体液的丢失及其他应激反应而导致的休克称为创伤性休克。

2. 过敏性休克（anaphylactic shock） 已致敏的机体对抗原物质产生急性、全身性、强烈的 I 型变态反应，造成急性呼吸循环衰竭，称为过敏性休克。抗体与抗原反应后，可使机体肥大细胞释放出大量具有生物活性的物质，如组胺、缓激肽等，使血管扩张、毛细血管通透性增加、血压骤降、组织灌注不足和缺氧，严重者可导致患者突然死亡。

3. 感染性休克（infective shock） 机体遭受细菌、病毒、真菌等病原体的严重感染所引起的休克，称为感染性休克。感染性休克多继发于革兰阴性菌为主的感染，以革兰阴性菌感染引起的脓毒症休克在临床上最为常见，表现为全身炎性反应综合征（systemic inflammatory response syndrome，SIRS）和血流动力学的紊乱如顽固性低血压。

4. 心源性休克（cardiogenic shock） 由心脏本身疾病或因机械因素造成心脏泵功能衰竭导致心排出量急剧减少，组织灌注不足和全身缺血缺氧，称为心源性休克。如急性心肌梗死、心肌病、大面积肺栓塞、急性心脏压塞、张力性气胸等，其中急性心肌梗死为心源性休克最常见的病因。

5. 神经源性休克（neurogenic shock） 指由于强烈的神经刺激，如创伤、剧烈疼痛等引起某些血管活性物质如缓激肽、5- 羟色胺等释放增加，导致周围血管扩张，大量血液淤滞于扩张的血管中，有效循环血量突然减少而引起的休克。

三、病理生理学改变

各类休克虽然病因不同，但休克的共同病理生理基础是有效循环血量减少及组织灌注不足。其具体机制包括：微循环障碍、代谢障碍、炎性介质释放和细胞损伤以及内脏器官的继发性损害。

（一）微循环障碍

1. 微循环（microcirculation） 是指微动脉与微静脉之间微血管的血液循环，是血液和组织间进行物质代谢交换的最小功能单位，是组织摄氧和排出代谢产物的场所，其变化在休克发生、发展过程中起着重要作用。休克时有效循环血量不足，全身的循环状态发生了一系列变化，循环血量约占总循环血量 20% 的微循环也相应地发生不同阶段的变化。

2. 休克早期 由于有效血容量减少，引起动脉血压下降、组织灌注减少和细胞缺氧。因此机体启动一系列代偿机制，包括：通过位于主动脉弓和颈动脉窦的压力感受器引起加压反射，交感 – 肾上腺轴兴奋导致大量儿茶酚胺释放以及肾素 – 血管紧张素分泌增加等，使心率增快和心排出量增加。同时通过选择性收缩外周（皮肤、骨骼肌）和内脏（如肝、肾、胃肠）的小血管，使循环血量重新分布，以保证心、脑等重要器官的灌注。此时若能去除病因，休克较易纠正。

3. 休克中期 微血管大量扩张，动静脉短路进一步开放，原有的组织缺氧更为严重，细胞缺氧导致无氧代谢增加，乳酸类代谢产物堆积以及血管舒张物质（如组胺、缓激肽）释放。这些物质可直接引起毛细血管前括约肌舒张，而后括约肌对其敏感性低仍处于收缩状态，造成毛细血管静水压增高、血液滞留、血管通透性增加和血浆外渗、血液浓缩和血液黏稠度增加，进而使回心血量降低，有效循环血量锐减，心排出量和血压下降，心、脑等器官灌注不足，休克加重。

4. 休克晚期 病情继续发展，多不可逆。微血管发生麻痹性扩张，淤滞在微循环内的黏稠血液在酸性环境中处于高凝状态，红细胞和血小板容易发生聚集并在血管内形成微血栓，甚至引起弥散性血管内凝血（disseminated intravascular coagulation, DIC），同时由于严重的组织灌注不足、细胞缺氧和能量供应不足，亦可导致细胞内的溶酶体膜破裂及多种酸性水解酶溢出，引起细胞自溶，最终造成大片组织损伤及多器官功能障碍（multiple organ dysfunctional syndrome, MODS）或衰竭。

（二）代谢障碍

休克时的代谢变化非常明显，表现为组织灌注不足和细胞缺氧，无氧糖酵解过程成为获得能量的主要途径，此外糖原、脂肪和蛋白质分解代谢增强，合成代谢减弱。

随着无氧代谢的加重，乳酸产生增加，同时因微循环障碍而不能及时清除酸性代谢产物，肝脏对乳酸的代谢能力也下降，使乳酸积聚，导致代谢性酸中毒。组织缺氧、能量产生不足、代谢产物的堆积都可引起细胞膜的离子泵功能障碍，导致易损器官细胞严重损伤，甚至死亡（坏死或凋亡）。

（三）炎性介质释放和细胞损伤

严重创伤、感染、休克可引起炎性细胞激活和大量炎性递质的释放，导致强烈的全身炎性反应，进而导致全身各系统器官的广泛损伤和功能改变。主要炎性递质包括：肿瘤坏死因子α（TNF-α）、白细胞介素（IL-1、IL-2、IL-6、IL-8、IL-10 等）、血栓素、前列腺素、心肌抑制因子等。

休克导致的细胞损伤取决于休克的持续时间和严重程度。活性氧代谢产物可引起脂质过氧化和细胞膜破裂，同时代谢性酸中毒和能量不足还可造成细胞膜的屏障功能障碍，引起膜离子转运功能障碍，致使细胞内 K^+ 减少，Na^+、Ca^{2+} 增多，细胞水肿。组织细胞肿胀可压迫微血管，内皮细胞肿胀可使微血管管腔狭窄，加剧微循环障碍，并加重代谢性酸中毒。线粒体肿胀、破坏，造成 ATP 合成减少，细胞能量生成严重不足，进一步影响细胞功能。休克时缺血缺氧和酸中毒等可致溶酶体酶释放，加重微循环障碍，导致细胞损伤和多器官功能障碍，在休克发生发展中起着重要作用。

（四）内脏器官的继发性损害

休克期间由于循环障碍引起细胞缺血、缺氧，细胞功能发生明显改变，从而导致器官功能障碍。任何器官在血流灌注不足时，其功能都可受到不同程度的损害，长时间的低灌注状态可导致器官功能不可逆性损害。

1. **心脏** 由于有效循环血容量不足，回心血量减少，交感神经系统的兴奋性增加，可使心率增快，心肌收缩力增加，代偿性心排出量增加。如果休克继续发展，可导致冠状动脉灌注不足及心肌抑制因子的释放，使心肌收缩力严重抑制。休克持续时间越长，心衰越重。可并发心肌局灶性坏死和心内膜下出血。

2. **脑** 休克早期由于应激反应引起儿茶酚胺释放而导致中枢神经系统兴奋，患者烦躁不安。随着脑血流量的进一步减少，当血压降至 <55mmHg 或脑循环出血 DIC 时，因脑细胞缺血导致局部的乳酸增加，脑细胞水肿，细胞膜结构破坏，神经传导功能丧失和不可逆性脑损害，患者表现为神志淡漠甚至昏迷。

3. **肺脏** 循环血容量不足可使肺循环灌注减少，致使肺泡无效通气增加，气体交换功能严重受损，可导致低氧血症和 CO_2 的蓄积。长时间的肺循环低灌流和缺氧，可促进肺毛细血管的微血栓形成，进一步损害肺灌注；损伤肺毛细血管内皮细胞，引起肺毛细血管通透性增加和肺间质水肿；损伤肺泡上皮细胞，肺泡表面活性物质的生成减少。严重者导致急性呼吸衰竭或急性呼吸窘迫综合征（acute respiratory distress syndrome，ARDS）。

4. **肾脏** 低血容量引起心排出量降低时，肾脏也发生代偿性功能变化，表现为肾血流量下降、肾小球滤过率降低、醛固酮与抗利尿激素分泌增加以增加肾脏对钠和水的再吸收，致使尿液浓缩、尿量减少和尿钠含量降低。如不及时纠正，可导致肾小管坏死，严重者可引起肾皮质坏死和不可逆性急性肾衰竭。在感染性休克或创伤性休克中，除了肾脏灌注不足外，常伴有毒性代谢产物对肾小管的损伤，导致急性肾脏衰竭。

5. 肝脏 肝血流量减少可引起肝细胞缺血、缺氧，导致肝脏的代谢功能障碍。早期表现为肝糖原降解和糖原代谢加速，可引起血糖升高。但到晚期，因碳水化合物的摄取障碍和糖原消耗增加，可导致低血糖。因蛋白和脂肪的代谢增加，而肝脏对乳酸的代谢能力降低，可加重已存在的代谢性乳酸血症或酸中毒。肝脏对胆红素、细菌毒素及代谢产物（如氨）的代谢能力降低，肝细胞的解毒功能也受损，最终可导致肝衰竭。

6. 胃肠道 全身有效血容量不足和组织灌注压明显降低时，机体为了保证重要生命器官（如心、脑）的血流灌注，胃肠道血管收缩，血管阻力显著增加，使胃肠道处于缺血缺氧状态。致使黏膜上皮细胞的屏障功能受损，导致肠道内的细菌或毒素进入血液循环引起SIRS、胃肠蠕动减弱。严重的黏膜缺血可导致胃肠溃疡，损害胃肠道对碳水化合物和蛋白的吸收功能，胰腺缺血还可释放心肌抑制因子进而损害心肌功能。

四、休克的临床表现

休克的临床表现因休克的类型和病因而异，但具有一些共同的特点。

1. 循环的变化 休克患者可表现为低血压和心动过速。低血压指收缩压<90mmHg或较基础值降低40mmHg，或平均动脉压（MAP）<65mmHg。休克的本质是组织灌注不足，仅有低血压并不能诊断为休克，早期休克也可不伴有低血压，因此对疑似休克但血压正常的患者，应注意查找有无组织低灌注的表现。只有当休克病情发展到一定阶段才会出现低血压，而此时可能需要使用血管活性药物来维持灌注压。

2. 皮肤湿冷 为代偿休克时的有效灌注血量减少，外周血管收缩，血流向重要脏器重分布以保证冠脉、脑和内脏灌注，从而造成典型的皮肤湿冷表现。但血流分布性休克（如过敏性休克和感染性休克）则表现为皮肤充血潮红，休克终末期失代偿后也可表现为周围血管扩张。

3. 少尿 血液由肾脏流向其他重要器官，肾小球滤过率下降，少尿是血管内容量不足的重要体征。其他血容量不足的体征还有心动过速、直立性低血压、无汗、皮肤及黏膜干燥等。

4. 意识改变 开始常表现为兴奋，逐渐发展为意识模糊或谵妄，最终出现昏迷。

5. 代谢性酸中毒 休克初期可出现呼吸性碱中毒，之后则发展为代谢性酸中毒，反映了肝脏、肾脏和骨骼肌对乳酸的清除率降低。若已出现循环衰竭、组织严重缺氧，则可因无氧代谢产生乳酸增加而加重酸中毒。

除了典型症状，详细的病史和体格检查可为寻找休克病因提供重要信息。休克患者常伴有意识改变，无法配合采集病史，此时可向患者亲属、急救人员以及目击者采集病史。重要病史包括已患疾病、食物药物过敏或毒性反应、免疫情况和是否存在高凝状态等。对休克患者，尤其是创伤患者，应按系统从头到脚地进行迅速、准确的体格检查，注意巩膜黄染、瞳孔变化、颈静脉怒张、呼吸困难、反常呼吸、心律失常、腹部膨隆、腹部移动性浊音、搏动性肿块、肝脾大、便血、下肢血栓、反复瘀点瘀斑、荨麻疹、蜂窝组织炎及意识改变等阳性体征。

五、休克的诊断与临床监测

休克的诊断，关键在于早期发现并及时处理。围术期患者如存在严重损伤、大量出血、重度感染、过敏和心功能不全等病史，应警惕休克的可能；若发现患者已有出汗、兴奋、心率加快、脉压小或尿少等症状，应疑有休克，必须积极处理；若患者出现神志淡漠、反应迟钝、皮肤苍白、呼吸浅快、收缩压降至 90mmHg 以下及尿少者，提示患者已进入休克进展期。

休克的临床监测十分重要，可了解病情变化，且能反映治疗的效果。

（一）常规的检查和监测

常规监测患者的 NBP、ECG 和 SpO_2，动态观察患者意识状态、周围循环灌注、指趾端皮肤温度和颜色、尿量及尿色的改变。常规的实验室检查包括血常规、生化（含肾功能）以及肝功能，对疑有心功能不全或急性心肌梗死的患者，可行脑钠肽、心肌酶谱、心肌肌钙蛋白的检测；对疑似肺栓塞的患者可行 D- 二聚体的检测；对疑有 DIC 的患者，可检测凝血酶原时间、纤维蛋白原、血小板及其他凝血因子；对疑有感染的患者，应视情况尽快留取血液、尿液、脑脊液、胸腹水、深部痰以及引流液，以行微生物学培养＋药敏试验。以上检测和监测有助于了解休克的病因和严重程度，为后续治疗方案的确立和制订提供依据。

（二）血流动力学监测

休克时除采用连续动脉血压监测外，还可监测中心静脉压、肺毛细血管楔压、心排出量、心排血指数和每搏变异度，可参考第五章血流动力学监测。

（三）氧供（DO$_2$）和氧耗（VO$_2$）监测

氧供是指单位时间内循环系统向全身组织输送氧的总量。氧耗是单位时间内全身组织消耗氧的量。氧摄取率为氧耗与氧供的比值，是在组织毛细血管处从动脉血中摄取氧的百分比，反映全身组织氧的利用情况。当微循环障碍和细胞损伤到一定程度时，出现组织利用氧障碍和组织细胞缺氧，即氧供（DO$_2$）往往高于正常，而氧耗（VO$_2$）低于正常的现象。临床可见混合静脉血氧分压（PvO$_2$）升高，动静脉氧含量差（CaO$_2$-CvO$_2$）缩小，血内乳酸进一步升高。监测和调控氧供与氧耗对指导休克患者的治疗、降低严重休克的死亡率有重要意义。

（四）实验室检查

1. 动脉血气分析和血乳酸含量的测定 动脉血气分析是休克患者重要的检查项目，不仅有助于判断呼吸功能及酸碱平衡状态，也是判断病程进展和治疗效果的重要指标，应根据病情需要定期检查。动脉血氧分压（PaO$_2$）正常值为80~100mmHg，二氧化碳分压（PaCO$_2$）正常值35~45mmHg，两者是换气和通气功能的指标。碱剩余（BE）正常值为±3mmol/L，可反映代谢性酸中毒或代谢性碱中毒。血酸碱度（pH）则是反映总体的酸碱平衡状态，正常值为7.35~7.45，在酸中毒或碱中毒的早期，通过代偿机制，pH可在正常范围之内。监测血乳酸含量可反映组织缺血的严重程度，也是衡量休克治疗效果的重要指标。正常值为1~1.5mmol/L。血乳酸值越高，预后越差。

2. 胃黏膜PCO$_2$和pH（pHi）的监测 胃肠黏膜是休克期组织缺血缺氧最早受损的组织，胃黏膜PCO$_2$和pHi是衡量内脏血液灌注状态和供氧情况的良好指标。pHi的正常值范围是7.35~7.45，低于7.30常反映内脏处于低灌注状态。

3. 混合静脉血氧饱和度（SvO$_2$）和中心静脉血氧饱和度（ScvO$_2$）的监测 SvO$_2$是反映组织氧平衡的重要参数，既能反映氧合功能，又可反映循环功能的变化。SvO$_2$需要通过肺动脉导管采取肺动脉血进行测定，健康人的SvO$_2$为70%~75%。而ScvO$_2$是取上腔静脉血样检测。SvO$_2$是严重感染和感染性休克的重要监测指标之一，能较早发现病情的变化。ScvO$_2$与SvO$_2$有很好的相关性，在临床上更具可操作性，可反映组织灌注状态。在严重感染和感染性休克患者中，SvO$_2$<60%，或ScvO$_2$<70%提示患者预后较差。

4. 弥散性血管内凝血（DIC）的检测 对怀疑有DIC可能的患者，应检测血小板计数、凝血酶原时间、纤维蛋白原等。必要时可检测D-二聚体（D-dimer）、纤维蛋白降解产物（FDP）等。

（五）床旁超声检查

采用床旁心脏彩超可了解左心射血功能、瓣膜功能、各心房心室结构以及腹主动脉瘤体的大小及形态，进而了解休克的病因。除此之外，彩超也逐渐被用来评估患者的血容量状况。目前有多项超声指标，如呼气末下腔静脉直径的变化、呼吸周期下腔静脉直径的变化、颈内静脉直径以及右心室大小等，可用来判断右心充盈压水平，其中下腔静脉直径与CVP 值相关性最高。

六、休克治疗的基本原则

不同原因引起的休克在治疗上有其特殊性，除了治疗病因外，其治疗的基本原则一致。麻醉中出现的休克，其治疗的主要目的是尽快恢复有效循环血量，纠正微循环障碍，改善组织缺氧和细胞代谢障碍。休克治疗的基本原则为：

1. 首先应充分补充血容量以达到理想心脏充盈压，提高有效循环血容量。

2. 纠正严重的酸中毒，保持心血管系统对血管活性药的敏感性。

3. 合理应用血管活性药物以维持适当的组织灌注压。

4. 加强呼吸管理，改善肺的通气和氧合功能。

（一）补充血容量

补充血容量是纠正休克引起的组织低灌注和缺氧的关键。因此，首要的治疗方法是充分补充血容量以达到理想心脏充盈压，提高有效循环血容量。

休克程度越重，需补充的血容量也就越多，输入液体的量应根据病因、血流动力学参数、尿量及氧合指标进行评估。输入液体的种类可选择晶体液或胶体液。通常先采用晶体液，由于晶体液维持扩容作用的时间很短，可加用胶体液。一般认为，快速输入胶体液更容易恢复血容量，维持血流动力学稳定和胶体渗透压。如果血红蛋白（Hb）大于100g/L 可不必输入红细胞；小于70g/L 应输入浓缩红细胞，维持 Hb 在 100g/L 或 Hct 为 30% 为佳；介于 70~100g/L 时，根据患者代偿能力、一般情况和其他器官病变来决定：当失血量过大时，应适当补充新鲜血浆和凝血因子，以纠正凝血异常。

（二）纠正酸碱平衡失调

休克时，由于组织灌注不足和缺氧，无氧代谢增加，乳酸、丙酮酸等代谢产物的积聚导致代谢性中毒。在休克早期，经容量复苏改善组织灌注后，机体多能自行纠正酸中毒。当pH<7.20时，可使心肌收缩力减弱，对拟肾上腺素类药物的敏感性降低而影响治疗效果，还可降低心室纤颤的阈值，导致顽固性室颤。因此，严重酸中毒时应以药物纠正。常用药物为碳酸氢钠，最好根据动脉血气分析结果来指导药物应用，碳酸氢钠用量可按以下公式估算：

$$碳酸氢钠（mmol）=SBE × 体重（kg）× 0.25$$

一般先静脉输入半量，观察临床表现、复查血气分析后，再决定是否继续用药。

（三）心血管活性药物的应用

组织和器官的血液灌注取决于灌注压和血管口径两个因素。因此，在休克的治疗中，既要重视血压的维持，又要避免外周血管的过度收缩。为了维持最低限度的组织灌注压，尤其是保证重要器官的灌注，在快速输液的同时可适当应用血管收缩药，以较快地提升血压。血管收缩药不能代替容量复苏，应尽快创造条件减量或撤离。如果外周血管阻力明显升高，应选用适当的血管舒张药。常用血管活性药物有：

1. **去甲肾上腺素（norepinephrine）** 常用于单纯以多巴胺难以维持血压者。其强效兴奋α受体效应常可纠正感染性休克时的血管扩张，使心率减慢、心排出量和尿量增加。成人用量从0.05~0.1μg/（kg·min）开始，逐渐调节以维持血压稳定。但去甲肾上腺素用量太大、时间过长有可能减少肾脏灌注。因此，临床上常以小剂量多巴胺和去甲肾上腺素合用，既有利于肾脏的灌注，又可达到维持血压的目的。

2. **多巴酚丁胺（dobutamine）** 具有直接兴奋β受体（主要是β1受体）和α受体作用，不兴奋多巴胺受体。因此可直接兴奋心肌，提高心肌收缩力，从而使每搏量和心排出量增加，主要用于治疗心源性或感染性休克引起的心功能障碍，用量为2.5μg/（kg·min），最大用量不宜超过20μg/（kg·min）。去甲肾上腺素和多巴酚丁胺联合应用是治疗感染性休克最理想的血管活性药，多巴酚丁胺可增加全身氧输送，改善肠道灌注，明显降低动脉血乳酸水平。

3. **多巴胺（dopamine）** 是常见的血管活性药，能兴奋多巴胺受体及α、$β_1$受体，其药理作用与剂量有关，用量<10μg/（kg·min）时主要激活$β_1$和多巴胺受体，增强心肌收缩力、增加心排出量，并使肾和胃肠道等内脏血管扩张，有利于器官灌注；用量>15μg/（kg·min）时则为α受体作用，使血管阻力增加。抗休克时主要取其强心和扩张内脏血管的作用，宜采取小剂量即 0.5~2ug/（kg·min）。为提升血压，可将小剂量多巴胺与其他缩血管药物合用，而不增加多巴胺的剂量。

用于休克治疗的血管活性药还有很多，包括血管收缩剂如间羟胺、去氧肾上腺素；外周阻力过大时可考虑使用血管扩张剂如硝酸甘油、酚妥拉明等。

（四）呼吸管理

休克时为了增加氧供，应避免和纠正低氧血症，维持 PaO_2 在 80~100mmHg，SpO_2 在95%~99%。呼吸管理包括吸氧治疗、呼吸道正压治疗、机械通气治疗、胸部物理治疗、呼吸道加温和湿化治疗等。一般来说因为休克时组织氧耗明显增加，休克患者均需吸氧治疗。对于合并有呼吸功能障碍者，除适当增加吸入氧浓度外，可应用呼吸道正压治疗。呼吸道正压治疗主要用于功能残气量明显降低的患者，无论是自主呼吸或是机械通气者，都应考虑应用呼吸道正压治疗。对于严重休克或合并呼吸衰竭者，为确保呼吸道通畅、肺泡通气功能和充分供氧，应尽早进行机械通气，降低呼吸做功，减少全身的氧耗量。

第二节　低血容量性休克

一、病因

（一）体液的体外丢失

1. 失血　包括外伤、手术、咯血、呕血、便血、围产期子宫出血等。

2. 经消化道丢失　如呕吐、腹泻、胃肠道外瘘等。

3. 体液经肾脏丢失　如尿崩症、糖尿病引起的高渗性利尿、大量使用利尿剂等。

4. 经皮肤丢失　如大量出汗、烧伤。

（二）体液的体内丢失

1. 内失血　如骨盆闭合性骨折及长骨闭合性骨折引起的组织内出血，肾破裂造成腹膜后出血，肝脾破裂、腹主动脉瘤破裂及宫外孕引起的腹腔内出血，胸部外伤引起的胸腔内出血等。

2. 各种炎症　如胸膜炎、腹膜炎、脓肿等导致的第三间隙液丢失。

3.肠梗阻　肠梗阻时大量体液淤积在肠腔内以及胸腔积液、腹水的形成等。虽然总体液量并不减少，但有效循环血容量不足。

二、病理生理学改变

低血容量性休克的病理生理反应、血流动力学特点和临床表现都与体液丢失的量、速度及持续的时间有关。血管内容量的丢失使静脉回心血量减少，心脏充盈和每搏量降低，导致心排出量降低和血压下降。血压降低可引起冠状动脉的血流减少和心肌缺血，导致心肌功能的障碍。心肌收缩力降低又进一步降低心排出量，形成恶性循环。

在休克早期，机体为了维持血压和重要器官的血流灌注，启动代偿机制。表现为交感-肾上腺髓质系统兴奋使心率增快，心肌收缩力增强，外周血管阻力增加，使心排出量增加，血压回升。肾素-血管紧张素-醛固酮系统兴奋和神经垂体抗利尿激素（ADH）分泌增加，引起血管紧张素Ⅱ和醛固酮分泌增加，导致水、钠潴留，尿量减少，以维持回心血量、心排出量和动脉血压。体液发生重新分布，组织间液快速向毛细血管内转移，最初数小时回吸速度可达120mL/h。长时间缓慢丢失体液，细胞内液也经组织间液移到毛细血管内。以上代偿反应的结果：使灌流压升高，保存体液，体液重新分布以保证重要器官（脑、心）的灌注。如果低容量不能及时纠正，体内有害代谢物质堆积造成毛细血管前小动脉麻痹，大量血液淤积在外周组织，毛细血管通透性增加，血浆也可渗漏到组织间质，休克进入失代偿期和不可逆期，患者可因多器官功能障碍或衰竭而死亡。

三、临床表现

休克的临床表现和体征与休克的程度相关。

（一）中枢神经系统

在休克代偿期多数患者的神志清醒，但可表现为烦躁不安或淡漠。在失代偿期，大多数患者处于嗜睡状态，有的患者出现谵妄或昏迷。

（二）循环系统

1.在休克代偿期，由于交感神经兴奋，外周血管收缩，动脉血压波动较大，可表现为轻度降低、正常或高于正常，脉压缩小，脉搏细弱，心率加快。在失代偿期，血压明显降低，心率明显增快。

2. 每搏量和心排出量都降低，外周血管阻力（SVR）升高，呈低排高阻。随着休克程度的加重，以上改变越来越严重。到休克不可逆时，血管被动舒张，失去张力。

3. 在休克代偿期，由于静脉回流减少，CVP和右房压都降低。但由于血管代偿性收缩，临床可出现CVP与实际血容量丢失不相称的情况，即CVP可偏高。肺动脉压（PAP）和肺动脉楔压（PAWP）都低于正常，反映了肺血管内容量和左室充盈降低。但在晚期，由于缺氧和酸中毒，肺血管强烈收缩，阻力显著增加。

（三）呼吸系统

休克早期呼吸频率加快，呼吸幅度增加，常出现过度通气和呼吸性碱中毒。在晚期，呼吸的代偿功能已耗尽，可出现呼吸衰竭。

（四）肾脏

尿量减少，比重升高，尿钠降低。休克晚期可出现无尿。

（五）其他

皮肤湿冷、苍白或发花（交感神经兴奋）。组织灌流不足而致无氧代谢，血内乳酸堆积，出现代谢性酸中毒。

四、诊断

低血容量休克的早期诊断对预后至关重要。传统的诊断主要依据为病史、症状、体征，包括精神状态改变、皮肤湿冷、收缩压下降（<90mmHg或较基础血压下降大于40mmHg）或脉压减少（<20mmHg）、尿量<0.5mL/（kg·h）、心率>100次/min、中心静脉压（CVP）<5cmH_2O或肺动脉楔压（PAWP）<8mmHg等指标。然而近年来，人们已充分认识到传统诊断标准的局限性，发现氧代谢与组织灌注指标对低血容量休克早期诊断有更重要参考价值，血乳酸和碱缺失在低血容量休克的监测和预后判断中发挥重要作用。此外，每搏量（SV）、心排出量（CO）、氧供（DO_2）、氧消耗（VO_2）、胃黏膜CO_2张力和pHi、混合静脉血氧饱和度（SvO_2）等指标也具有一定的临床意义，但尚需进一步循证医学证据支持。

五、治疗原则

治疗低血容量休克的关键是及早诊断，建立静脉通道，快速扩容、输血，积极抗休克的同时准备手术，及时纠正各种并发症。

1.补充血容量 低血容量是引起组织低灌注的常见原因，输液是最重要的治疗方法。液体选择的关键在于如何最安全和最有效地恢复血管内容量，维持组织灌注。

（1）晶体液：常用的晶体液为林格液（乳酸钠林格液／醋酸钠林格液）和生理盐水。因为失血性或创伤性休克时，丢失的组织间液及第三间隙形成的体液为功能性细胞外液，因此应适当补充与其相似成分的液体，即晶体液。但输入晶体液后，大部分都向血管外、细胞间隙转移，留在血管内者仅占一小部分（约 20%）。所以，以晶体液补充血容量时，输液量一般应达到失血量的 2~3 倍。因晶体液容易向血管外转移，易引起外周组织及间质水肿。

（2）胶体液：常用的胶体液为白蛋白、血浆及人工胶体液。胶体液可较长时间保持在血管内，从而有效地补充血容量，提高胶体渗透压，扩容效果较好。但严重创伤的患者毛细血管通透性增加，白蛋白也可渗入组织间隙而引起水肿。人工合成的胶体液如右旋糖苷、明胶制剂、中分子羟乙基淀粉等，可较长时间保留在血管内，是较理想的血浆代用品。适量的输入可以增加循环血量、降低血液黏滞度、改善微循环。对选择晶体液或胶体液进行容量复苏目前仍有争论。从扩容的效果、速度及持续时间来看，胶体液明显优于晶体液。输注胶体液有过敏的风险，大量输注胶体液时还应注意其对凝血功能、肾功能的影响。

（3）必要时输血：低血容量性休克的治疗目的应是迅速恢复循环血容量，并以相对低的血液黏滞性维持最高的氧供。一般认为，血红蛋白维持在 100g/L，Hct 为 30% 为佳。

2.治疗原发病 终止体液的继续丢失，采取有效措施治疗呕吐、腹泻等；尽早实施手术止血；治疗腹膜炎、肠梗阻等。

3.纠正电解质紊乱和酸碱平衡失调。

4.保证呼吸道通畅和氧合功能 由于休克的预后与氧供／氧耗平衡状态相关，在组织低灌注情况下，增加动脉血氧含量是提高氧供的重要方法。应维持呼吸道通畅，并行吸氧治疗，必要时行机械通气以保证通气和肺内氧合良好。

第三节　过敏性休克

一、病因

过敏性休克是指外界某些抗原性物质进入已致敏的机体后，通过免疫机制在短时间内发生的一种强烈的多器官累及症群，又称变应性休克，其表现程度与机体反应性、抗原进入量及进入途径等密切相关，发生突然，常伴有皮肤以及呼吸道和循环系统的症状，如不紧急处理可导致死亡。

引起过敏性休克的病因以药物与生物制品常见，其中最常见者为抗生素（青霉素类、头孢菌素类）、局部麻醉药物（普鲁卡因、丁卡因）、诊断性制剂（含碘造影剂）等；异种蛋白，如异体血清、抗蛇毒血清、破伤风抗毒素及陂伤风类毒素、血制品等；昆虫螫伤以及花粉、油漆、天然橡胶和食物等。围术期常见的过敏原包括抗生素、肌松药、人工胶体（尤其是明胶类）、术中使用的材料等。

二、病理生理学改变

按照发生机制，可将麻醉与手术期间的超敏反应分为四种类型：①过敏反应，即 I 型超敏反应。②II 型超敏反应。③III 型超敏反应。④类过敏反应。临床常见的过敏性休克多属 I 型超敏反应。其发生过程及机制为：

1. **致敏阶段**　过敏原第一次进入机体后，可选择性诱导过敏原特异性 B 细胞产生 IgE 类抗体。IgE 类抗体以其 Fc 段与肥大细胞或嗜碱性粒细胞表面相应的 Fc 受体结合，从而使机体处于致敏状态。通常致敏状态可持续数月甚至更长。如长期不接触相应过敏原，致敏状态可逐渐消失。

2. **激发阶段**　处于致敏状态的机体再次接触相同过敏原时，过敏原与致敏的肥大细胞或嗜碱性粒细胞表面 IgE 抗体特异性结合，因为过敏原通常是具有重复序列的小蛋白质，因此过敏原就能交联许多肥大细胞上的 IgE 分子，与 Fc 区受体相结合。这些受体的簇集可导致信号传递。肥大细胞通过脱颗粒，将其颗粒释放到组织中。

颗粒内储备的介质及其作用：①组胺：组胺是引起早期反应的主要介质，其主要作用是使小静脉和毛细血管扩张，通透性增强；刺激支气管、胃肠道等平滑肌收缩；促进黏膜腺体分泌增加。②激肽原酶：激肽原酶可作用于血浆中激肽原使之生成具有生物活性的激肽，其中缓激肽的主要作用是刺激平滑肌收缩，使支气管痉挛；使毛细血管扩张、通透性增强；吸引嗜酸性粒细胞、中性粒细胞等向局部趋化。

细胞内新合成的介质及其作用：激发阶段细胞内新合成多种介质，主要有白三烯（LTs）、前列腺素 D_2（PGD_2）、血小板活化因子（PAF）及多种细胞因子：① LTs 是引起晚期反应的主要介质，其主要作用是使支气管平滑肌强烈而持久地收缩，也可使毛细血管扩张、通透性增强，并促进黏膜腺体分泌增加。② PGD_2 主要作用是刺激支气管平滑肌收缩，使血管扩张、通透性增加。③ PAF 主要参与晚期反应，可凝聚和活化血小板使之释放组胺、5- 羟色胺等血管活性胺类物质，增强 I 型超敏反应。

3. 效应阶段 此阶段是释放的生物活性介质作用于效应组织和器官，引起局部或全身性的过敏反应。根据反应发生的快慢和持续时间的长短，可分为早期反应（immediate reaction）和晚期反应（late-phase reaction）两种类型。早期反应通常在接触过敏原后数秒内发生，可持续数小时。该种反应主要由组胺、前列腺素等引起，表现为血管通透性增强，平滑肌快速收缩。晚期反应主要发生在过敏原刺激 6~12h，可持续数天或更长时间。这种反应主要是由新合成的脂类介质如 LTs、PAF 和某些细胞因子所致。此外嗜酸性粒细胞及其产生的酶类物质和脂类介质，对晚期反应的形成和维持也起一定的作用。

三、临床表现

过敏性休克大多发生在用药后 30min 内，常发生在用药后 5min 内。也有的发生在 30min 后，为迟发反应。过敏性休克有两大特点：有休克表现即血压急剧下降到 80/50mmHg 以下，患者出现意识障碍；在休克出现之前或同时，常伴有如下一些与过敏相关的症状：

1. 皮肤黏膜表现 皮肤即刻反应的特征是皮肤潮红、瘙痒、风团样皮疹或一过性血管性水肿，常是过敏性休克最早出现的症状。皮肤症状是肥大细胞在局部释放化学介质的结果，是局部血管内液体大量丢失、静脉回流受阻所致。眼睑水肿可能很明显，少见而严重水肿部位是上呼吸道组织，特别是喉头。

2. 呼吸系统　首先表现为咽喉部发痒、咳嗽、喷嚏和声音嘶哑，严重时可出现咽喉部水肿，表现为迅速出现的喘息、喉痉挛、顽固性支气管痉挛、呼吸急促、严重发绀，甚至肺水肿。支气管痉挛是最威胁生命的症状。

3. 循环系统　一般首先表现为低血压，患者面色苍白、四肢厥冷、烦躁不安、冷汗、心悸；随后表现有胸闷、心律失常、脉率细速、血压迅速下降甚至神志不清、严重休克。

4. 意识改变　常先出现恐惧感，烦躁不安和头晕；随着脑缺氧和脑水肿加剧，可发生意识不清或完全丧失；甚至抽搐、肢体强直等。

5. 其他症状　比较常见的有刺激性咳嗽，连续打喷嚏、恶心、呕吐、腹痛、腹泻，甚至出现大小便失禁。

多数过敏患者以皮肤黏膜表现（如皮疹、水肿等）为首要临床表现，少数危及生命的过敏主要是累及了呼吸、循环系统，如喉头水肿、支气管痉挛、休克等，需要立即处理及呼救。

目前国际通行做法是将过敏反应临床症状分为 4 级：

Ⅰ级：仅出现皮肤症状。

Ⅱ级：出现明显的但尚无生命危险的症状，包括皮肤反应、低血压（血压下降30%伴其他不可解释的心动过速）。

Ⅲ级：出现威胁生命的症状，包括心动过速或心动过缓、心律失常及严重的气道痉挛。

Ⅳ级：循环无效，呼吸心搏骤停。

四、诊断

过敏性休克的诊断，主要依据病史、临床症状及体征。凡在接受注射、口服药物或其他特殊物品后立即发生全身反应，出现休克症状者，应首先考虑发生过敏性休克。术中发生的过敏性休克，尤其是全身麻醉患者，因患者处于无意识状态，被无菌单覆盖，休克早期症状易被忽略，术中出现呼吸、循环同时受累时，其原因多为过敏、气胸、肺栓塞，需要结合视触叩听、气道阻力、$P_{ET}CO_2$ 等综合因素进行诊断。

五、治疗原则

过敏性休克的治疗流程：

（一）即刻处理

1. 呼救、记录时间。

2. A（airway）–B（breathing）–C（circulation）；识别危及生命的过敏事件：① airway：肿胀、声嘶、喘鸣。② breathing：呼吸急促、喘息、乏力、发绀，$SpO_2<92\%$，意识障碍。③ circulation：皮肤苍白、湿冷、低血压、意识模糊、昏睡/昏迷。

3. 脱离所有可能的过敏原。

4. 维持气道通畅，纯氧吸入，必要时行气管插管机械通气。

5. 静脉注射或皮下注射肾上腺素。

6. 扩容治疗，输注人工胶体、晶体液扩容，成人 500~1000mL，儿童 20mL/kg。

（二）后期处理

1. 抗组胺治疗，苯海拉明或氯苯那敏，肌注或静脉缓慢注射。

2. 糖皮质激素，肌内注射或静脉注射氢化可的松 1~5mg/kg 或地塞米松 10~20mg 或泼尼松龙 80mg（儿童 2mg/kg）。

3. 酌情使用血管活性药物（如去甲肾上腺素、间羟胺等）。

4. 处理持续的支气管痉挛，0.3% 沙丁胺醇和 0.03% 异丙托溴铵喷雾，肾上腺素持续泵入。

5. 转运患者至 ICU。

第四节　感染性休克

因病原微生物的严重感染而引起的休克，称为感染性休克，以革兰阴性菌感染引起的脓毒症休克在临床上最为常见。临床上，与感染有关的名词术语较多，且语义常有混淆。感染是指微生物侵入正常组织，在体内定植并产生炎性病灶。菌血症是指循环血液中存在活体细菌，血培养呈阳性。脓毒症是指由感染引起的全身炎症反应综合征，绝大多数由革兰阴性杆菌和革兰阳性球菌引起，少部分由真菌及其他病原微生物引起。面对严重脓毒症患者，如给予足量液体复苏后仍存在无法纠正的持续性低血压，称为脓毒症休克。事实上，感染性休克与脓毒症休克或败血症休克具有相似的语义。

一、病因

临床上许多病原体均可引起全身性感染，如细菌、病毒、真菌、立克次体等。在外科最常见的病原菌是能释放内毒素的革兰阴性杆菌，如大肠杆菌、铜绿假单胞菌等，这些细菌可通过胆道感染、胰腺炎及胃肠道穿孔等引起急性腹膜炎，或经呼吸系统、泌尿生殖系统及其他途径，引起全身性炎性反应，导致代谢紊乱、微循环障碍和器官功能障碍等。

感染性休克主要表现为全身炎性反应综合征（SIRS）。当机体受到感染毒性物质的打击时，可促发初期炎性反应，同时在机体产生的内源性免疫炎性因子的共同作用下形成"瀑布效应"。适量的内源性介质对机体可产生有利作用，如调节免疫功能、灭活细菌产物；而过量介质的释放则可对机体产生有害作用，直接或间接损害器官功能。与 SIRS 平行的是机体代偿性抗炎症反应综合征（compensatory antiinflammatory response syndrome，CARS）。已知具有抗炎作用的介质有白介素（IL-4、IL-10、IL-11）、转化生长因子 -β（TGF-β）及 TNF 受体拮抗药等。在生理情况下，机体保持炎性反应和抗炎反应的平衡，若炎性反应过强可引起机体组织的低灌注和缺血缺氧，抗炎反应过强又可降低机体的反应性和抵抗力。一般来说，SIRS 急性期后，促炎因子活性降低，与抗炎因子处于相对平衡状态，表现为混合型抗炎反应综合征（mixed antiinflammatory response syndrome，MARS）。随后出现 CARS 状态。在此时期，因免疫功能降低，容易发生再度感染，引起更严重的 SIRS，甚至 MODS。

感染性休克好发于糖尿病、肝硬化、白细胞减少等免疫力低下的人群，特别是同时存在肿瘤或接受细胞毒性药物治疗的患者，使用抗生素、皮质类固醇治疗或人工呼吸装置的患者，合并尿路、胆道或胃肠道感染史的患者，以及存在有创性内置物包括导管、引流管和其他异物的患者。感染性休克常发生在新生儿、孕妇、由原发病所致的严重免疫受损等患者中。

二、病理生理学改变

（一）心血管系统的改变

1. 低血容量 血容量不足是引起低血压的主要原因之一。引起相对容量不足的原因包括：小动脉扩张，静脉扩张引起血液的滞留。引起绝对容量不足的原因包括体液的丢失，毛细血管壁通透性增加引起血管内液体向血管外转移。

2. 血管扩张 可能与肾上腺能受体与递质的亲和力下降及血管舒张因子的释放有关。研究发现，磷脂酶 A_2 浓度升高与低血压直接相关；肿瘤坏死因子（TNF）有直接的血管扩张作用；NO 是一种强效血管扩张剂，通过使血管平滑肌细胞内 cGMP 浓度升高而松弛血管平滑肌。

3. 心肌抑制 感染性休克早期即可发生心肌抑制，可能与心肌抑制因子或 NO 的心肌负性肌力作用有关。表现为心室扩张、射血分数降低。以上也是探讨应用 NO 合成酶抑制剂、氧自由基清除剂、IL-1 受体拮抗药和 TNF-α 单克隆抗体等治疗感染性休克的理论基础。

（二）细胞对氧的摄取功能障碍

感染性休克时组织对氧的摄取及利用能力均受到严重损害，即使心排出量和氧供增加，而氧耗却未必增加，仍可发生组织缺氧和血乳酸含量增加。可能与血管对肾上腺能递质的反应性发生改变、血管内凝聚及内皮细胞损伤等因素有关。由于不同部位的血管发生不协调的舒缩，导致血流分布异常，使氧需量增加的血管反而出现收缩，加重了低灌注状态。

（三）体液分布异常

粒细胞、血小板和纤维蛋白在血管内的聚积可加重血流分布异常。内皮细胞损伤可增加血管通透性，血管内液向血管外转移引起组织水肿，进一步损害组织灌注。

三、临床表现

根据感染性休克的血流动力学特点，一般可将其分为高动力型和低动力型两类。高动力型多见于初期，其特点是心排出量正常或高于正常，而全身血管总阻力降低。临床表现为：患者神志虽清楚，但记忆力减退，易兴奋和激怒；体温升高，皮肤温暖，但颜色为灰黄或潮红；心率加速，脉搏有力呼吸深快，常发生过度通气和呼吸性碱中毒；尿量减少，如不及时补充液体可发生少尿或无尿。低动力型多见于休克后期，其特点是心排出量降低，全身血管总阻力升高。当心脏功能失代偿时，则血压降低。临床表现为：患者意识淡漠或消失；外周静脉塌陷，皮肤湿冷、苍白，发绀或斑状发绀；心动过速，脉搏细弱，有时难以触到；呼吸浅而速，有时出现反常呼吸；少尿或无尿；早期血乳酸含量增加而发生代谢性酸中毒，晚期为混合性酸中毒，此时应进行机械通气治疗。这两型休克随着体液的补充和心功能的改善可发生动态变化。在整个病程中患者情况可在高动力和低动力间波动，并与感染播散速度和范围、治疗措施和患者对治疗的反应等因素有关。

四、诊断

感染性休克的诊断主要从以下三个方面着手：休克的表现；脓毒症及感染的表现；感染灶的证实。在充分液体复苏及排除其他原因后收缩压<90mmHg、平均动脉压<70mmHg，或基础血压下降>40mmHg，需升压药维持血压。

五、治疗原则

治疗的目的是提高组织的氧供，即增加心排出量，改善组织灌注和氧合，以纠正组织缺氧状态，改善组织对氧的利用能力，增加氧耗量。临床上首先是病因治疗，原则是休克未纠正前应着重治疗休克，同时抗感染治疗；在休克纠正后，则应着重治疗感染。主要治疗措施包括：

1. 控制感染和原发病的治疗 有明确感染灶者应尽可能手术清除，如清创、引流或切除等，并根据细菌学培养结果或可能的感染源尽早选择有效的抗生素。

2. 早期复苏 早期复苏应在确定组织存在低灌注的第一时间进行，而不是延迟到患者入ICU后实施。在感染期间，由于外周血管打张和毛细血管通透性增加而使大量体液转移到血管外间隙，结果导致严重的低血容量。因此，液体治疗对感染性休克仍然是首要的。一旦临床诊断严重感染，应尽快进行积极的液体复苏，6h内达到复苏目标，即早期目标导向治疗（early goal-directed therapy，EGDT）。包括：① CVP 5~12cmH$_2$O，机械通气时CVP可维持在12~15cmH$_2$O。② MAP≥65mmHg。③尿量≥0.5mL/（kg·h）。④中心静脉氧饱和度（ScvO$_2$）≥70%，混合静脉氧饱和度（SvO$_2$）≥65%。如在最初6h复苏过程中，尽管 CVP 已达到目标，但对应的 ScvO$_2$ 与 SvO$_2$ 未达到 70% 或 65% 时，需输入浓缩红细胞使血细胞比容 Hct 达到 30% 以上，和（或）输入多巴酚丁胺来达到目标。

复苏液体包括天然的或人工合成的晶体或胶体液。感染性休克时液体首选晶体液，如果需要超大剂量晶体液来维持血压时，可加用白蛋白。对于疑有低容量状态的严重感染者，初始可补充 30mL/kg 晶体液或者更多，同时根据患者反应性（血压升高和尿量增加）和耐受性（血管内容量负荷过多）来决定是否继续补液。

3. 改善心肌收缩力 由于感染性休克早期即可发生心肌抑制，即使血容量、Hct 及氧合均达正常水平，但要使心排出量和 CI 进一步增加仍很困难，难以使氧供达到正常值水平。在灌注压正常而组织低灌注状态仍未改善时（如血乳酸高，尿量少），可能与心肌抑制及心排出量降低有关。这时可选用多巴酚丁胺。多巴酚丁胺主要兴奋 β 受体，能增加心肌收缩力，改善心排出量，用量为 2~10μg/（kg·min），最大剂量不超过 20μg/（kg·min）。如增加多巴酚丁胺用量仍不能改善组织灌注时，表明低血容量仍未有效纠正，应继续扩容。

4. 血管活性药物的应用

（1）去甲肾上腺素：成人剂量为 1~8μg/min，并将多巴胺剂量降至 4μg/（kg·min）以下，以减轻肾血管的收缩。去甲肾上腺素是纠正感染性休克低血压的首选升压药，必要时可加用肾上腺素或者血管升压素。

（2）多巴胺：剂量为 2.5~10μg/（kg·min），发挥其兴奋、多巴胺受体的效应；如剂量 >10μg/（kg·min）仍不能维持血压在正常范围时，应考虑加用强效肾上腺素能受体激动药。

（3）多巴酚丁胺：常用剂量为 2~10μg/（kg·min），与多巴胺合用可改善心肌做功。

（4）出现低排高阻或心力衰竭表现时，可应用血管扩张药物。

5. 加强呼吸管理和呼吸治疗

（1）昏迷患者应建立人工气道（气管内插管或气管切开）以保护呼吸道通畅，避免发生误吸和呼吸道梗阻。

（2）吸氧：提高吸入氧浓度，避免发生低氧血症。

（3）急性呼吸衰竭者（如 ARDS），应尽早进行机械通气治疗。ARDS 患者机械通气时，使用小潮气量（<6mL/kg）、限制吸气平台压，使用较低水平的 PEEP；对于感染性休克导致的中重度 ARDS，可使用更高水平的 PEEP。

6. **纠正电解质紊乱和酸碱平衡失常**　感染性休克常伴有严重的酸中毒（pH<7.2），需及时纠正。

7. **糖皮质激素**　对于糖皮质激素在感染性休克中的应用价值，目前存在争议。糖皮质激素应尽量在病程的早期使用。一般主张短期使用，不超过48h。

第十一章　心肺脑复苏

心搏骤停（cardiac arrest，CA）是指心脏因一过性急性原因突然丧失有效的排血功能而致循环和呼吸停止，全身血液循环停滞，组织缺血、缺氧的临床死亡状态。心跳停止意味着死亡的来临或"临床死亡"（clinical death）的开始。现代医学认为，因急性原因所致的临床死亡在一定条件下是可以逆转的。使心跳、呼吸恢复的抢救措施称为心肺复苏（cardiopulmonary resuscitation，CPR）。近30年来，人们日益认识到，复苏时既要考虑到心肺功能，更要考虑到脑，因为只有脑功能的最终恢复才能称为完全复苏，故现在把逆转临床死亡的全过程称为心肺脑复苏（cardiopulmonary cerebral resuscitation，CPCR）。在此必须强调指出，心搏骤停是指在未有预见情况下突然发生的心跳停止。故而，凡严重心脏病终末期或其他慢性病晚期发生的心跳停止均不属此范围，也非CPCR的对象。

第一节　心搏骤停的类型和诊断

一、心搏骤停的病因

CA可能是原发的，也可能是继发的。原发的CA较常见，有冠状动脉缺血、药物不良反应、触电（低压交流电）或心导管刺激应激性增高的心内膜所引起的室颤，或麻醉药过量、牵拉内脏引起的迷走反射，急性高钾血症常心搏停止或心电机械分离。继发的CA的发生可快可慢，继发于肺泡缺氧（肺水肿、吸入含氧浓度低的麻醉气体等）、急性气道梗阻或呼吸停顿及快速大量失血所导致的 CA 发生较快，因迁延的低氧血症、低血容量性休克而继发的心跳骤停发生较慢。严格讲，后者是原发病症达严重或不可逆阶段的后果，并非原意的 CA。

二、心搏骤停的类型

心搏骤停时根据心电图不同，可表现为 4 种形式心室纤颤（ventricular fibrilation，VF）、无脉性室性心动过速（pulseless ventricular tachycardia，PVT）、无脉性心电活动（pulseless electric activity，PEA）、心脏静止（asystole，ventricular asystole）。其中 PEA 又包括心肌电 – 机械分离、室性自搏心律、室性异搏心律等。

三、心搏骤停的诊断

对 CA 的诊断特别强调快和准，原有 ECG 和直接动脉压监测者，在其发生的瞬间即可报警和确诊，否则只有凭以下征象在 30s 内确定诊断：①原来清醒的患者神志突然丧失，呼之不应。②摸不到大动脉（颈动脉和股动脉）搏动，测不到血压，心音消失。③自主呼吸在挣扎一两次后随即停止。④瞳孔散大，对光反射消失。在全身麻醉和肌松药的作用下，以上①、③两点已经失去意义，用过缩瞳药（如吗啡、氯丙嗪等）或扩瞳药（如东莨菪碱、阿托品等）后，瞳孔征象也不可靠，故在全麻患者中只得以②为主。

四、心肺复苏的阶段

国际心肺复苏和心血管急救指南由美国心脏病协会（American Heart Association，AHA）制定，目前已更新至 2023 版。其中的复苏措施均经过广泛的循证评估，具有可靠的基础，支持其在紧急情况下用于心血管急效与复苏。

"生存链"（chain of survival）的提出是心肺复苏和心血管急救理念的重大突破，是指将心肺复苏的步骤看成一条环环相扣的锁链，若其中一环断裂，其功能就会受到影响。成人发生心搏骤停后的生存链分为院内救治体系和院外救治体系，将院内和院外心搏骤停的患者区分开来，使患者获得不同途径的救治。院内心搏骤停（in-hospital cardiac arrest，IHCA）生存链内容包括：及早识别与预防、启动应急反应系统、高质量 CPR、除颤、心搏骤停恢复自主循环后治疗、康复；院外心搏骤停（out-of-hospital cardiac arrest，OHCA）生存链内容包括：启动应急反应系统、高质量 CPR、除颤、高级心肺复苏、心搏骤停恢复自主循环后治疗、康复（见图 11-1）。

院内心脏骤停

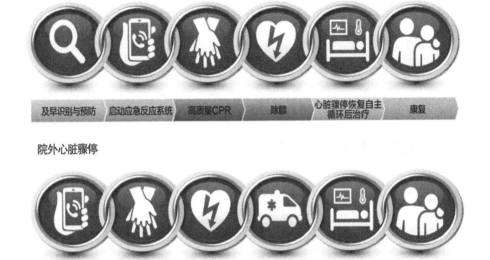

| 及早识别与预防 | 启动应急反应系统 | 高质量CPR | 除颤 | 心脏骤停恢复自主循环后治疗 | 康复 |

院外心脏骤停

| 启动应急反应系统 | 高质量CPR | 除颤 | 高级心肺复苏 | 心脏骤停恢复自主循环后治疗 | 康复 |

图 11-1 AHA 心血管急救成人生存链环节

一般将 CPCR 分为三个阶段：基础生命支持（basic life support，BLS）、高级生命支持（advanced cardiovascular life support，ACLS）和心搏骤停后治疗（post-cardiac arrest care，PCAC）。BLS 指在事故或发病现场的应急抢救阶段，主要指心肺复苏，是挽救患者生命的基础。ACLS 指在具有较好的技术和设备条件下对患者进行治疗，在生存链中起到重要作用。PCAC 则是在自主循环稳定的基础上，对引起 CA 的病因及 CA 后的并发症进行相应的治疗。

第二节　基础生命支持

基础生命支持（BLS）是心搏骤停后挽救生命的基本急救措施。心搏骤停发生后最初数分钟内采取的基础生命支持对于患者的生存至关重要。成人基础生命支持包括立即识别心搏骤停和启动紧急医疗服务系统（emergency medical service system，EMSs）、尽早实施高质量的 CPR、尽早进行电除颤。胸外心脏按压和人工呼吸是基础生命支持的主要措施。

一、立即识别心搏骤停和启动 EMSs

心搏骤停的识别并非总是很准确果断的，尤其是对于非专业人员来说。有时部分施救者的判断困惑会导致启动 EMSs 或开始 CPR 的延迟或失败。如果施救者行动过于缓慢，就会错失宝贵的时间。

对于非专业施救者来说，如果发现一个成年无反应患者（例如对刺激不能移动或无反应）或目击一个成年人突然神志不清，在确定周围环境安全后，施救者要立即拍打患者的双肩及呼叫患者以判断患者的反应。一旦发现患者无反应，就马上（或叫他人）致电急救中心，启动 EMSs。急救中心调度员应电话指导非专业施救者检查呼吸，如果有需要，还应指导施行 CPR 的步骤，非专业施救者无须检查是否有脉搏，发现无反应及无呼吸或非正常呼吸（仅有喘息），就应立即判断为心搏骤停。经过专业培训的施救者或医护人员一旦发现患者没有反应，必须立即就近呼救，并继续同时检查呼吸和脉搏，时间不要超过 10s，然后再启动 EMSs（或请求支援），以缩短开始首次胸部按压的时间。在 EMSs 后，所有的施救者都应立即对无反应及无呼吸或非正常呼吸（仅有喘息）成年患者开始 CPR。如果有 2 人或以上施救者在场，可同时完成多个步骤和评估，而不用像单一施救者那样依次完成（例如由 1 名施救者启动急救反应系统，第 2 名施救者开始胸外按压，第 3 名进行通气或者取得球囊面罩进行人工呼吸，第 4 名取回并设置好除颤器）。

对于已知或疑似阿片类药物成瘾的患者，如果无反应且无正常呼吸，但有脉搏，可由经过正规培训的非专业施救者和 BLS 施救者在提供标准 BLS 治的同时，给患者肌内注射或鼻内给予纳洛酮。

二、尽早实施高质量的 CPR

高质量的 CPR 是成功复苏的关键，启动 EMS 后应立即开始 CPR。胸外按压是 CPR 的重要措施，因为在 CPR 期间的组织灌注主要依赖于心脏按压。单人施救者应首先开始胸外按压再进行人工呼吸（circulation-airway-breathing），如有多名施救者则同时进行胸外按压和人工呼吸。

（一）循环支持

心脏按压是间接或直接施压于心脏，使心脏维持充盈和搏出功能，并诱发心脏自律搏动恢复的措施。操作正确时能使心排出量和动脉血压满足机体最低水平的要求，起到人工循环的作用。

1. 胸外心脏按压（external chest compression，ECC） ECC 是指连续地、有节奏地施压于胸骨下部，通过提高胸膜腔内压或直接按压心脏促使血液流动。ECC 是急救现场维持人工循环的首选方法。

（1）操作要点：

①患者体位：将患者去枕仰卧于硬板或平地上，头部与心脏处于同一平面。②按压部位与姿势：施救者跪于患者一侧，以一手掌根部置于胸骨的下半部，即双乳头之间。手掌与患者胸骨纵轴平行以免直接按压肋，另一手掌交叉重叠在该手背上。施救者两肘关节绷直，借助双臂和躯体重量向脊柱方向垂直下压（见图 11-2）。③按压深度：每次下压使胸骨下段及其相连的肋软骨至少下陷 5cm，但不大于 6cm 后即放松胸骨，便于心脏舒张。手掌可与患者胸壁保持接触，但应避免在按压间隙倚靠在患者胸上，以便每次按压后使胸廓充分回弹，在胸骨充分回弹后再次下压，弹回与按压的时间大致相同，如此反复进行。儿童则要求使其下陷约 5cm，婴儿约 4cm。④按压频率：胸外心脏按压的频率成人或儿童均为 100~120 次 /min。⑤按压通气比：单人施行 CPR 时，婴儿、儿童和成人均连续胸部按压 30 次后，再给予连续 2 次人工呼吸（30:2）。双人施行 CPR 时，成人按压通气比仍为 30:2，婴儿和儿童按压通气比为 15:2。应做到尽可能减少胸外按压中断的次数和时间。⑥判断：每 2~3min 或 5 组 CPR 循环（5 组 30:2 循环）后对患者做一次判断，触摸颈总动脉搏动和观察有无自主呼吸动作出现（不超过 10s）。若心跳和呼吸已恢复，则应在严

密观察下进行后续处理，否则继续进行 CPR。临床上心脏按压有效的标志是：大动脉处可触及搏动；发绀消失、皮肤转为红润；测得血压；散大的瞳孔开始缩小，甚至出现自主呼吸，说明脑血流灌注已经重建。

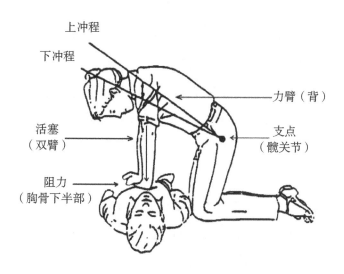

上冲程

下冲程

力臂（背）

活塞
（双臂）

支点
（髋关节）

阻力
（胸骨下半部）

图 11-2　心脏按压部位与姿势

（2）机制：胸部按压过程中血液的流动来自胸膜腔内压的改变（胸泵机制）或对心脏的直接按压作用（心泵机制）。CPR 的时程影响 CPR 的机制。短时间的 CPR，血流主要来自心泵机制。如心搏骤停时间较长或 CPR 时程延长时，心脏顺应性降低，只有在这种情况下，胸泵机制才占主要作用，但是，此时心排血量却显著减少。儿童因胸廓的解剖特点，心泵机制占主导地位。

2. 开胸心脏按压（open chest cardiac compression，OCCC）　切开胸壁直接挤压心脏称为开胸心脏按压或胸内心脏按压。开胸心脏按压所产生的心脑血流灌注明显高于胸外心脏按压。在心搏骤停后 5min 内开始开胸心脏按压可明显提高心脏自主复跳率。对于胸廓严重畸形、胸外伤引起的张力性气胸、心包压塞、机械瓣膜置换者、胸主动脉瘤破裂等以及开胸手术时发生心搏骤停，应该首选开胸心脏按压。胸外心脏按压效果不佳者，只要具备开胸条件，也应开胸心脏按压。

开胸心脏按压的开胸切口位于左第 4 肋间，自胸骨左缘 2cm 处沿肋间切至左腋中线。胸膜切开后，术者即可将一手伸入纵隔内进行心脏按压。常用的开胸心脏按压的方法有3 种：①单手按压法：右手四指并拢平放于心脏后面（左心室），拇指和鱼际在心脏前面

（右心室），以除拇指以外的四指对准大鱼际肌群部位有节奏地按压心脏。按压时忌用指端着力，以免损伤心肌。②双手按压法：双手分别置于左、右心室，双手协调用力按压心脏。③向胸骨推压法：右手四指并拢平放在心脏的后面，将心脏向胸骨方向按压。

三种方法可视具体情况交替选用。小儿因胸腔较小，往往只能以二指或三指向胸骨推压。如果心包内有较多积液或心脏扩大较显著者，也可将心包剪开进行心包内按压，否则按压效果难以满意。开胸心脏按压术效果确切，心、脑血液灌流量明显高于胸外心脏按压术。但因胸外心脏按压无需特殊设备即可进行，在争取复苏时间方面十分重要，所以心肺复苏时仍以胸外心脏按压为首选。如果数分钟后心脏仍不复跳，即应创造条件，尽快改为开胸心脏按压，以保证复苏效果。

（二）呼吸支持

1. 保持气道通畅　心搏骤停患者发生呼吸道梗阻最常见的原因是舌后坠。保持呼吸道通畅是施行人工呼吸的首要措施。应尽快开放气道，清除气道内的异物或口腔内的分泌物、血液、呕吐物等。开放气道的常用方法有：

（1）仰头抬颏法：抢救者将一手掌小鱼际（小拇指侧）置于患者前额，下压使其头部后仰，另一手的食指和中指置于靠近颏部的下颌骨下方，将颏部向前抬起，帮助头部后仰，气道开放。必要时拇指可轻牵下唇，使口微微张开（见图11-3）。

（2）双手托下颌法：患者平卧，抢救者用双手从两侧抓紧患者的双下颌并托起，使头后仰，下颌骨前移，往上即可打开气道。此法适用于颈部有外伤者，以下颌上提为主，不能将患者头部后仰及左右转动。注意，颈部有外伤者只能采用双手抬颌法开放气道。不宜采用仰头举颏法和仰头抬颈法，以避免进一步脊髓损伤（见图11-3）。

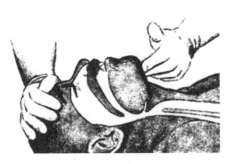
仰头举颏法

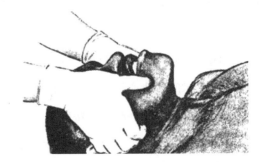
双手抬颌法

图11-3　开放气道法

2. 人工呼吸 人工呼吸是通过徒手或机械装置使空气有节律地进入肺内，然后利用胸廓和肺组织的弹性回缩力使进入肺内的气体呼出。如此周而复始以代替自主呼吸。CPR 时人工呼吸可采用口对口（鼻）方法，或使用简易呼吸囊。在医院内抢救呼吸骤停患者还可使用结构更复杂、功能更完善的呼吸机。

（1）口对口人工呼吸：操作方法主要包括：①患者取仰卧位，即胸腹朝天。②清理患者呼吸道，保持呼吸道清洁。③使患者头部尽量后仰，以保持呼吸道畅通。④施救者站在患者头部的一侧，一手将其鼻孔捏住，另一手抬起下颌，吸一口气并以嘴唇包紧患者的口部将气吹入，吹气时间大于 1s，可见到患者胸廓的起伏。吹气完成后施救者口移开，将捏住的鼻孔放开，患者靠胸廓的弹性回缩被动地完成呼气。

成人心肺复苏的按压通气比为 30∶2，即胸外按压 30 次，通气 2 次。儿童及婴儿单人心肺复苏按压通气比为 30∶2，双人为 15∶2。人工呼吸时尽量不要中断胸外按压。应避免过度通气，因为过度通气不仅增加胸膜腔内压、影响静脉回流、降低心排出量，还容易引起胃胀气、反流和误吸。

（2）简易人工呼吸器：最常见的简易人工呼吸器是面罩 - 呼吸囊人工呼吸器，由面罩、呼吸活瓣和呼吸囊组成。使用时将面罩扣于患者口鼻部，挤压呼吸囊即可将气体吹入患者肺内。松开呼吸囊时，随胸肺的弹性回缩将气体呼出，并经活瓣排到大气。人工气道建立后，也可将呼吸器与人工气道相连接进行人工呼吸。呼吸囊远端有一侧孔和储氧囊，可与氧气源连接，提高吸入氧浓度。

三、尽早进行电除颤

电除颤是目前治疗 VF 和无脉性室速的最有效方法。成人心搏骤停中 VF 的发生率最高。对于 VF 患者每延迟 1min 除颤，抢救成功率降低 7%~10%。对于有目击的成人心搏骤停，应尽快使用除颤器除颤。若不能立即取得除颤仪时，应该在他人前往获取除颤仪时立即开始 CPR，视患者情况在除颤设备到达后尽快进行电除颤。如果单次除颤无效，应立即继续进行心肺复苏。如 VF 为细颤，应注射肾上腺素 1mg，使细颤变成粗颤，以增加除颤成功率。

1. 胸外直流电除颤 胸外除颤时，将一电极板放在靠近胸骨右缘的第 2 肋间，另一电极置于左胸壁心尖部。电极下应垫以盐水纱布或导电糊并紧压于胸壁，以免局部烧伤和降低除颤效果。建议成人室颤或无脉性室速使用单相波首次和再电击的能量为 360J。双相波选择首次成人电击能量对于截断指数波形为 150~200J，对于直线双相波形为 120J，如施救人员不熟悉设备特定能量，建议使用默认能量 200J。1~8 岁儿童首次电击能量为 2J/kg，后续电击能量至少为 4J/kg。

2. 胸内直流电除颤　在开胸手术或胸内心脏按压时可作胸内直流电除颤，首次电击除颤尽可能采取小能量，以免损伤心肌。成人自 2.5J 开始逐渐增加至 20J，小儿自 1.0J 开始，增加至 10J 左右。

3. 自动体外除颤仪（automated external defibrilators，AED）　在 EMSs 非常先进的西方国家，AED 已经得到了普及应用。AED 装置很简单，只有两个胸部电极，能够记录心电图，识别室颤并自动释放 200~360J 的电击能量，非常适用于公共场所的急救现场。伴随 AED 的出现，心搏骤停的生存率已经得到一定程度的改善。

第三节　高级生命支持

高级生命支持是基础生命支持的继续，是专业人员以高质量的复苏技术、复苏器械、设备和药物治疗，争取最佳疗效和预后的复苏阶段，也是生命链中的重要环节。

一、维持呼吸道通畅和有效人工呼吸支持

在高级生命支持阶段应该强调人工呼吸和氧供的重要性，实际上在 CPR 期间胸外心脏按压和人工呼吸是缺一不可的。应利用专业人员的优势和条件，进行更高质量的心脏按压和人工呼吸，以充分提高器官的血液灌注和氧供。CPR 期间使用 100% 的吸入氧浓度可明显增加动脉血氧含量，增加氧的输送量。对于正在进行持续心肺复苏的患者，通气速率简化为每 6 秒 1 次呼吸（每分钟 10 次呼吸）。自主循环恢复即器官再灌注的早期，应逐渐减低吸入氧浓度使 SpO2≥94% 即可，以避免发生潜在的氧中毒。常见的人工呼吸辅助装置括气管插管、球囊 – 面罩、口咽和鼻咽通气道、喉罩以及管切开等。一般认为 ACLS 时最佳选择是气管内插管，不仅可保证 CPR 的通气与氧供也可吸引气道内分泌物、防止误吸，还能避免胸外心脏按压中断，同时监测 $P_{ET}CO_2$，有利于提高 CPR 的质量。

二、恢复和维持自主循环

ACLS 期间应着力恢复和维持自主循环，强调高质量的 CPR 和早期除颤。因心室纤颤和无脉性室性心动过速引起心搏骤停者，早期 CPR 和迅速除颤可显著增加患者的存活率和出院率；对其他类型的心搏骤停者，ACLS 的首要任务应该采取高质量的复苏技术和药物治疗以迅速恢复并维持自主心跳。经过 CPR 自主循环恢复者应避免再次发生心搏骤停，并采用液体治疗和药物来维持循环稳定，以求改善患者的预后。

高质量的 CPR、药物治疗和规范的复苏程序对于恢复自主心跳非常重要。应用 AED 可自动识别是否为心室纤颤（VF）或无脉性室速（PVT）。如果诊断为 VF/PVT，应立即除颤。除颤后立即进行 CPR 2min，并应建立静脉通路（intravenous infusion，IV）或骨髓腔内注射通路（intraosseous infusion，IO）以便进行药物治疗。CPR 2min 后再检查心律，如果仍为 VF/VT，则再次除颤，并继续 CPR 2min；通过 IV/IO 给予肾上腺素（每 3~5min 可重复给予），同时建立人工气道，监测 $P_{ET}CO_2$。再次除颤、CPR 2min 后仍为 VF/VT，可继续除颤并继续 CPR 2min，同时考虑应用抗心律失常药物治疗，如胺碘酮 300mg（以 5% 葡萄糖水稀释到 20mL）静脉推注，并针对病因进行治疗。如此反复进行救治，直到恢复自主心跳。为了进行高质量的 CPR 以促进自主循环的恢复，监测患者的生理功能与生命体征非常重要，如 ECG、$P_{ET}CO_2$、动脉血压、$ScvO_2$ 等。同时应重视病因的治疗，尤其是对于自主心跳难以恢复或已恢复自主心跳而难以维持循环稳定者，应考虑针对引起心搏骤停的病因进行治疗。

三、有症状的心动过缓和心动过速的处理

1. **心动过缓（bradycardia）** 一般认为，心率低于 60 次 /min 即可诊断为心动过缓，但能引起临床症状的心动过缓，心率一般都低于 50 次 /min。若心动过缓引起了临床症状（急性意识状态改变、心绞痛等）或影响了循环稳定，应找出导致心动过缓的原因并立即治疗。首选药物是阿托品，0.5mg 静注，每间隔 3~5min 可重复应用。若无效可应用多巴胺、肾上腺素或异丙肾上腺素。对于严重心脏传导阻滞者应进行体外或经静脉起搏。

2. **心动过速（tachycardia）** 一般认为，心率大于 100 次 /min 即可诊断为心动过速，但能引起明显临床症状的心动过速多大于 150 次 /min。发生心动过速时，首先应辨别心动过速是引起临床症状的原因还是继发于其他病症。发生心动过速时，首先要保持患者的呼

吸道通畅，立马呼吸支持。如果吸氧后病情改善，应鉴别患者是否处于不稳定状态及其与心动过速的关系。如果心动过速患者不稳定，伴有疑似心律失常相关的严重体征和症状（如急性意识状态改变、缺血性胸部不适、急性心力衰竭、低血压或休克其他征象），应立即实施心脏电复律（意识清醒患者先用镇静药）。规则的窄 QRS 心动过速伴不稳定症状或体征的患者，在电复律之前，可考虑尝试静脉给予腺苷。

四、心肺复苏期间的监测

在 CPR 的同时，在不影响胸外按压的前提下，应立即建立必要的监测方法和输液途径，以便于对病情的判断和进行药物治疗。主要监测内容包括以下几点。

1. **心电图（ECG）**　如果是因心室纤颤或无脉性室性心动过速引起的心搏骤停，应尽早进行电除颤治疗。在复苏过程中还可能出现其他心律失常，心电图监测可以明确其性质，为治疗提供极其重要的依据。

2. **呼气末 CO_2（End-Tidal CO_2，$P_{ET}CO_2$）**　$P_{ET}CO_2$ 是指呼气末呼出气体中 CO_2 的浓度或分压，正常值为 35~40mmHg。近年来在复苏过程中连续监测 $P_{ET}CO_2$ 用于判断 CPR 的效果，是一个较为可靠的指标。在复苏期间，体内 CO_2 的排出主要取决于心排血量和肺组织的灌注量。当心排血量和肺灌注量很低时，$P_{ET}CO_2$ 则很低（<10mmHg）；当心排血量增加，$P_{ET}CO_2$ 则升高（>20mmHg），表明胸外心脏按压使心排血量明显增加；如能维持 $P_{ET}CO_2$>10mmHg，表示心肺复苏有效。当自主循环功能恢复时，最早的变化是 $P_{ET}CO_2$ 突然升高，可达 40mmHg 以上。因此，连续监测 $P_{ET}CO_2$ 可以判断胸外心脏按压的效果，提高 CPR 的质量。

3. **冠状动脉灌注压（coronary perfusion pressure，CPP）**　CPR 期间冠脉灌注压（cor-onary perfusion pressure，CPP ＝主动脉舒张压－右房舒张压）与心肌血流和自主循环恢复相关。若 CPR 期间 CPP<15mmHg，自主循环很难恢复。但是，CPR 期间监测 CPP 很少在临床可以使用，因为测量和计算需要同时记录主动脉和中心静脉压。

4. **动脉血压（arterial blood pressure，ABP）**　CPR 期间 CPP 的合适的替代指标是动脉舒张压，可用桡动脉、肱动脉或股动脉导管测量确定。如果 CPR 期间主动脉舒张压不超过 17mmHg 则不能恢复自主循环。可以用动脉舒张压来评价 CPR 质量、优化胸外按压和指导血管加压药治疗。如果动脉舒张压<20mmHg，可以考虑通过优化胸外按压参数或

（和）给予血管加压药来设法改善 CPR 质量。

5. 中心静脉压（central venous pressure，CVP） CVP 是指上、下腔静脉进入右心房处的压力。尽管目前观点认为 CVP 并不能准确反映右心功能和心脏前负荷，但在复苏后治疗阶段连续动态监测 CVP，可作为评价心脏对液体负荷的反应和心功能状态的参考指标。另外中心静脉通路是一条非常有效的静脉通路。

6. 脉搏氧饱和度（SpO_2） 在 CPR 期间由于心排血量很低，末梢的血流灌注很差，很难监测到 SpO_2，只有自主心跳恢复，全身循环状态改善后，才能监测到 SpO_2。因此，在 CPR 期间如能监测到 SpO_2 说明复苏是有效的。

7. 中心静脉血氧饱和度（$ScvO_2$） $ScvO_2$ 与混合静脉血氧饱和度（SvO_2）有很好的相关性，是反映组织氧平衡的重要参数。$ScvO_2$ 的正常值为 70%~80%。在心肺复苏过程中，如果 $ScvO_2$ 大于 40%，自主心跳有可能恢复；如 $ScvO_2$ 为 40%~72%，自主心跳恢复的概率增大；当 $ScvO_2$ 大于 72% 时，自主心跳可能已经恢复了。因此，在 CPR 期间持续监测 $ScvO_2$ 为判断心肌氧供是否充足，自主循环能否恢复提供了客观指标。

五、CPR 期间的用药

作为胸外心脏按压术和开胸心脏按压术的辅助手段，心肺复苏时用药的主要目的在于：①提高心脏按压效果，激发心脏复跳和增强心肌收缩力。②提高心脑灌注压，增加心肌和脑的血液灌注量。③降低除颤阈值，有利于电除颤和防止室颤复发。④减轻酸血症和纠正电解质失衡，有助于发挥心血管活性药物的效应。

（一）给药途径

包括静脉给药、骨髓腔内给药、气管内滴注、心室内给药。静脉给药安全可靠，为首选。静脉通路首选中心静脉，不仅药物起效快，还可监测 CVP。如采用外周静脉通路时，则应选用上肢的静脉，以便药物快速发挥作用。如果不能立刻静脉置管，应考虑建立骨髓腔内通道。临床常选用胫骨、桡骨、尺骨等。骨髓腔内通道可用于给予复苏药物和液体输注。骨髓腔内通道给药药理学效应优于气管内给药。在静脉通路和骨髓腔内通路均不能建立时，也可考虑经气管内给药。肾上腺素、利多卡因、阿托品、纳洛酮都可经气管内给药，剂量为静脉内给药量的 2~3 倍，溶解在 5~10mL 的注射用水中。碳酸氢钠、钙剂、去甲肾上腺素禁止经气管内给药。心室内注射给药引起的并发症较多，如张力性气胸、心包压塞、心肌或冠状血管撕裂等，已基本废弃。

（二）常用药物

1. 肾上腺素（epinephrine） 肾上腺素是少数已被证实有效的药物之一，为CPR期间的首选药物。其药理特点：①具有α与β肾上腺能受体兴奋作用，有助于停搏心脏恢复自主心律。②其α受体兴奋作用可使周围血管总阻力增加，而不增加冠脉和脑血管的阻力，因而可增加心肌和脑的灌流。③能增强心肌收缩力，室颤者用肾上腺素后可由细颤波转为粗颤波，使电除颤成功率明显提高。④可使舒张压升高，改善冠脉以及脑的灌注压。

因不可电击心律引发心搏骤停后，应尽早给予肾上腺素。心脏按压若未能使心搏恢复时，可静脉注入肾上腺素0.5~1mg，或0.01~0.02mg/kg以促进心跳的恢复，必要时可重复注射，重复给药时间间隔为3~5min。

2. 胺碘酮（amiodarone） 胺碘酮属于类抗心律失常药，对治疗房性和室性心律失常都有效。如果心室纤颤或无脉性室速对电除颤、CPR或血管加压药无效，可考虑应用胺碘酮。胺碘酮在治疗心室纤颤或室性心动过速方面都具有一定的优势，但低血压和心动过缓的发生率较高。成人胺碘酮的初始单次剂量为300mg（或5mg/kg）IV/IO，必要时可重复注射150mg（或2.5mg/kg）。胺碘酮维持剂量范围为10~30ug/（kg·min），6h后减半。使用胺碘酮后要严密监测血压和心率。对于儿童患者电击难以纠正的心室纤颤或无脉性室性心动过速的治疗，胺碘酮或利多卡因同等可用。

3. 利多卡因（lidocaine） 利多卡因适用于治疗室性期前收缩和阵发性室性心动过速。对于除颤后又复发心室纤颤而需反复除颤的病例，利多卡因可使心肌的自律性降低，或可缓解心室纤颤的复发。在CPR期间，为了迅速达到和维持适当血药浓度，使用剂量可相对大一些。单次静脉注射开始用量为1~1.5mg/kg，每5~10min可重复应用，重复用量为0.5~0.75mg/kg。一旦恢复窦性心律即可以2~4mg/min的速度连续静脉输注。若是因心室纤颤或无脉性室速导致心搏骤停患者，恢复自主循环后可以考虑立即开始或继续给予利多卡因。

（三）心搏骤停期间不推荐常规使用的药物和措施

1. 阿托品 因严重心动过缓而引起临床症状或体征（如神志突然改变、低血压等）时，阿托品仍然是一线用药。

2. 碳酸氢钠 在CPR期间，心排血量很低，组织灌流和氧供不足，导致无氧代谢增加和乳酸性酸中毒。在CPR期间纠正代谢性酸中毒的最有效方法是提高CPR的质量，增加心排血量和组织灌流，改善通气和氧供，以利于自主循环的恢复。在心脏按压时心排血量很低，通过人工气虽然可维持动脉血的 pH 在正常或偏高水平，但静脉血和组织中的酸性代谢产物及 CO_2 不能排出，导致 pH 降低和 PCO_2 升高。给予的碳酸氢钠可解离生成更多的 CO_2，因不能及时排出，又可使 pH 降低。同时，由于 CO_2 的弥散能力很强，可以自由地透过血脑屏障和细胞膜，而使脑组织和细胞内产生更加严重的酸中毒。因此，在复苏期间不主张常规应用碳酸氢钠。对于已知原已存在严重的代谢性酸中毒、高钾血症、三环类或巴比妥类药物过量，可考虑给予碳酸氢钠溶液。

3. **钙剂**　研究对心搏骤停期间钙剂的使用对自主循环恢复的结果有不同的看法，但没有研究发现钙剂的使用对院内、外存活率有益处。在院内、外心搏骤停时，不推荐常规使用钙剂。

4. **硫酸镁**　静脉注射硫酸镁有助于终止尖端扭转型室速。三个随机对照试验发现，在院前、ICU 和急诊科的室颤型心搏骤停患者中，与安慰剂相比，使用镁各组都没有明显益处。因此，不推荐在心搏骤停患者中常规使用硫酸镁，除非出现尖端扭转型室速。

5. **β 受体阻断**　目前的研究不足以支持心搏骤停后受体阻断药的常规使用。但因室颤 / 无脉性室性心动过速导致心搏骤停而入院后，可以考虑尽早开始或继续口服或静脉注射 β 受体阻断药。

6. **溶栓治疗**　溶栓治疗不应常规用于心搏骤停。当怀疑或确定肺栓塞是心搏骤停的病因时，可考虑经验性溶栓治疗。

7. **静脉补液**　血容量不足的患者心搏骤停时，有必要输入晶体液来维持有效循环血量，如患者存在贫血或低蛋白血症，还可给予全血、血浆或血浆代用品。对于血容量正常的患者，心搏骤停时进行补液治疗目前还没有研究证明是有效的。

8. **心脏起搏**　现有的证据表明，无论起搏的时机（确定的心室停搏早期或晚期）、心搏骤停发生的地点（院内或院外）或治疗的原发心律（心室停搏、PEA），心搏骤停时经皮、经静脉或经心肌方式的起搏不改善自主循环恢复的可能或存活可能。心搏骤停时不推荐常规使用电起搏。

9. **心前区叩击**　心前区叩击复律可考虑用于终止目击的有监护的不稳定的室性快速型心律失常，但不应延误 CPR 和除颤。没有足够的证据支持在心搏骤停时常规使用叩击起搏（percussion pacing）。

六、循环支持设备

（一）机械辅助装置

心肺复苏过程对于施救者来说是一个耗力耗时的过程，人工按压往往难以保证恒定高质量的胸外按压。因此出现了替代人工的心肺复苏机械辅助装置，如主动按压放松CPR、阻抗阈值装置、AutoPulse、萨勃心肺复苏器等。尽管机械按压装置能缓解施救者的压力，但研究结果显示并未能改善院外心搏骤停患者的预后，不建议常规使用。因此，人工胸外心脏按压仍是心搏骤停的常规救治手段。仅在进行高质量人工胸外心脏按压比较困难或危险时（如长时间心肺复苏、低温心搏骤停、移动的救护车内、血管造影室内以及准备体外CPR期间），机械辅助胸外心脏按压装置可以作为传统人工胸外心脏按压的替代品。

（二）体外CPR（ECPR）

所谓ECPR是指在对心搏骤停患者进行复苏时，在其大静脉或动脉（如股动静脉）紧急置管，启动体外循环和氧合。体外膜氧合器（ECMO）和心肺分流术用于心搏骤停复苏时都被认为是不同形式的ECPR。对于发生心搏骤停且怀疑病因可能可逆的患者，可以考虑进行ECPR。其他心搏骤停患者对于传统CPR没有反应也可以考虑ECPR。

第四节　复苏后治疗

心肺复苏的过程其实是一个缺血再灌注的过程，必然会引起缺血－再灌注损伤，造成各器官系统不同程度的损害，常常出现多个器官功能不全或衰竭。因此，加强复苏后治疗（PCAC）不仅可以降低因复苏后循环不稳定引起的早期死亡率，还可降低因多器官功能衰竭和脑损伤引起的晚期死亡率，改善存活者的生存质量。PCAC的主要任务包括：维持血流动力学稳定和氧合以改善器官的组织灌注和氧供；采用控制性低温对脑细胞进行保护以促进神经功能的恢复；预防和治疗多器官功能障碍或衰竭；病因治疗尤其是对急性冠脉综合征的治疗。

一、呼吸管理

1. 呼吸支持 再次检查并确保呼吸道或人工气道的通畅，在自主循环恢复后立即进行呼吸支持。无意识的患者通常都需要建立高级气道以进行机械通气呼吸支持。密切监测患者的呼吸频率、SpO_2 和 $P_{ET}CO_2$。如果患者可耐受，应抬高床头 30°，可减少脑水肿、误吸及呼吸机相关肺炎的发生率。

2. 降低氧浓度，避免氧中毒 虽然在复苏的开始阶段会使用纯氧，但施救者要逐步降低吸入氧浓度到最低的水平，以使动脉血氧饱和度≥94%，要避免氧中毒的可能。

3. 避免过度通气 过度通气增加胸膜腔内压，使心排血量降低。过度通气导致的 $PaCO_2$ 降低可能也会直接使脑血流减少。可以在开始时给予 10~12 次 /min 的通气，然后逐渐调整频率直至 $P_{ET}CO_2$ 达到 35~40mmHg 或 $PaCO_2$ 达到 40~45mmHg。

二、维持血流动力学稳定

1. 评估生命体征及监护心律失常的再发 在自主循环恢复后，转运期间及整个 ICU 住院期间，都要持续监测心电图（ECG）直至患者稳定。心搏骤停最常见的原因就是心血管疾病及冠脉缺血。因此，一旦有可能，就必须做 12 导联的心电图来检查是否有 ST 段抬高或新发的左束支传导阻滞。如果高度怀疑急性心肌梗死（AMI），就要按照 AMI 的方案进行治疗及准备冠脉再通。对于所有 ST 段抬高的患者，以及无 ST 段抬高，但血流动力学或心电不稳定，疑似心血管病变的患者，建议紧急冠状动脉血管造影。

2. 补液 维持血管内容量及血浆渗透压。

3. 使用血管活性药物 在心搏骤停后救治中，应该避免和立即矫正低血压（收缩压低于 90mmHg，平均动脉压低于 65mmHg），以保证心排血量，尤其是灌流到大脑和心脏的血流。可以选择改善心率、心肌收缩力、动脉压或减少后负荷的药物。有需要时可以使用多巴胺、去甲肾上腺素、肾上腺素等并逐步调整，使最低收缩压≥90mmHg 或平均动脉压≥65mmHg。

4. 治疗导致心搏骤停的直接原因 对患者进行进一步的评估，鉴别或治疗任何心脏性的、电解质的、毒理学的或神经学引起的骤停原因。例如：低血容量、低氧血症、酸中毒、高钾 / 低钾血症、中等的或严重的低体温、中毒、心脏压塞、张力性气胸、冠脉栓塞、肺栓塞。

三、目标温度管理

1. 人工降温　对所有在心搏骤停后恢复自主循环的昏迷患者都应采用目标温度管理（targeted temperature management，TTM），目标温度选定在 32~36℃，并至少维持 24h。

2. 体温过高　复苏后体温过高会损伤大脑的恢复。在 TTM 后积极预防昏迷患者发热是合理的。心搏骤停后发热的病因学与炎症因子的启动有关，这和脓毒症类似。自主循环恢复后，施救者要密切监测患者的中心体温，并采取措施避免体温过高。

四、防治多器官功能障碍（MODS）或衰竭（MOF）

缺血 – 再灌注损伤是心肺复苏后引起 MODS 的主要原因。心搏骤停复苏后患者可有数小时以至数天的多器官功能障碍，这是组织细胞灌流不足导致缺血缺氧的后果，也称为心搏骤停后综合征（post arrest syndrome）。临床表现包括：代谢性酸中毒、心排血量降低、肝肾功能障碍、急性呼吸窘迫综合征等。

机体某一器官的功能障碍或衰竭，往往会影响其他器官功能的恢复。因此，在防治复苏后多器官功能障碍或衰竭的工作中，首先应保持复苏后呼吸和循环功能的稳定，使血流动力学处于最佳状态，同时密切监测尿量，血、尿渗透压和电解质浓度，以预防肾衰竭的发生。

五、脑复苏

心搏骤停后全身血供停止，而大脑对缺血耐受能力很差。大脑完全缺血 4~6min 以上者，有多发性、局灶性脑组织缺血的形态学改变。但当自主循环功能恢复、脑组织再灌注后，这种缺血性改变仍然继续发展。神经细胞发生不可逆性损害是在脑再灌注后，相继发生脑充血、脑水肿及持续低灌流状态，结果使脑细胞继续缺血缺氧，导致细胞变性和坏死，称为脑再灌注损伤。复苏的目的不仅是恢复和稳定患者的自主循环和呼吸，而且应恢复中枢神经功能。防治心搏骤停缺血性脑损害所采取的措施称为脑复苏（cerebral resuscitation）。脑复苏成败的关键在于：①尽量缩短脑循环停止的绝对时间。②确实有效地支持治疗措施，为脑复苏创造良好的颅外环境。③在降低颅内压、减低脑代谢和改善脑循环的基础上，采取特异性脑复苏措施阻止或打断病理生理进程，促进脑功能恢复。

（一）脑复苏的措施

1. 实行有效的 CPR 缩短脑循环停止的绝对时间，开展 CPR 知识的普及教育，特别是让警察、消防队员、电工、救生员等人员掌握 CPR 的基本操作技术，对提高脑复苏的成功率有重要意义。

2. 通气支持 心搏骤停后的最初 24h 应进行机械通气，保证最佳氧供，以重建细胞内 ATP 依赖的能量代谢过程。过度通气可引起正常血管收缩，但对受损血管几乎没有作用，有增加脑缺血的可能，故应维持 $PaCO_2$ 在正常水平。

3. 增加脑血流灌注

（1）提高平均动脉压：心搏骤停后脑组织的灌注主要取决于脑灌注压或动脉压的高低，因此，在自主循环恢复后应即刻控制血压稍高于基础水平，并维持 5~10min。以后通过补充容量或应用血管活性药物维持血压在正常偏高水平。

（2）降低颅内压：脑血流量取决于脑灌注压的高低，而脑灌注压为平均动脉压与颅内压之差。因此，除了维持适当血压外，还应降低颅内压和防治脑水肿，以改善脑灌注压。脱水、低温和肾上腺皮质激素仍是现今行之有效的防治急性脑水肿和降低颅内压的措施。脱水治疗时首先受影响最大的是血管内液，其次是组织间液的改变，而细胞内液的变化发生最晚。因此，在脱水过程中必须严格维持血容量的正常，适当补充胶体液以维持血容量和血浆胶体渗透压于正常偏高水平。这样或可使细胞内和组织间质脱水而维持血管内的容量正常。同时，脱水应以增加排出量来完成，而不应过于限制入量，尤其不应使入量低于代谢的需要。脱水时应维持血浆胶体压不低于 15mmHg（血浆白蛋白 30g/L 以上），维持血液渗透压不低于 280~330mOsm/L。脱水所用药物可根据临床情况选用肾小管利尿药（例如呋塞米）或渗透性利尿药（例如甘露醇）。但渗透性利尿药的作用相对缓和、持久，可作为脱水治疗的主要用药。血浆白蛋白既有利于维持血浆胶体渗透压，也有较好的利尿作用，是脑复苏时的常用药之一。估计心搏骤停超过 3~4min 以上的病例，于呼吸和循环恢复稳定后即可开始利尿。脑水肿的发展一般都于第 3~4 天达到高峰，因此脱水治疗可持续 4~5 天。

（3）改善脑微循环：通过适当血液稀释维持血细胞比容（Hct）在 30%~35%，可降低血液黏度，改善脑微循环，有利于脑内微循环血流的重建，改善脑血流灌注，促进神经功能的恢复。

4. 控制性低温治疗 为了减轻患者神经系统损伤而进行轻中度低温，是心搏骤停患者脑复苏治疗的最重要环节，也是目前唯一被临床证实能够改善患者远期预后和神经功能恢复的方法。亚低温脑保护的可能机制包括：减少 ATP 耗竭；减轻乳酸性酸中毒；减少游离脂肪酸的产生；提高葡萄糖利用率，减少异常离子流；降低氧需，减少活性毒性产物，抑制自由基反应和有害的酶促反应；稳定细胞膜。

（1）适应证：所有心搏骤停后恢复自主循环的昏迷成年患者都应采用目标温度管理（targeted temperature management，TTM），即目标温度选定在 32~36℃，并至少维持 24h。对于心搏骤停后最初几天内昏迷的儿童（院内或院外），应持续监控体温，并积极治疗发热。对院外心搏骤停复苏后的昏迷儿童，可维持 5 天的正常体温（36~37.5℃），或者先维持 2 天的持续低温（32~34℃）再维持 3 天正常体温。对于院内心搏骤停复苏后仍然昏迷的儿童，没有足够的证据建议实施低温。另外，在 TTM 后要积极预防昏迷患者发热。

（2）实施方法：临床上常用的物理降温方法有体表降温和血管内降温。以往应用冰帽、冰毯、腋下腹股沟放置冰袋、酒精擦拭身体等方法降温。但此类方法体温波动较大，降温效果不理想，且无法快速达到和维持恒定的目标温度，更不能缓慢复温，不适用于TTM。使用体温控制仪可实现控制患者体温、精准达到目标温度、缓慢复温的目的。TTM开始越早越好，但并不建议在入院前常规对恢复自主循环的患者进行快速静脉输注冷注射液以降低体温的治疗。降温时应尽量避免寒战反应，多数患者需给予一定量的中枢神经抑制药，甚至肌松药，才能抑制寒战反应。

进行 TTM 时应对核心体温进行实时监测。临床上可选择膀胱、直肠、食管、鼻咽、气管插管套囊、肺动脉的温度作为核心体温进行监测。TTM 诱导期，应尽可能快地将核心体温降至目标温度。这一时期需要不断调整镇静药、胰岛素及血管活性药物剂量来防治低血容量、电解质紊乱和高血糖。TTM 维持期应控制核心体温无波动或轻微波动（<0.5℃）至少 24h。此期不良反应的风险降低，重点预防长期并发症，如院内感染和褥疮等。TTM复温期，复温速度建议控制在 0.25~0.5℃/h，复温以后也应该把核心体温控制在 37.5℃以下维持 72h。

（3）不良反应和并发症：TTM 期间可能会出现寒战、发热、心律失常、高血糖、代谢性酸中毒、凝血障碍、感染等不良反应和并发症。应对患者进行严密监测和积极的对症处理，尽可能避免或减少并发症和不良反应的发生。

5. 血糖控制　血糖增高可增加脑缺血期间乳酸产生而加剧脑损伤。因此，在脑缺血再灌注期间，无论何种原因（糖尿病、输糖过多、应激反应、应用皮质类固醇等）引起的高血糖，均应予以控制。但在应用胰岛素控制高血糖时，一定要避免低血糖的发生，因为低血糖本身就可导致不可逆性脑损伤。目前的观点认为，为了避免低血糖的发生，建议将血糖控制在 144~180mg/dl（8~10mmol/L），不主张将血糖控制在 80~110mg/dl（4.4~6.1mmol/L）。

6. 药物治疗　目前仍缺乏确切有效的临床药物保护神经细胞，需进一步探索。

（1）钙通道阻滞剂（calcium channel blocker, CCB）和自由基清除剂（free radical scavenger, FRS）：理论上这两种药物均有脑保护作用，但临床应用需进一步验证。

（2）肾上腺皮质激素：肾上腺皮质激素对于神经组织水肿的预防作用较明显，但对已经形成的脑水肿是否有作用尚需探讨。因此，只能认为是一种辅助措施，并不能起到主要作用。一般主张宜尽早开始用药，使用 3~4 天即可全部停药，以免引起不良并发症。

7. 高压氧治疗　高压氧在完全性脑缺血患者脑复苏的治疗上取得了一定成效。他是一种间歇性、短暂、高剂量吸氧治疗，对完全性脑缺血一般采用 40~60 次长疗程，压力为 2.5~3 个大气压。其原理可能通过：①增加溶解在机体组织中的氧含量，增加脑组织的储氧量和脑脊液的氧含量，改善了脑组织缺氧。②高氧分压可直接使脑血管收缩，使脑体积缩小。③对脑电活动有保护作用。

8. 预防和控制惊厥　心搏骤停复苏后的患者由于受损神经元和神经胶质缺血半影区的存在，极易发生惊厥。惊厥使脑氧代谢率增加 200%~300%，不利于神经元的功能恢复。苯妥英钠在安全剂量内血浆浓度能迅速达到治疗水平，还能通过降低细胞渗透性和加速钠 – 钾泵转运对神经元具有保护作用。所以是控制惊厥的首选药物之一。

9. 兴奋性氨基酸拮抗剂　在细胞缺血后会有毒性产物的堆积，并导致神经元进一步损伤。在早期的临床试验中，已证实 N– 甲基 –D– 天冬氨酸及其他一些兴奋性氨基酸拮抗剂具有减轻脑缺血 – 再灌注损伤的作用。此外，能有效清除谷胱甘肽的药物也可能对改善神经系统预后有作用。

10. 防治并发症　心搏骤停后，不仅脑有缺血 – 再灌注损伤，其他脏器如心脏、肝、肾、胃肠均存在缺血 – 再灌注损伤，其机制虽不完全一致，但有很多方面相似。此外，对完全性脑缺血的复苏需要数天到十几天甚至更长的时间，在此期间往往在缺血、低灌注、再灌注损伤的基础上，出现多脏器功能衰竭和感染。因此，脑复苏最后成败不仅与是否尽早开始 BLS 和 ALS 的 CPR 措施及进行有效的脑复苏治疗有关，而且与并发症的防治密切相关。在进行脑复苏治疗的同时，应特别注意其他脏器功能的保护，防止多脏器功能障碍，提高患者存活率。

六、心搏骤停后神经学结果评估

对于没有接受 TTM 的患者，利用临床检查预后不良神经结果的最早时间，是在心搏骤停发生 72h 后。但若怀疑有镇静的残留效果或瘫痪干扰临床检查时，还可进一步延长时间。对于接受了 TTM 治疗的患者，当镇静和瘫痪可能干扰临床检查时，应等回到正常体温 72h 后再测结果。神经学评估方法包括脑电、诱发电位、影像学检查、脑脊液及血清标记物等。需要强调的是，没有任何一项单一的检查结果可以完全准确地预测心搏骤停后神经功能恢复状况。在体温过低和用药效果消退后，综合使用多项检查结果，最有可能提供准确的神经功能结果预测。

第五节　终止复苏

一、脑复苏的结局

根据脑受损的程度和心肺脑复苏的效果，脑复苏的最终结果根据 Glasgow-Pitsburgh 总体情况分级，可分为 5 级。

Ⅰ级：脑及总体情况优良。清醒，健康，思维清晰，能从事日常工作和正常生活，可能有轻度神经及精神障碍。

Ⅱ级：轻度脑和总体残疾。清醒，可自理生活，能在有保护的环境下参加工作，或伴有其他系统的中度功能残疾，不能参加竞争性工作。

Ⅲ级：中度脑和总体残疾。清醒，但有脑功能障碍，依赖别人料理生活，轻者可自行走动，重者痴呆或瘫痪。

Ⅳ级：植物状态（或大脑死亡）。昏迷，自己不能移动，不能进食，大小便失禁，对指令不能思维，可自动睁眼但视物不能，发音无语言意义。具有上述表现，经各种治疗无效，病程超过 3 个月者，称为植物状态。

Ⅴ级：脑死亡。脑死亡是指全脑功能不可逆转的丧失。

二、脑死亡

脑死亡是指全脑的所有功能呈现不可逆丧失，特别是脑干功能的丧失。脑干功能丧失在脑死亡的诊断中十分重要，必须绝对确定。我国于 2018 年推出了《中国成人脑死亡判定标准与操作规范（第二版）》（见表 11-1）。

表 11-1　成人脑死亡判定标准（2018）

一、判定的先决条件
1. 昏迷原因明确
2. 排除了各种原因的可逆性昏迷

二、临床判定（以下 3 项必须全部具备）
1. 深昏迷
2. 脑干反射消失
3. 无自主呼吸（靠呼吸机维持，自主呼吸激发试验证实无自主呼吸）

三、确认试验（以下 3 项至少存在 2 项）
1. 正中神经短潜伏期体感诱发电位（SLSEP）显示 N9 和（或）N13 存在，PI4、N18 和 N20 消失
2. 脑电图（EEG）显示电静息
3. 经颅多普勒超声（TCD）显示颅内前循环和后循环呈振荡波、尖小收缩波或血流信号消失

四、判定时间
　　临床判定和确认试验结果均符合脑死亡判定标准者可首次判定为脑死亡。首次判定 6h 后再次复查，结果仍然符合脑死亡判定标准者，方可最终确认为脑死亡

三、复苏终止

1. 院前 BLS 的终止　抢救人员已开始 BLS 后，应持续至发生以下情况：①恢复有效的自主循环。②治疗已转交给高级抢救队伍接手。③抢救人员由于自身筋疲力尽不能继续复苏、在对自身产生危险的环境中或继续复苏将置其他人员于危险境地时。④发现提示不可逆性死亡的可靠和有效的标准、确认为明显死亡的标准或符合复苏终止的标准。

成人院前心搏骤停在转运前考虑终止 BLS 复苏应全部符合以下 3 项标准：①心搏骤

停发生时无 EMSs 人员或第一目击者。② 3 个周期 CPR 和 AED 分析后仍无自主循环恢复。③复苏时未产生可除颤的心律。

2. 院前 ALS 复苏的终止　美国 EMSs 医师协会（NAEMSP）建议，当患者对 20min 的 ALS 无反应时，复苏工作可以终止。在实施急救转运前，患者达到以下所有标准时即可考虑终止复苏：①心搏骤停时无目击者。②无目击者的 CPR。③野外实施完整的 ALS 后无自主循环。④复苏时因无可除颤心律而未除颤。

3. 院内复苏终止　院内终止复苏由抢救医师决定，做决定时应考虑许多因素，包括心搏骤停时有无目击者、CPR 的时间、心搏骤停前状态以及复苏过程中是否出现过自主循环恢复等。对于插管患者，如果经 20min 心肺复苏后，二氧化碳波形图检测的 $P_{ET}CO_2$ 仍不能达到 10mmHg 以上，可将此作为决定停止复苏的多模式方法中的一个因素，但不能单凭此点就做决定。

第十二章 多器官功能障碍综合征

多器官功能障碍综合征（multiple organ dysfunctional syndrome，MODS）是严重创伤、感染、脓毒症、大手术、大面积烧伤、长时间心肺复苏及病理产科等疾病发生 24h 后，出现的两个或两个以上器官先后或同时发生的功能障碍或衰竭，即急性损伤患者多个器官功能改变不能维持内环境稳定的临床综合征。受损器官包括肺、肾、肝、胃肠、心、脑以及凝血功能、代谢系统等。器官直接损伤或者慢性疾病器官功能失代偿不能称为 MODS。

第一节 MODS 的历史溯源与流行病学

MODS 概念大约形成于 20 世纪 70 年代初期，1973 年，Tilney 报道了腹主动脉瘤破裂的患者成功地接受了手术，虽然患者开始时似乎稳定，但不久却相继出现数个器官或系统的衰竭。尽管给予了全力治疗，但终未能挽回大部分患者的生命，死亡率高达 90%，Tilney 称此为 "序贯性系统衰竭"（sequential system failure）。

1977 年，Eiseman 将其作为一个新的综合征命名为多器官衰竭（multiple organ failure，MOF），在此后十几年间一直被广泛应用。但该命名主要描述临床过程的终结及程度上的不可逆，忽略了临床器官功能动态的变化特征，具有一定的局限性。1991 年，美国胸科医师学会和危重病急救医学学会（ACCP/SCCM）倡导用 MODS 替代 MOF。MODS 是指各种疾病导致机体内环境稳态的失衡，包括早期多器官功能不全到多器官功能衰竭的全过程，是一个较 MOF 范畴更广、认识更深入的概念。

MODS 强调器官功能改变都是遵循从轻到重的连续病理生理发展过程，其变化具有双向性，存在恢复或者恶化两种可能，并强调对危重患者需早期诊断和早期防治。同时在此次会议上将感染和创伤引起的持续全身炎性反应失控的临床表现命名为"全身炎性反应综合征"（systemic inflammatory response syndrome，SIRS），并提出 SIRS 是感染或非感染因素导致机体过度炎性反应的共同特征。MODS 是 SIRS 进行性加重的结果，而 MOF 则是MODS 继续发展的最严重结果。概念的提出，目的是纠正既往过于强调器官衰竭程度，而着眼于 SIRS 发展的全过程，重视器官衰竭前的早期预警和治疗，反映了人们对该综合征的认识更加深入。

尽管在理念认识和器官功能支持治疗上都有了较大进步，但 MODS 病死率仍未见明显降低。还需要更充分认识 MODS 病因及发病机制，早期诊断与治疗，及时阻断其发展，以提高临床救治水平。

第二节　病因与发病机制

一、病因

MODS 的病因复杂，多种急重症都可以诱发 MODS，尤其是老年患者及危重症患者器官系统功能处于临界状态，某些轻微的损伤或应激都可以导致 MODS。

临床上，MODS 的病因包括感染和非感染两大类。

1. 感染性因素　MODS 病例中多数由全身性感染引起，病死率极高。腹腔内感染是引起 MODS 的主要原因。

2. 非感染性因素　严重的组织创伤包括大面积烧伤、多发创伤、多处骨折或重大手术合并大量失血；严重的组织器官坏死或损伤（如出血坏死性胰腺炎）；休克；复苏不充分或延迟复苏；基础脏器功能失偿；年龄>55 岁；医源性因素，如输血、补液、用药或呼吸机应用失误。

二、发病机制

MODS 的发展及形成是多因素的，其机制也未完全阐明。但是，目前比较公认的机制有以下几种假说。

（一）全身炎症反应失控学说

机体多种内源性炎症介质的过度生成和释放引起严重全身性炎症反应是 MODS 发生发展过程中的最终途径。

当机体受到严重的损害时，就可发生剧烈的防御性反应，一方面起到稳定自身的作用，另一方面又会有损害自身的作用，即 SIRS。此时，各种免疫细胞、内皮细胞和单核 - 吞噬细胞系统被激活后产生大量的细胞因子、炎症介质或其他各种病理性产物，包括氧自由基、脂质介质、溶酶体酶、细胞因子、磷脂酶 A 胺类物质等，这些介质具有攻击各种细胞而使组织细胞损伤的能力。这种炎症反应一旦失控，将不断地自我强化而损伤自身细胞，造成广泛的组织破坏，从而启动 MODS。

CARS 则是指抗炎介质与促炎介质形成交叉网络，力求控制全身炎症反应在合理的范围内，不至于产生破坏性的效果。这些抗炎介质包括 IL-4、IL-10、IL-11、可溶性 TNF-α 受体、转化生长因子等。当抗炎介质过量时，使机体对外的打击反应低下，免疫功能受到抑制，对感染更为易感，导致 MODS。

稳态时，机体内 SIRS 和 CARS 保持相对平衡。在遭受打击后，无论哪一方表现占优势，均反映了机体内炎症反应的失控。在循环中存在大量失控的促炎介质和抗炎介质，形成了强大的相互交叉影响的网络系统，同时各种介质之间存在"交叉对话"（cross talking）。SIRS 与 CARS 并存，相互加强，形成混合型拮抗反应综合征（mixed antagonist response syndrome，MARS），最终形成免疫失衡，发生 MODS。

（二）二次打击及双相预激学说

在发生 MODS 时，不一定是一次性严重的生理损伤的结果，往往是多次重复打击造成的，也就是目前所说的"二次打击"学说。该学说认为，初次打击可能并不严重，但是却使全身免疫系统处于预激活状态。此后，如病情控制则炎症反应逐渐消退，受损的器官系统得以修复。如果在此基础上再次遭受严重的打击（感染、输血、手术等），即"二次打击"，全身炎症反应将成倍扩增，超大量的产生各种继发性炎症介质。这些炎症介质作用于靶细胞后还可以导致"二级""三级",甚至更多级别的新的介质产生,从而形成炎症介质的"瀑布"效应,最终发展成为 MODS。

（三）缺血－再灌注学说

心搏呼吸骤停或其他多种因素导致休克时,有效循环血容量不足,心排血量下降,重要器官系统灌注不良,导致缺血、缺氧、酸中毒。长时间的组织缺血缺氧和酸中毒,使血管内皮细胞肿胀,微血管壁通透性升高,组织水肿,氧弥散障碍。线粒体氧化磷酸化功能停止,三羧酸循环障碍,ATP 合成减少,代谢障碍、能量产生障碍,引起器官功能障碍和衰竭。但是,当心肺复苏成功或休克被控制后,血流动力学得以改善,缺血的组织细胞恢复血流,即发生再灌注。再灌注时,大量的钙离子内流,细胞内钙超载,通过黄嘌呤氧化酶大量堆积、中性粒细胞的呼吸爆发、线粒体的单电子还原增多及儿茶酚胺的自氧化,引起氧自由基大量生成和释放。缺血－再灌注的氧自由基损伤在 MODS 发病过程中起重要作用。内皮细胞是缺血－再灌注过程中氧自由基的最早来源,氧自由基激活补体,促使中性粒细胞和单核细胞活化,释放更多的氧自由基,后者进一步攻击内皮细胞而加重损伤。MODS 患者的血中脂质过氧化产物含量显著增高,超氧化物歧化酶显著降低。同时,缺血－再灌注损伤影响免疫和神经内分泌系统,引起炎症介质的释放和应激反应,还削弱肠道黏膜屏障功能,引起肠道细菌和内毒素移位,诱发内源性感染,进而发展成为脓毒症和 MODS。

（四）肠道动力学说

肠道作为人体的消化器官,在维持机体正常营养中起着极其重要的作用,同时,肠道活跃地参与创伤烧伤和感染后的各种应激反应,是 MODS 发生的动力器官。在脓毒症、多发创伤、休克等损伤后,肠道处于低灌注状态,加之长时间禁食等原因,导致黏膜屏障功能受到削弱或损伤,表现为肠黏膜萎缩、屏障功能受损,肠黏膜通透性增加,大量细菌和内毒素经肠系膜淋巴系统及门静脉侵入,造成细菌移位及肠源性感染。同时,肝脏库普弗细胞、网状内皮系统在受到细菌和内毒素过度刺激后,还可以通过释放大量炎性介质、细胞因子、花生四烯酸、氧自由基等,相互介导、相互激活,形成瀑布效应,导致 MODS。SIRS 的患者可无明显的感染灶,但其血培养中见到肠道细菌,肠道可能是 MODS 患者菌血症的来源。因此,肠道是炎症细胞激活、炎症介质释放的重要场所之一,也是炎性反应失控的策源地之一。从这一点来看,肠道动力学说实际上是炎性反应学说的一部分。

（五）基因多态性假说

随着人类基因组研究的不断深入，人们逐渐认识到遗传学机制的差异性是许多疾病发生发展中的内在物质基础。基因多态性是决定人体对应激易感性与耐受性、临床表型多样性及药物治疗反应差异性的重要因素。也就是说，在临床上同样的病情，同样的治疗，在不同的个体预后可能截然不同，即所谓的"个体差异"。目前已经证实，炎症表达的控制基因确实具有多态性。这些均提示个体基因特征在全身炎症反应中发挥作用。

第三节　临床诊断与监测

一、临床类型

从发病形式及临床过程来区分，MODS可以分为以下临床类型。

1. 一期速发型　又称单相速发型，是指在原发危重急症发病24h后，即出现两个或两个以上器官系统的功能障碍。病变的过程只有一个时相，因此也称其为原发型。

2. 二期迟发型　又称双相迟发型，是指先发生一个重要器官系统的功能障碍，随后经过一个相对近似稳定期，继而出现更多器官系统的功能障碍。此型的首次打击（多数为感染）可能是轻度的，不足以引起明显的临床症状，但是使机体处于预激活状态，而此时发生的二次打击可能就成为致命性的。因此，此型也称为继发型。

相对于单相速发型和双相迟发型，还有一种临床类型称为反复型，即在双相迟发型的基础上，反复多次发生MODS。

二、临床诊断

1. 临床表现

（1）原发病的临床表现：MODS的早期主要以原发病为临床表现，如严重创伤、休克和感染。如果原发病较严重，往往掩盖MODS的早期症状和体征。因此，当存在MODS的诱因时，要高度警惕MODS的可能性。

（2）SIRS的临床诊断标准：具有以下四项标准中的两项或两项以上即可诊断为SIRS：

①体温＞38℃或＜36℃。②心率＞90次/min。③呼吸频率＞20次/min或$PaCO_2$＜32mmHg。④白细胞计数＞12×10⁹/L或＜4×10⁹/L或幼稚粒细胞＞10%。

（3）受累器官系统的相应临床表现：如肺脏受累，表现为发绀及出现ARDS的症状和体征；胃肠道受累，则表现为中毒性肠麻痹、肠道细菌移位和内毒素血症及应激性溃疡；肝肾功能受损，则表现为黄疸、肝性昏迷、少尿、血尿或无尿等。

2. 诊断依据

（1）有导致MODS的诱发因素，如严重创伤、烧伤、感染、休克等。

（2）有SIRS的临床症状及体征。

（3）存在两个或两个以上的器官系统功能障碍。

（4）排除其他疾病引起的多器官系统损害。

（5）高分解代谢且外源性营养不能阻止其自身消耗。

（6）病理学改变缺乏特异性，主要是广泛的炎症反应。

（7）一旦治愈，可不遗留器官系统损伤的痕迹。

3. 诊断标准　对于MODS的诊断方法和诊断标准，目前尚无完全统一。目前主要分为修正的Fry-MODS诊断标准、反映MODS病理生理过程的诊断标准和疾病特异性MODS评分和诊断系统。

（1）修正的Fry-MODS诊断标准：国内MODS诊断标准是参照Fry的MODS诊断标准制定的，几乎包括了所有可能累及的器官或系统。虽未能包括MODS的整个病理生理过程，但避免繁琐的程度评分，较为简洁，增加了临床实用性（见表12-1）。诊断MODS的主要诊断依据：①创伤、感染、大手术、休克、延迟复苏等诱发MODS的病史。②存在全身炎性反应综合征、代偿性抗炎反应综合征的临床表现。③存在两个系统或器官功能障碍。

表 12-1　国内多器官功能衰竭诊断标准

器官 / 系统	诊断标准
循环系统	收缩压＜90mmHg，并持续1h以上，或循环需要药物支持方能维持稳定
呼吸系统	起病急，PaO_2/FiO_2≤200mmHg（已用或未用PEEP），X线胸片见双肺浸润，PCWP≤18mmHg，或无左房压升高的证据
肾脏	血清肌酐浓度＞177μmol/L，伴有少尿或多尿，或需要血液透析

器官 / 系统	诊断标准
肝脏	血清总胆红素>34.2μmol/L，血清转氨酶在正常值上限的 2 倍以上，或有肝性脑病
胃肠道	上消化道出血，24h 出血量>400mL，或不能耐受食物，或消化道坏死或穿孔
血液系统	血小板计数<50×10⁹/L 或减少 25%，或出现 DIC
代谢	不能为机体提供所需能量，糖耐量降低，需用胰岛素；或出现骨骼肌萎缩、无力
中枢神经系统	GCS 评分<7 分

（2）反映 MODS 病理生理过程的诊断标准：MODS 的临床病情评估较困难，计分法是目前定量、动态评价 MODS 病理生理动态变化的较理想的手段。1995 年，加拿大学者 Marshal 和 Sibbald 等提出了 MODS 诊断评估的评分标准（见表 12-2），该评分结果对于临床 MODS 的预后判断具有一定的指导作用（见表 12-3）。

表 12-2　MODS 严重程度的评分系统

器官 / 系统	严重程度评分				
	0	1	2	3	4
呼吸（PaO_2/FiO_2）	>300	226~300	151~225	76~150	≤75
肾脏血肌酐（μmol/L）	≤100	101~200	201~350	351~500	>500
肝脏胆红素（μmol/L）	≤20	21~60	61~120	121~240	>240
心血管（PAR）*	≤10.0	10.1~15	15.1~20.0	20.1~30.0	>30
血液血小板计数（×10⁹/L）	>120	80~120	51~80	21~50	≤20
神经系统（Glasgow 计分）**	15	13~14	10~12	7~9	≤6

*PAR：压力校正心率 = 心率 × 右房压（或 CVP）/ 平均动脉压，以消除因应用变力药物产生的影响
**Glasgow 计分：如使用镇静剂或肌松剂，除非存在内在的神经障碍证据，否则应作正常计分

表 12-3　MODS 评分与预计死亡率

MODS 评分	预计死亡率（%）
0	0
9~12	25
13~16	50
17~20	75
>20	100

（3）疾病特异性 MODS 评分和诊断系统：不同疾病导致的 MODS 具有不同特点，建立疾病特异性的 MODS 评分和诊断系统，是 MODS 深入研究的结果。疾病严重程度分类系统必须建立在客观的生理学参数之上，且尽可能地不受治疗的影响。1985 年，Knaus 等人提出 APACHE- Ⅱ评分，包括三个要素：12 个生理参数异常分，年龄增加分，慢性健康状态异常分。通过对 12 项生理学参数（均为入 ICU 后前 24h 内最差者）异常程度进行量化而加以评定急性疾病的严重程度。1996 年 Vincent 等提出了全身性感染相关性器官功能衰竭评分（SOFA），不但体现了器官和系统功能衰竭的病理生理过程和程度评价，也是对疾病（感染）特异性的 MODS 进行评估，目前已成为诊断脓毒症的重要评分系统（见表 12-4）。

表 12-4　全身性感染相关性器官功能衰竭评分标准（SOFA）

分值	1	2	3	4
呼吸系统 PaO_2/FiO_2	<400	<300	<200（机械通气）	<100（机械通气）
凝血系统血小板计数（$\times 10^9$/L）	<150	<100	<50	<20
肝脏胆红素（μmol/L）	20~32	33~101	102~204	>204
循环系统低血压	MAP<70mmg	Dopa≤5 或 Dobu	Dopa>5 或 EP≤0.1 或 NE≤0.1	Dopa>15 或 EP>0.1 或 NE>0.1
中枢神经系统 GCS 评分	13~14	10~12	6~9	<6
肾脏肌酐（μmol/L）或尿量（mL/d）	110~170	171~299	300~440 或 <500	>440 或 <200

Dopa：多巴胺；Dobu：多巴酚丁胺；EP：肾上腺素；NE：去甲肾上腺素；血管活性药剂量单位为 μg/（kg·min）

对于创伤后的 MODS 的评估，Sauaia 对 Denver 的 MOF 评分标准进行了修改，提出了创伤后 MODS 评分标准（见表 12-5）。在该评分标准中，器官或系统功能正常、功能 1、2、3 级分别计 0、1、2、3 分，MODS 定义为入院后 48h 器官等级同时期评分相加总和≥4 分。

判断 SIRS 和各个器官功能障碍也是 MODS 诊断的关键，近年来对于急性呼吸衰竭和急性肾衰竭有了更深的认识。在 2011 年柏林欧洲危重病学会年会上，提出了 ARDS 新定义，称 ARDS 柏林定义（见表 12-6）。在 2012 年，改善全球肾脏病预后组织（KDIGO）推出了急性肾损伤诊疗指南（KDIGO 指南），其中将 AKI 的定义为符合以下任一项者：48h 以内血肌酐增加≥26.5umol/L，或血肌酐增加达到基线值的 1.5 倍，已知或推测在之前的 7 天内发生；或尿量<0.5mL/（kg·h），持续超过 6h。临床诊断 MODS 时，不能将 MODS

看作是功能障碍或功能衰竭器官的简单叠加，而忽视了 MODS 的病理机制以及器官之间互相作用的重要性。强调各个单一器官功能衰竭对重症患者的病情判断和治疗无疑是很重要的，但 MODS 并不是各个单一器官功能障碍的简单叠加，同样是两个器官衰竭，但器官不同对 MODS 患者影响也不同。

表 12-5　创伤后 MODS 评分标准

系统或器官	功能障碍		
	1 级	2 级	3 级
肺（ARDS 评分）	>5	>9	>13
肾脏（肌酐，μmol/L）	>160	>220	>440
肝脏（胆红素，μmol/L）	>34	>60	>136
心血管*心排血指数 [L/(min·m²)]	<3.0	<3.0	<3.0
多巴胺用量 [μg/(kg·min)]	<5	5~15	>15

* 心血管评分标准为在不同剂量多巴胺支持下的心排血指数

表 12-6　ARDS 的 Berlin 诊断标准

项目	诊断标准
发病时间	具有已知危险因素后 1 周内发病 新出现的或原有呼吸系统症状加重后 1 周内发病
胸部 X 线或 CT 成像	无法用渗出、肺叶/肺萎陷或结节完全解释的双肺透光度降低
水肿原因	无法完全用心衰或容量负荷过多解释的呼吸衰竭 如无危险因素，则需通过客观检查（如超声心动图）排除静水压性肺水肿
氧合*轻度 中度 重度	$200mmHg < PaO_2/FiO_2 \leqslant 300mmHg$，且 PEEP 或 $CPAP \geqslant 5cmH_2O$ $100mmHg < PaO_2/FiO_2 \leqslant 200mmHg$，且 $PEEP \geqslant 5cmH_2O$ $PaO_2/FiO_2 < 100mmHg$，且 $PEEP \geqslant 5cmH_2O$

* 海拔 >1000m 时，校正氧合指数为：$PaO_2/FiO_2 ×$（大气压 /760）

第四节　防治及预后

对于 MODS 目前仍无有效的遏制手段，故其病死率相当高。预防 MODS 的发生，是提高危重病患者生存率最为重要的措施。关键在于早期发现、早期治疗。一旦发生 MODS，则应及早采取各种保护器官功能的支持疗法，在去除病因的前提下进行综合治疗，最大限度地保护各器官系统功能，切断他们之间存在的恶性循环。

一、加强器官系统功能的监测与护理

通过合理的监测和护理，可以早期发现和治疗患者的器官功能紊乱及指导 MODS 治疗。

1. 呼吸监测　①临床症状的观察：包括体位、呼吸肌的协调运动、呼吸频率、胸廓运动幅度、发绀等。②呼吸功能及呼吸力学的监测：包括潮气量、每分通气量、气道压力、最大吸气压力、肺顺应性等。③床旁胸部 X 线片检查，可每 24~48h 复查一次。④动脉血气分析，可依据病情的进展情况，每日可定时或多次复查。⑤其他监测，如计算肺泡 – 动脉氧分压差有助于判断肺泡的弥散功能。必要时，还可进一步计算肺内的分流率（Q_S/Q_T）。

2. 血流动力学监测　连续监测动脉、CVP。放置漂浮导管可了解右房压、肺动脉压和肺毛细血管楔压等，同时测定心排血量和混合静脉血氧饱和度（S_VO_2），以了解氧需（DO_2）与氧耗（VO_2）的失衡趋势。脉搏指数连续心排出量（PiCCO）监测技术可微创快速获得每搏量变异率（SVV）、心指数（CI）、周围血管阻力指数（SVRI）、胸内血容量指数（ITBVI）及血管外肺水容量指数（EVLWI）等功能性血流动力学参数，有助于重症患者的临床评价和治疗决策。床旁心脏超声技术可无创测定心功能参数，临床可对重症患者容量状态、液体反应性、心脏功能进行快速以及重复检查和评估，并且动态指导治疗。

3. 加强监测　意识状态、内环境、肝、肾、凝血、胃肠道等功能监测。

二、合理支持，改善全身情况，维持内环境稳定

酸中毒可以影响心血管系统和肺功能，碱中毒则可以影响中枢神经系统，营养不良

可降低免疫功能、消耗肌肉组织。患者的心理恐惧及各种疼痛不适可以引起机体的应激反应。通过合理的支持疗法，比如充分的镇静镇痛，呼吸支持、能量代谢支持等，可以纠正器官系统功能障碍造成的生理紊乱，防治器官功能进一步损害，延长治疗时间窗、消除致病因素，促进器官系统功能的恢复。

三、积极治疗原发病

治疗原发病是从源头阻断 MODS 的病理机制，是防治策略的根本所在。对于创伤患者和休克患者，要尽早、充分、有效地实施复苏；大面积烧伤的患者，要早期切痂封闭创面；长骨骨折及骨盆骨折应早期进行正确的固定；加强对原发病损伤器官的保护；及时彻底清创无血流灌注及已坏死的组织，充分引流。

四、及时有效地控制感染

明确的感染灶必须及时引流，彻底清除坏死组织，尽可能使感染局限化，根据致病菌及药物敏感试验选用有效的抗生素，减轻内毒素血症。同时，院内感染可能成为"二次打击"，应加强无菌操作观念，对免疫力低下的患者进行适当的保护隔离。

五、防止休克及缺血－再灌注损伤

在现场急救及住院治疗过程中，及时合理地处理失血、失液、休克等。任何治疗措施都要强调时间性，因为组织低灌注和缺氧的时间越久，组织的损害就越严重，缺血－再灌注损伤也更严重。

六、保持良好的呼吸和循环

MODS 患者最早出现且最常见的是 ARDS，因此要管理好患者的呼吸功能，必要时给予机械通气支持。呼吸支持是提高氧输送和降低氧消耗的重要手段之一。在选择呼吸机模式和设置呼吸机参数时，应避免呼吸机相关性肺损伤，尽可能减少机械通气对器官功能的影响。对创伤、低血容量、休克的患者，及时充分的复苏，提高有效循环血容量，合理使用血管活性药物，以保证组织满意的氧合。

七、支持相关器官系统功能，阻断病理的连锁反应

MODS 的病死率取决于器官功能障碍的数目，仅一个器官系统受累，病死率只有 30%，但是 2 个器官系统受累，病死率就增加到 50%~60%，3 个器官系统受累则增加到 72%~100%，5 个器官系统受累，病死率将接近 100%。因此，只有对其进行早期干预，阻止 MODS 的进展，才有可能明显改善预后。

八、特异性治疗

内毒素、TNF 及 IL-1 被认为是重要的炎症因子，可以采取这些炎症介质的特异性抗体或拮抗剂，阻断或减弱炎症介质的"瀑布"反应。虽然相关介质的拮抗剂在实验动物中取得良好效果，但在患者中未能提高治愈率及生存率，有待于进一步研究。

同时，连续肾脏替代治疗、连续性血液滤过透析与血浆置换以及分子吸附再循环系统可以移除循环中的炎症介质和细胞因子，也逐步应用于 MODS 的防治。

九、目标性体温管理

浅低温治疗可以减轻炎症反应，减轻缺血后内皮细胞损害，减少活性氧的生成，抗氧化。通过目标性体温管理能通过抑制过度炎症反应等多个环节而产生有益效应。

十、中医中药治疗

运用中医的清热解毒、活血化瘀、扶正养阴等理论，采用大黄、当归、黄芪等中药组方，治疗 MODS 具有一定临床效果。如中药大承气汤具有降低肠道毛细血管通透性，减少炎症渗出；保护肠黏膜屏障，阻止肠道细菌及毒素移位；促进肠道运动，解除梗阻，加速肠道细菌及毒素排出体外等作用，可用来防治 SIRS 向 MODS 转化。中医药干预治疗尚需大量实验及临床观察。

总之，目前国内外尚缺乏特异性的治疗 MODS 方法，主要仍然是以预防为主，及早发现及早治疗，保护各主要器官的功能，提倡综合治疗。

第十三章　危重患者营养支持

营养支持（nutritional support）是指在患者饮食不能获取或摄入不足的情况下，通过肠内、外途径补充或提供维持人体必需营养素的治疗措施。随着研究和认识的深入，营养支持在为患者提供能量和氮源等，以适应代谢需求、保持瘦体重（瘦体重＝总体重－脂肪重量）等的基础上，逐步增添了免疫调理、维护胃肠道结构和功能等新的内涵，拓展为营养治疗或营养支持治疗。营养支持是 20 世纪最重要的医学进展之一，他的临床应用极大地推动了外科手术的拓展和进步，明显改善了危重患者治疗效果，已成为目前临床治疗的基础手段之一。

第一节　危重患者营养支持的目的

一、危重患者代谢特点

危重患者的分解代谢远比普通禁食者明显，因为除了疾病的原因导致的不能有效进食外，卧床、严重的炎症反应、内分泌应激反应等均对危重患者的代谢产生巨大的影响，使其存在明显的能量缺乏，瘦体组织消耗等。危重患者的机体处于严重应激状态。垂体－肾上腺轴功能发生改变，儿茶酚胺、胰高血糖素、促生长激素等促分解代谢激素大量生成。而胰岛素分泌减少或正常，可导致胰岛素／胰高血糖素的比例失调，骨骼肌等蛋白质分解，血浆中的游离氨基酸、脂肪酸增加，糖原分解和糖异生加剧，出现明显的高血糖。

胰岛素抵抗现象导致糖的利用受限，糖耐量下降，血糖上升，导致应激性的持续高血糖。胰岛素对脂肪细胞的作用是阻止脂肪的分解，脂肪的利用则受到限制，可出现严重的能量不足（这一点有别于单纯饥饿时发生的营养障碍，单纯饥饿时机体尚能利用脂肪提供部分能源）。

急性危重症患者在应激状态下会调动机体本身的力量以对抗病原体的侵袭和损伤，即患者机体处于强烈的代谢应激状态。现代危重病研究认为，在强烈的应激初期，机体处于失衡的代谢亢进状态。无论是分解代谢还是合成代谢均在增加，只不过合成的不再是生理状态下的白蛋白和肌肉蛋白，而是各种急性时相反应蛋白（acute phase reaction protein，APRP），如 C 反应蛋白（CRP）、纤维蛋白原等。上述多种急性时相反应蛋白合成的原料，绝大多数来自肌肉及内脏蛋白分解所提供的氨基酸。若患者的病因未能得到及时有效地控制和祛除，且机体始终处于应激代谢亢进状态，则一方面机体的内脏与肌肉蛋白源源不断地分解，将导致器官结构损伤；另一方面，急性时相反应蛋白大量不断地产生，维持和加剧机体的炎性反应。最终，这种恶性循环导致器官功能障碍，甚至危及生命。

二、危重患者营养支持的目的

重症患者营养支持的总目标是供给细胞代谢所需要的能量与营养底物，维持组织器官结构与功能；通过营养素的药理作用调理代谢紊乱，调节免疫功能，增强机体抗病能力，从而影响疾病的发展与转归。应该指出，营养支持并不能完全阻止和逆转重症患者严重应激的分解代谢状态和人体组成改变。患者对于补充的蛋白质的保存能力很差。但合理的营养支持，可减少净蛋白的分解及增加合成，改善潜在和已发生的营养不良状态，防治其并发症。

第二节　危重患者营养评估

2002 年，欧洲肠内肠外营养学会（ESPEN）制定了 NRS 2002 营养风险筛查工具（nutrition risk screening，NRS），结合了患者的营养状况和疾病严重程度，以发现高营养风险的患者，为营养支持治疗的开始提供了依据。

但目前临床的应用仍不够广泛。2011 年颁布的重症营养风险评分 NUTRIC（the nutrition risk in critically ill）则是运用了多元回归的方法纳入了影响营养状况和预后的关键指标，并在临床研究的基础上不断改良（mNUTRIC），与主观综合性营养评估（subjective global assessment，SGA）一起被认为对重症患者的营养评估有重要意义。应用营养风险筛查工具是对重症患者营养评估的重要一步，也是营养治疗的第一步，早发现，早干预，营养支持疗法的实施才有价值，评估工具的不断改进也将逐步提高其临床适用性，为营养筛查的普及奠定基础。

营养评估除了营养风险筛查以外，还包含了所患并发症、胃肠道功能及误吸风险的综合评估。但危重症患者病理生理过程复杂，我们仍缺乏准确的营养评价指标及方法。实验室检查中的血清蛋白标志物并不能准确地反映重症患者的营养状态，而 C 反应蛋白以及白细胞介素等炎症指标对营养状况的评估价值仍有待进一步研究证实。床旁超声作为一项新的检查方法，可以通过检查胃内液体、液固混合物的排空来评价胃肠道的运动功能，间接评估消化道对营养的耐受情况，超声还可以测量骨骼肌的厚度和横截面积，间接评价患者的营养风险。相对于 CT 而言，超声没有放射性损伤且价格低廉，便于重症患者床旁检查，可以作为营养评估及动态监测的新手段。

第三节　危重患者营养支持方案

一、营养支持的时机

临床研究表明，营养支持延迟将导致重症患者迅速出现营养不良，且后期的营养治疗难以纠正。此外，营养摄入不足和蛋白质能量负平衡与发生营养不良及血源性感染相关，并直接影响危重患者的预后。早期营养支持能降低高代谢反应，但过早地增加营养不但不能被充分利用，而且会增加代谢负担，甚至产生影响免疫功能等不利作用。因此在复苏早期、血流动力学尚未稳定或存在严重的代谢性酸中毒阶段，均不是开始营养支持的安全时机。此外，还需考虑不同原发疾病、不同阶段的代谢改变与器官功能的特点。存在严重肝功能障碍，肝性脑病，严重氮质血症，严重高血糖未得到有效控制等情况下，营养支持很难有效实施。当机体的有效循环容量及水、酸碱与电解质平衡得到初步纠正后，即应开始营养支持，一般在治疗开始后24~48h进行。

二、营养支持的途径

根据营养素补充途径，临床营养支持分为通过外周或中心静脉途径的肠外营养支持（parenteral nutrition，PN）和通过喂养管经胃肠道途径的肠内营养支持（enteral nutrition，EN）方法。

随着临床营养支持的发展，营养支持方式已由PN为主要的营养供给方式，转变为通过鼻胃/鼻空肠导管或胃/肠造口途径为主的肠内营养支持（EN）。经胃肠道途径供给营养应是重症患者首先考虑的营养支持途径。因为他可获得与肠外营养相似的营养支持效果，并且在全身性感染等并发症发生及费用方面较全肠外营养更具有优势。对于合并肠功能障碍的重症患者，肠外营养支持是其综合治疗的重要组成部分。

总之，肠外营养与肠内营养两者间优先选择肠内营养，肠内营养不足时，可通过肠外营养加强，肠功能障碍时选择肠外营养。

三、危重患者营养需要量估算

主要营养物质（如蛋白质、脂肪、碳水化合物）应平衡地满足机体能量需求。而微量营养物质（如维生素和矿物质）不提供能量，主要用于维持机体健康。营养需求估算通常分为以下四个步骤：

1. 计算静息能量消耗所需要的热卡量 Haris Benediet公式可用于估算每日需要热卡量的基础代谢率（basal metabolic rate，BMR）：

男性BMR：$66+(13.7 \times W)+(5 \times H)-6.8 \times A$ =kcal/d

女性BMR：$65.5+(9.6 \times W)+(1.8 \times H)-(4.7 \times A)$ =kcal/d

其中：W= 体重（kg），H= 身高（cm），A= 年龄（岁）

根据该公式计算结果，每日需要的热卡量约为25kcal/kg。此公式估算的是无发热的健康个体，因此需要根据应激水平加以调整。需调整的应激因素如下：

手术 =1.2；饥饿 =0.85~1；创伤 =1.35；脓毒症 =1.6；严重烧伤 =2.1

若患者体温在 37℃以上，每升高 1℃，则 BMR 增加 10%（最高到 40℃）。

日常维持能量需求量 =BMR× 应激因素 ×1.25（增加的 25% 用于医院内活动，若患者是在呼吸机支持的麻痹状态或深度镇静状态下，则不用追加该额外的 25% 能量需求）。

合理的能量供给是实现重症患者有效的营养支持的保障。合并全身感染的患者，能量消耗第 1 周为 25kcal/（kg·d），第 2 周可增加至 40kcal/（kg·d）。创伤患者第 1 周为 30kcal/（kg·d），某些患者第 2 周可高达 55kcal/（kg·d）。大手术后能量消耗为基础能力需要的 1.25~1.46 倍。但这并非急性应激状态的重症患者的能量供给目标。不同疾病状态、时期以及不同个体，其能量需求亦是不同的。

应激早期，合并有全身炎症反应的急性重症患者，能量供给在 20~25kcal/（kg·d），被认为是大多数重症患者能够接受的能量供给目标，即 "允许性" 低热量喂养，其目的在于：避免营养支持相关的并发症，如高血糖、高碳酸血症、淤胆与脂肪沉积等。营养供给时应考虑到危重机体的器官功能、代谢状态及其对补充营养底物的代谢、利用能力。在肝肾功能受损情况下，营养底物的代谢与排泄均受到限制，供给量超过机体代谢负荷，将加重代谢紊乱与器官功能损害。肥胖的重症患者应根据其理想体重计算所需能量。

对于病程较长、合并感染和创伤的重症患者，病情稳定后的能量补充需要适当地增加，目标喂养可达 30~35kcal/（kg·d），否则将难以纠正患者的低蛋白血症。

2. 计算蛋白质需要量

（1）正常情况下，蛋白质需要量为 0.8~1g/（kg·d）（最多为 60~70g/d）。

（2）消耗 / 应激状态：轻度增加至 1~1.5g/（kg·d），严重时增加至 1.5~2g/（kg·d）。

（3）透析前的肾衰竭患者和肝性脑病患者蛋白质需要量减少。

3. 计算非蛋白质（碳水化合物＋脂肪）成分

（1）用脂肪提供热卡可减少因葡萄糖过多而引起的风险，并且减少总液体量。

（2）因脂肪可能会降低机体的免疫反应，脂肪量应小于总热卡的 40%~50%。摄入量一般为 1.0~1.5g/（kg·d），应根据血脂廓清能力进行调整，脂肪乳剂应匀速缓慢输注。

（3）总热卡中至少有 4% 是由必需脂肪酸提供（亚油酸）。

（4）剩余热卡由碳水化合物（葡萄糖）供给。

主要营养物质的热卡量（kcal/g）为：脂肪：9；蛋白质：4；碳水化合物：4；静脉输注

糖：4；1mL 10%脂肪乳：1.1。

4.计算微量营养物（维生素、电解质和微量元素）

（1）每日维生素需要量：维生素 A 3300IU，维生素 D 200IU，维生素 E 10IU，维生素 B_1 3mg，维生素 B_2 3.6mg，维生素 B_3 40mg，维生素 B_5 15mg，维生素 B_6 4mg，维生素 B_7 60mg，维生素 B_9 0.4mg，维生素 B_{12} 5mg，维生素 C 100mg，维生素 K 2~4mg/周。脓毒症患者大量丢失维生素 A，需要大量补充。

（2）每日电解质需要量［mmol/（kg·d）］：Na^+1.0~2.0，K^+0.7~1.0，Ca^{2+} 0.1，Mg^{2+} 0.1，Cl^- 1.0~2.0，$PO4^-$ 0.4。若机体钾、镁、锌、磷和硫较低，则可出现分解代谢和瘦体组织丢失。

（3）每日微量元素需要量（mg/d）：铬 10~15，铜 500~1500，锰 150~800，硒 30~60，锌 2500~4000。严重烧伤患者经渗出液大量丢失铜、锌和硒，严重创伤患者经引流液大量丢失锌和硒，因此应注意相应的补充。

四、肠内营养

（一）肠内营养适应证

"只要胃肠道有功能，就利用他"已成为临床医师的共识。EN 应用指征：胃肠道功能存在（或部分存在），但不能经口正常摄食的重症患者，应优先考虑给予 EN。EN 无论是在支持效果、费用、安全性，还是可行性方面都明显优于 PN。与延迟 EN 比较，早期 EN 能明显降低死亡率和感染率，改善营养摄取，减少住院费用。因此，重症患者在条件允许情况下，应尽早使用 EN。早期肠内营养通常指"进入 ICU24~48h 内"，并且在血流动力学稳定、无 EN 禁忌证的情况下开始 EN。

当重症患者出现肠梗阻、肠道缺血时，EN 往往造成肠管过度扩张，加重肠道血运恶化，甚至造成肠坏死、肠穿孔；严重腹胀或腹腔间室综合征时，EN 增加腹腔内压力，腹内高压将增加发生反流及吸入性肺炎的风险，并使呼吸循环等功能进一步恶化。因此，在这些情况下应避免使用 EN。对于 EN 后出现严重腹胀、腹泻，且经一般处理无改善的患者，建议暂时停用 EN。

（二）肠内营养配方

为适合机体代谢的需要，EN 制剂的成分一般包括碳水化合物、蛋白质、脂肪或其分解产物，也含有生理需要量的电解质、维生素和微量元素等。

制剂分粉剂及溶液两种，前者需加水后使用。此外还有可供选择的高能量配方和高氮配方，前者以较少容量提供较高能量，适用于需限制液体入量的患者；后者氮卡比约为1g∶313kJ（75kcal），适用于需补充大量蛋白质的患者。EN制剂大致可分成两类：

1. 以整蛋白质为主的制剂 其蛋白质源为酪蛋白或大豆蛋白；碳水化合物源为麦芽糖、糊精；脂肪源为玉米油或大豆油；不含乳糖。溶液的渗透压较低。适用于胃肠道功能正常者。

2. 以蛋白质水解产物（或氨基酸）为主的制剂 又称要素膳，其蛋白质源为乳清蛋白水解产物、肽类或结晶氨基酸；碳水化合物源为低聚糖、糊精：脂肪源为大豆油及中链甘油三酯；不含乳糖。渗透压较高。适用于胃肠道消化、吸收功能不良者。但由于该类配方的高渗透压吸引游离水进入肠腔而易腹泻，应用时需加强护理。

有些制剂中还含有谷氨酰胺、膳食纤维等。新产品还有适用于严重应激、糖尿病、癌症的制剂，以及增强免疫的制剂。还有可供选择的特殊疾病配方，如肝病：低钠且蛋白质含量减少，以减少肝性脑病发生；肾病：低磷、低钾和高热卡（2kcal/mL），以减少液体入量；呼吸疾病：高脂肪含量，以减少 CO_2 的产生。

（三）肠内营养途径

EN的途径根据患者的情况可采用鼻胃管、鼻空肠管、经皮内镜下胃/空肠造口术、术中胃/空肠造口或经肠瘘口等。

1. 经鼻胃管途径 常用于胃肠功能正常，非昏迷以及经短时间管饲即可过渡到口服饮食的患者。优点是简单、易行。缺点是反流、误吸、鼻窦炎、上呼吸道感染的发生率增加。

2. 经鼻空肠置管喂养 优点在于因导管通过幽门进入十二指肠或空肠，反流与误吸的发生率降低，患者对EN的耐受性增加。但要求在喂养的开始阶段，营养液的渗透压不宜过高。

3. 经皮内镜下胃造口术（percutaneous endoscopic gastrostomy，PEG） PEG是指在纤维胃镜引导下行经皮胃造口，将营养管置入胃腔。优点是去除了鼻管，减少了鼻咽与上呼吸道的感染并发症，可长期留置营养管。适用于昏迷、食道梗阻等长时间不能进食，但胃排空良好的重症患者。

4. 经皮内镜下空肠造口术（percutaneous endoscopic jejunostomy，PEJ） PEJ是指在内镜引导下经皮穿刺进入胃腔，将营养管置入空肠上段，如此可以在空肠营养的同时行胃腔减压，并可长期留置。其优点除减少了鼻咽与上呼吸道的感染并发症外，也减少了反流与误吸风险，并在喂养的同时可行胃十二指肠减压。尤其适合于有误吸风险、胃动力障碍、十二指肠淤滞等需要胃十二指肠减压的重症患者。

重症患者往往存在胃肠动力障碍，EN 时容易导致胃潴留、呕吐和误吸。与经胃喂养相比，经空肠喂养能减少上述情况与肺炎的发生，提高重症患者的热卡和蛋白的摄取量，同时缩短达到目标 EN 量的时间。但留置小肠营养管需要一定的设备和技术条件。因此，有条件的单位可常规经空肠营养。在条件受限的单位，建议对不耐受经胃营养或有反流和误吸高风险的重症患者选择经空肠营养，这些情况包括：胃潴留、连续镇静或肌松、肠麻痹、急性重症胰腺炎患者或需要鼻胃引流的患者。

（四）肠内营养管理

重症患者往往合并胃肠动力障碍，头高位可以减少误吸及其相关肺部感染的可能性。经胃营养患者应严密检查胃腔残留量，避免误吸的危险。通常需要每 6h 抽吸一次胃腔残留量。如果潴留量≤200mL，可维持原速度；如果潴留量≤100mL 增加输注速度 20mL/h；如果潴留量＞200mL，应暂时停止输注或降低输注速度。

在 EN 输注过程中，以下措施有助于提高患者对 EN 的耐受性：对 EN 耐受不良（胃潴留＞200mL、呕吐）的患者，可应用促胃肠动力药物；EN 开始营养液浓度应由低到高；使用动力泵控制速度，输注速度逐渐递增；在喂养管末端夹加温器，有助于患者对 EN 的耐受。

（五）肠内营养并发症

EN 比 PN 支持更安全易行，但是也可因营养剂选择或配制不合理、营养液污染及护理不当等因素而产生一系列相关并发症。

1. 机械性并发症　主要与喂养管的放置、柔软度与所处位置以及护理有关。包括鼻咽部和食管黏膜损伤、喂养管阻塞等。

2. 感染性并发症　反流误吸可导致吸入性肺炎，多见于经鼻胃管喂养者。原因包括：①胃排空迟缓。②恶心、呕吐引起喂养管移位。③体位不佳，营养液反流。④咳嗽和呕吐反射受损。⑤精神障碍。⑥应用镇静剂及肌松剂。预防措施包括：抬高患者头部 30°~40°；在每次输注前抽吸并估计胃内残留量，大于 200mL 时，应暂停输注；必要时加用胃动力药物；将喂养管置至幽门以下或经空肠内输注。

3. 胃肠道并发症 EN 时最常见的是恶心、呕吐、腹胀、肠痉挛、便秘和腹泻等胃肠道并发症，其中以腹泻最为多见。这些胃肠道并发症可能与肠内营养剂的类型、营养液的高渗透压、营养液的输注速度过快和温度过低以及营养液污染等因素有关。防治措施包括：①添加肠道益生菌制剂。②选用适合于个体的营养制剂。③调整渗透压，逐步递增营养液的浓度和剂量。④控制滴速，最好应用输液泵控制。⑤调节营养液的温度。⑥必要时应用止泻药。

4. 代谢性并发症 胃肠道具有缓冲作用，因此 EN 时较少发生代谢性并发症。密切监测和及时调整 EN 方案以及输注方式可防止高血糖或水电解质紊乱。

五、肠外营养

（一）肠外营养适应证

肠外营养（parenteral nutrition，PN）的适应证包括：①胃肠道功能障碍的重症患者。②由于手术或解剖因素，禁止利用胃肠道的重症患者。③存在有尚未控制的腹部情况，如腹腔感染、肠梗阻、肠瘘等。存在以下情况时，不宜给予肠外营养支持：①早期复苏阶段、血流动力学尚未稳定或存在严重水电解质与酸碱失衡。②严重肝衰竭、肝性脑病。③急性肾脏衰竭存在严重氮质血症。④严重高血糖尚未得到有效控制。

（二）肠外营养成分

全胃肠外营养（total parental nutrition，TPN）是指完全通过静脉途径给予适量的氨基酸（AA）、脂肪、碳水化合物、电解质、维生素及微量元素，以达到营养支持的一种方法。目的在于维持机体正常生理功能，促进患者康复，改善营养状况。重症患者急性应激期营养支持应根据营养支持目标以 20~25kcal/（kg·d）开始；在应激与代谢状态稳定后，能量供给量需要适当地增加至 30~35kcal/（kg·d）。

全胃肠外营养的一般原则：

（1）葡萄糖是肠外营养中主要的碳水化合物来源，一般占非蛋白质热卡的 50%~60%，应根据糖代谢状态进行调整。

（2）脂肪补充量一般为非蛋白质热卡的 40%~50%；摄入量可达 1~1.5g/（kg·d），应根据血脂廓清能力进行调整，脂肪乳剂应匀速缓慢输注。

（3）肠外营养时蛋白质供给量一般为 1.2~1.5g/（kg·d），相当于氮 0.20~0.25g/（kg·d）；热

氮比 100~150kcal：1g N。

（4）营养液的容量应根据病情及每个患者的具体需要，综合考虑每日液体平衡与前负荷状态确定，并根据需要予以调整。

（5）氨基酸和葡萄糖应同时滴注，以保证氨基酸能为机体所充分利用，以免作为能量被消耗。

（6）在较长时间不用脂肪乳剂的胃肠外营养支持过程中，应定期补充脂肪乳剂，以防发生必需脂肪酸的缺乏。

（7）维生素与微量元素应作为重症患者营养支持的组成成分。创伤、感染及 ARDS 患者，应适当增加抗氧化维生素（如维生素 C、E 和胡萝卜素）及硒的补充量。

最好将一天的营养液混匀配制在 3L 袋内，在 24h 内匀速滴注。应用 3L 袋可简化输液步骤，减少输注管道，减少护理量；用特定的输液袋在无菌环境下全封闭配制，减少污染机会，避免气栓；各种营养物质相互稀释，降低浓度，降低渗透压，减少高浓度葡萄糖输注相关的并发症，减少胰岛素用量；各种营养物质均匀输入，利用率更高、更科学；能增进氮平衡，比单瓶输注更快达到正氮平衡。

（三）肠外营养并发症

完全胃肠道外营养应用过程中可发生并发症，有些并发症相当严重，应早期发现，及时处理。

1.再喂养综合征 无论通过何种营养支持途径，严重营养不良或饥饿患者在最初开始营养支持数天内可发生再喂养综合征。其发生机制为：饥饿导致细胞内电解质丢失，跨膜泵功能下降和渗漏，使得细胞内贮存严重耗竭。当再次给予碳水化合物时，电解质以胰岛素依赖形式向细胞内流动，导致血浆内磷、镁、钾、钙等水平快速下降。临床症状包括虚弱无力、呼吸衰竭、心力衰竭、心律失常、癫痫发作，甚至死亡。因此喂养必须缓慢开始，开始时给予所需热卡的 25%~50%，4 天后缓慢增加。同时应补充所需的电解质。开始喂养前经静脉给子维生素 B_1 和其他 B 族维生素，至少连续给予 3 天。

2.过度喂养 为逆转分解代谢状态有意识地过度喂养常伴有不良后果。可导致尿毒症、高糖血症、高脂血症、脂肪肝（肝硬化）、高碳酸血症（尤其是给予过多碳水化合物时）和容量过多。胃肠外营养并发症事实上常与过度喂养有关，甚至一些轻度喂养不足（约所需能量的 85%）时也可能出现。

3. 高糖血症　高糖血症可与过度喂养相关，但通常并非由此引起。危重患者因未诊断的糖尿病或应激反应出现的胰岛素抵抗也可出现高糖血症。目前一般认为目标血糖控制在≤10.0mmol/L 相对比较合理，不必一味追求血糖控制在 4.5~6mmol/L。

4. 电解质紊乱和微量营养物缺乏　在需要长时间营养支持的患者中尤易发生电解质紊乱和微量营养物缺乏，应加以密切监测与防治。

5. 中心静脉置管相关并发症　危重患者的胃肠外营养通常经中心静脉给予。中心静脉导管留置本身有一定的风险。

6. 脓毒症　胃肠外营养引起的过度喂养、不可控制的高血糖和感染可增加脓毒症的风险。营养袋必须消毒无菌，在开始使用 24h 内需废弃。更换营养袋时需注意无菌操作，并且其中心静脉管路不能用于采血或给予其他药物或液体。

另外胃肠外营养可诱发脂肪肝、肝硬化和无结石胆囊炎等肝胆疾病。

第十四章 疼痛诊疗

第一节 概 述

疼痛是一种与实际或潜在的组织损伤相关的不愉快的感觉和情绪情感体验，或与此相似的经历（国际疼痛学会，2020年版）。疼痛始终是一种主观体验，同时又不同程度地受到生物学、心理学以及社会环境等多方面因素的影响。疼痛与伤害性感受不同，纯粹生物学意义上的感觉神经元和神经通路的活动并不代表疼痛。人们可以通过生活经验和体验学习、感知疼痛并认识疼痛的实际意义。

一、针对不同情况对疼痛进行分类

1. 根据疼痛严重程度分为轻度疼痛、中度疼痛和重度疼痛。

2. 根据疼痛持续的时间分为急性疼痛和慢性疼痛。

3. 根据疼痛的原因分为创伤性疼痛、炎性疼痛、神经病理性疼痛、癌痛和精神（心理）性疼痛。

4. 根据疼痛发生的系统和器官分为躯体痛、内脏痛和中枢疼。

二、疼痛对生理的影响

疼痛通常是一种适应性和保护性感受，但疼痛同时也可产生不利影响。

1. 精神情绪变化 急性疼痛引起患者紧张、焦虑、烦躁，哭闹不安。长时间疼痛可引起抑郁，对环境淡漠，反应迟钝，甚至伴有自杀倾向。

2. 内分泌系统 疼痛引起的内分泌反应是分解代谢激素增加（儿茶酚胺类、皮质醇、胰高血糖素）而合成代谢激素减少（胰岛素和睾酮）。患者表现为负氮平衡、对碳水化合物不耐受、脂肪分解增加。在皮质醇增加时肾上腺皮质激素、醛固酮、血管紧张素、抗利尿激素也同时增加，导致水钠潴留和细胞外间隙继发性肿胀。

3. 心血管系统 疼痛通过兴奋交感神经，使血浆儿茶酚胺和血管紧张素 II 水平升高，导致血压升高、心率增快和心律失常，增加心肌氧耗。剧烈的深部疼痛有时可引起副交感神经兴奋，从而导致血压下降、心率减慢，甚至发生虚脱、休克。

4. 呼吸系统 腹部或胸部手术后疼痛对呼吸功能影响较大。疼痛引起肌张力增加及膈肌功能降低，使肺顺应性下降；患者呼吸浅快，肺活量、潮气量、残气量和功能残气量均降低，通气/血流比例下降，易产生低氧血症等。由于患者不敢用力呼吸和咳嗽，积聚于肺泡和支气管内的分泌物不易排出，易并发肺不张和肺炎，延缓术后呼吸功能的恢复。在高危和术前呼吸功能减退的患者，疼痛常导致其缺氧和二氧化碳蓄积。

5. 消化系统 疼痛可引起食欲减退、腹胀、呃逆、恶心、呕吐及便秘等症状。

6. 泌尿系统 疼痛本身可引起膀胱或尿道排尿无力，排尿困难，导致术后尿潴留；同时由于反射性肾血管收缩，垂体抗利尿激素分泌增加，尿量减少。较长时间排尿不畅可引起尿路感染。

7. 免疫系统 术后疼痛应激反应可导致淋巴细胞减少，白细胞增多，网状内皮细胞处于抑制状态，单核细胞活性下降。患者细胞和体液免疫功能受到抑制。术后免疫功能抑制是术后发生感染的关键因素之一。因此，机体免疫力下降，对预防或控制感染以及控制肿瘤扩散不利。

8. 凝血机制 疼痛引起的应激反应可改变血液黏滞度，使血小板黏附功能增强，纤溶系统功能紊乱，使机体处于高凝状态，促进血栓形成。

三、疼痛的机制

疼痛是由初级传入神经元、脊髓中间神经元和上行束，以及一些脊髓上神经区组成的感觉神经系统介导的。三叉神经节和背根神经节发出高阈值的 Aδ 和 C 纤维，支配外周组织（皮肤、肌肉、关节、内脏）。这些特化的初级传入神经元被称为伤害性刺激感受器，可将伤害性刺激转变为动作电位并传导至脊髓背角。周围组织受损时可能产生多种因子：包括氢离子、交感胺类、三磷酸腺苷（ATP）、谷氨酸、神经肽（降钙素基因相关肽、P物质）、神经生长因子、前列腺素、促炎细胞因子和趋化因子等，多数刺激因子可导致神经元细胞膜上的阳离子门控通道开放。通道开放引起伤害性感受器末梢的钠离子和钙离子内流，从而引起膜的去极化并导致爆发性动作电位，动作电位沿感觉神经轴突传递至脊髓背角，随后这些冲动传递至脊髓神经元、脑干、下丘脑以及大脑皮质。

伤害性感受器中枢端含有兴奋性递质，如谷氨酸、P物质、神经营养因子，他们分别激活突触后膜N-甲基-D-天冬氨酸（NMDA）神经激肽和酪氨酸激酶受体；反复刺激伤害性感受器可使周围神经元和中枢神经元敏化；由于伤害感受器持续兴奋，导致脊髓神经元输出递增，产生上扬现象。从而引起伤害性感受器和脊髓神经元的基因转录改变，导致敏化持续存在。通过基因调控影响位于伤害性感受器和脊髓神经元上的神经肽、神经递质、离子通道、受体和信号分子（转录依赖可塑性），导致周围神经系统和中枢神经系统的细胞凋亡、神经生长以及神经树突棘的重塑。

第二节　疼痛的评估

患者、临床医生和科研工作者该如何正确判断疼痛类型、评估疼痛强度及其影响是解决疼痛问题的关键所在。目前可供使用的疼痛评估方法有很多种，其中常用疼痛评估方法有：

一、视觉模拟评分法（visual analogue scale，VAS）

VAS是一种简便、有效测量和评定疼痛强度的方法。在一张白纸上画一条长10cm的直线，左侧起点表示"无痛"，为0分，右侧终点表示"剧烈疼痛"，为10分。患者根据自己所感受疼痛程度，在直线上相应部位作标记，从"无痛"端至记号之间的距离即为痛觉评分分数（见图14-1）。VAS是目前最常用的痛觉强度评估方法。

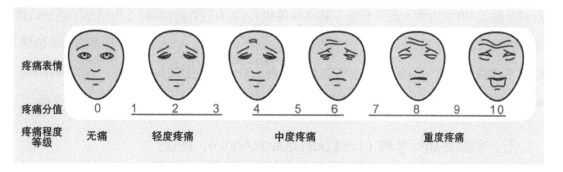

图 14-1　VAS 和面部表情疼痛评分量表

二、Wong-Banker 面部表情量表法（FPS-R）

该方法 1990 年开始用于临床评估，是用 6 种面部表情从微笑，悲伤至痛苦哭泣的图画表达疼痛程度；是在面部表情疼痛量表（FPS）中 7 个面部表情基础上修订得来，疼痛评估时要求患者选择一张能表达其疼痛的脸谱（见图 14-1）。此法最初用于儿童的疼痛评估，但实践证明此法适合于任何年龄，尤其适用于 3 岁以上，无特定文化背景或性别要求，这种评估方法简单、直观、形象易于掌握，不需要任何附加设备，特别适用于急性疼痛者、老人、小儿、文化程度较低者、表达能力丧失及认知功能障碍者。

三、数字疼痛分级评分法（Numerical rating scale，NRS）

此法是由 0 到 10 共 11 个数字组成，患者用 0 至 10 共 11 个数字描述疼痛强度，数字越大疼痛程度越严重，此法类似于 VAS 法。NRS 具有较高信度与效度，易于记录，适用于文化程度相对较高的患者（见图 14-2）。

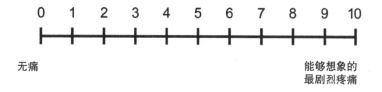

图 14-2　数字疼痛分级评分量表

四、口述分级评分法（Verbal rating scale，VRS）

VRS 为加拿大 McGill 疼痛调查表的一部分。VRS 也有多个版本（比如 4 点、6 点、10

点评分法），但常用为5点评分法，其疼痛等级为：1为轻微的疼痛；2为引起不适感的疼痛；3为比较疼痛/难受；4为严重的疼痛；5为剧烈的疼痛。VRS的优势是评估简单快捷。但要求评估对象有一定的语言理解能力。此外，VRS容易受到文化程度、方言等因素影响。在统计上VRS-5只能进行非参数检验，因此统计效力比VAS、FPS-R、NRS要低。

五、简明疼痛问卷表（brief pain questionnaire，BPQ）

BPQ又称简明疼痛调查表（brief pain inventory，BPI），是将感觉、情感和评价这三个因素分别量化。此表包括有关疼痛的原因、疼痛性质、对生活的影响、疼痛部位等描述词以及采用VAS（0~10级）描述疼痛程度，从多方面进行评价。BPQ是一种快速、多维的测量疼痛与评价的方法。

第三节　常用的镇痛药物

镇痛药物通过调节与痛觉相关的化学物质（如前列腺素）的产生，抑制疼痛信号的传递（如吗啡），以及调节转导或传递伤害性刺激的神经受体或离子通道（如肽、激肽、单胺受体，钠离子通道）的激活（如利多卡因），从而减轻疼痛的感觉。目前用于疼痛治疗的药物主要包括阿片类药物、非甾体消炎药（NSAIDs）、5-羟色胺化合物、抗癫痫药物、抗抑郁药物和局部麻醉药物。

一、阿片类药物

阿片类药物是治疗中、重度疼痛和癌性疼痛最有效的药物。

1. 作用机制　阿片类药物作用阿片受体。阿片受体属于G蛋白耦联受体，目前发现有三种亚型的阿片类受体（μ，δ，κ）。不同亚型的阿片类受体有不同的生理效应，如μ受体是介导吗啡镇痛效应的主要受体，也有呼吸抑制、镇静、缩瞳、欣快感、胆管痉挛、便秘及依赖感等效应；κ受体主要介导脊髓镇痛效应，也能引起镇静作用；δ受体介导的镇痛效应不明显，但能引起抗焦虑和抗抑郁作用，成瘾性较小。阿片类受体分布集中，且可在各级神经轴突被激活，包括初级感觉神经元（伤害性感受器）的外周突和中枢突，脊髓（中间神经元、投射神经元），脑干，中脑和大脑皮层。所有的阿片类受体与G蛋白（主要是Gi/Go）偶联，随后抑制腺苷酸环化酶，降低电压门控钙通道的电导，开放整流钾通道，或是这些效应的联合。这些效应最终导致神经元活性的降低。钙离子内流受阻抑制了兴奋性（致伤害性）神经递质地释放。此外，阿片类药物抑制感觉神经元特异性河豚毒素耐受型钠离子通道、TRPV1以及由脊髓内的谷氨酸受体（如NMDA）诱发的兴奋性突触后电流，抑制伤害性刺激在各级神经轴突的传递，减轻疼痛的感觉。

2. 常用阿片类药物　根据镇痛药及其拮抗药与受体的作用类型分为四大类，分别是完全受体激动药（吗啡、可待因、美沙酮、芬太尼及其衍生物等）；部分激动药（丁丙诺啡）；混合型激动-拮抗药（布托啡诺、纳布啡、喷他佐辛）；纯拮抗药（纳洛酮）。前三类药物都有镇痛作用。

这类化合物的镇痛效果一般具有典型的封顶效应，当药物剂量增加到一定量时，不仅不增强镇痛效果，反而加重药物不良反应。当混合型激动-拮抗药与纯激动药一起使用时，可能引起急性戒断综合征。长期使用完全激动药，可能会出现耐受性和生理依赖性，突然停药或者使用拮抗药可导致戒断综合征。

（1）吗啡（morphine）：为完全性阿片受体激动药，镇痛作用强大可靠，同时具有一定的镇静和镇咳作用。成年患者镇痛时常用剂量5~10mg，静脉注射后5~10min起效。皮下和肌内注射吸收迅速，皮下注射30min后即可吸收60%，吸收后迅速分布至肺、肝、脾、肾等组织。消除半衰期为1.7~3h，蛋白结合率为26%~36%。每次给药镇痛作用维持4~6h。

（2）哌替啶：效价为吗啡的1/10~1/8，与吗啡在等效剂量下可产生同样的镇痛、镇静及呼吸抑制作用，但哌替啶维持时间较短，在2~4h内，无吗啡的镇咳作用。大剂量使用时可导致神经兴奋症状（如欣快、谵妄）。由于此药副作用多，容易成瘾，已呈淘汰趋势。

（3）芬太尼（fentanyl）：镇痛强度为吗啡的100~180倍。临床一般采用注射给药，静脉注射1min即起效，4min达高峰，维持30~60min。肌内注射7~8min产生镇痛作用，可维持1~2h。肌内注射生物利用度为67%，蛋白结合率为80%，消除半衰期约为3.7h。主要在肝脏代谢，代谢产物以约10%的原型药由肾脏排出。

（4）舒芬太尼：镇痛作用为芬太尼的5~10倍，作用持续时间为芬太尼的两倍。

（5）瑞芬太尼：短效 μ 受体激动剂，起效快（1~3min），持效短（时量半衰期 3~4min）。多采用持续输注。瑞芬太尼的代谢途径是被组织和血浆中非特异性酯酶迅速水解。受肝、肾功能影响小。对呼吸有抑制作用，但停药后 3~5min 可恢复自主呼吸。

（6）地佐辛（dezocine）：是合成类阿片受体混合激动药/拮抗药，为非肠道用镇痛药，成瘾性小，用于术后痛、内脏痛及癌性疼痛。常见的副作用有嗜睡、恶心、呕吐、头晕、定向障碍、幻觉、出汗及心动过速等。静注可引起呼吸抑制，纳洛酮可对抗此抑制作用。冠心病患者慎用，老年人应减量使用。成人每隔 2~4h 静注 2.5~10mg，开始剂量一般多采用 5mg 静注。

3. 给药途径 阿片类药物给药途径包括外周组织（如经皮或关节内给药，尤其是在炎性组织中）、中枢神经系统内（如鞘内、硬膜外或脑室）及全身性用药（如静脉注射、口服、皮下给药、舌下含服或经皮吸收给药）。临床上对药物种类和剂型的选择，都以阿片类药物的药代动力学及与给药途径相关的副作用为依据。用药剂量依赖于患者的特征、疼痛类型、给药途径以及药物药代动力学和药效动力学。全身性用药及鞘内给药均可产生相似的副作用，这与用药剂量以及药物在鞘内和全身的重新分配有关。鞘内给药时，首选脂溶性药物，因为脂溶性药物易于局限在脊髓内而很少随脑脊液循环至脑。盐酸瑞芬太尼制剂含甘氨酸，可抑制突触后膜的氯离子通道开放而引起神经兴奋，因而禁用于鞘内给药。

二、非甾体抗炎药（NSAIDs）

1. 作用机制 非甾体抗炎药的药理作用机制主要是通过抑制环氧化酶，减少炎性介质前列腺素的生成，产生抗炎、镇痛、解热的作用。COX 有 COX-1 和 COX-2 两种同工酶。目前认为，NSAIDs 对 COX-1 的抑制构成了此类药物不良反应的毒理学基础，对 COX-2 的抑制被以为是其发挥药效的基础。

2. 常用药物

（1）阿司匹林：又名乙酰水杨酸，是应用最广泛的解热镇痛抗炎药，常作为评价其他镇痛药物的标准药。主要通过抑制体内前列腺素合成，产生解热、镇痛、抗炎、抗风湿、抗血小板聚集作用。口服给药约 30min 起效，作用时间为 3~5h。镇痛治疗：成人每次 0.3~1.0g，每隔 3~4h 1 次，每天总量不超过 3.6g；儿童 10~20mg/kg，必要时 4~6h 1 次。可用于伴有炎症反应的轻到中度疼痛，如头痛、牙痛、神经痛、肌肉痛及月经痛。

（2）帕瑞昔布（parecoxib）：是第一种注射用选择性 COX-2 抑制剂，属于昔布类的抗炎镇痛药。帕瑞昔布是伐地昔布的前体药物，静脉注射或肌内注射后经肝脏酶水解，迅速转化为有药理学活性的伐地昔布，静脉注射后 7~13min 起效，持续 6~12h。适用于超前镇痛和多模式镇痛。

（3）氟比洛芬酯（Aurbiprofen axetil）：是一种丙酸类的 NSAIDs 抗炎镇痛药，通过在脊髓和外周抑制 COX 减少前列腺素的合成，产生镇痛。优点是无明显中枢抑制作用，对胃黏膜刺激小。静脉注射后 6~7min 血药浓度即达峰值。药物消除半衰期为 5~8h，主要以羟化物和结合物的形式经肾脏排泄。镇痛治疗：每次 50mg，每日 1~2 次，静脉注射或静脉滴注。对于严重消化性溃疡，严重血液性疾病，心、肝、肾功能严重异常，严重高血压以及具有过敏史的患者禁用。

三、5- 羟色胺类药物

1. 作用机制　5- 羟色胺（5-hydroxytryptamine，5-HT）　是交感神经系统、胃肠道及血小板中的一种单胺类神经递质，其受体在各级神经组织及血管中均有表达。在脊髓背角，5-HT 能神经元是内源性疼痛抑制的一部分。除了 5-HT3（一种配体门控离子通道）以外，其他 5-HT 受体都是 G 蛋白偶联受体。5-HT1B1D 激动药（曲坦类药物）能有效治疗神经血管性头痛（偏头痛、丛集性头痛）。

2. **常用药物**　曲坦类药物可经口服、皮下注射、经鼻滴入等方式给药，常用于治疗偏头痛。使用临床剂量即可使冠状动脉缩窄 20%，因此伴有冠心病、脑血管及外周血管性疾病等危险因素的患者禁用。曲坦类药物与单胺氧化酶抑制剂、普萘洛尔、西咪替丁、经 P450 代谢的药物、P- 糖蛋白泵抑制剂联合应用时，可增强药物间的相互作用。

四、抗癫痫药物

1. **作用机制**　抗癫痫药物用于治疗由外周神经系统损害（如糖尿病、疱疹）或中枢神经系统损害（如脑卒中）所导致的神经病理性疼痛。其发病机制包括：再生神经敏化的伤害性感受器产生异位活动；"沉默"的伤害性感受器重新活化或者自发的神经元活动；也可能是这几种机制的任意组合。他们可引起多级传入神经元敏化。抗癫痫药物按其作用机制不同分为 4 类：①阻断病理性活化的电压敏感钠离子通道的药物，如卡马西平、苯妥英钠、拉莫三嗪、托吡酯。②阻断电压依赖性钙通道的药物，如加巴喷丁、普瑞巴林。③抑制突触前兴奋性神经递质释放的药物，如加巴喷丁、拉莫三嗪。④提高 GABA 受体活性的药物，如托吡酯。抗癫痫药物常用于治疗神经性疼痛和预防偏头痛。

2. 普瑞巴林（pregabalin） 是钙离子通道调节剂，可改善疼痛，睡眠障碍和情感障碍。适用于慢性疼痛和神经病理性疼痛治疗。用药方法：起始剂量 150mg 每日，滴定期 5~7 天，最大剂量不超过 600mg/d。为避免头晕和嗜睡，应遵循夜间起始，逐渐加量和缓慢减量的用药原则。

五、抗抑郁药物

1. 作用机制 抗抑郁药物用于治疗神经病理性疼痛和头痛。根据作用机制，三环类抗抑郁药物分为非选择性去甲肾上腺素 /5-HT 再摄取抑制剂（阿米替林、丙咪嗪、氯米帕明、文拉法辛），选择性去甲肾上腺素再摄取抑制剂（地昔帕明、去甲替林），选择性 5-HT 再摄取抑制剂（西肽普兰、帕罗西汀、氟西汀）三大类。通过阻断再摄取作用，兴奋脊髓及大脑中内源性单胺能疼痛抑制性神经元。此外，他还具有拮抗 NMDA 受体、提高内源性阿片水平、阻断钠离子通道和开放钾离子通道的作用，从而抑制外周及中枢神经系统敏化。

2. 副作用 主要包括镇静、恶心、口干、便秘、头晕、嗜睡及视物模糊。为了达到更好的治疗效果，避免药物的毒性反应，常常需要监测三环类抗抑郁药的血药浓度。三环类抗抑郁药阻断心脏的离子通道可导致心律失常，近期有心肌梗死、心律失常或心功能失代偿者均禁用。

六、外用镇痛药

外用 NSAIDs、三环类抗抑郁药、辣椒碱、局部麻醉药及阿片类药物有一定镇痛疗效。局部用药能使药物在疼痛局部达到最佳有效浓度，避免因血药浓度过高导致的全身副作用，并减轻药物相互作用。

1. 外用 NSAIDs 常用制剂有乳剂、凝胶剂、软膏剂等。短期外用 NSAIDs 可缓解慢性肌肉痛，而对骨性关节炎则无明显疗效。使用过程中应注意局部皮疹和瘙痒。

2. 辣椒碱 常用 0.025% 或 0.075% 的辣椒碱乳膏。通 TRPV 与伤害性感觉神经元相互作用产生镇痛。主要用于治疗带状疱疹后遗神经痛，乳房切除术后综合征，骨性关节炎以及一系列神经性疼痛综合征。使用期间注意观察烧灼感或瘙痒，反复使用后可脱敏。高浓度（5%~10%）的辣椒碱辅以局部麻醉，可以增强镇痛效果，减轻副作用。

3. 局部麻醉药的外用制剂 常用剂型包括贴剂、胶浆及凝胶。可用于减轻带状疱疹后遗神经痛及异常性疼痛，糖尿病多发性神经病变，乳房切除术后及开胸术后综合征。还可用于口腔、呼吸道、消化道、尿道黏膜的疼痛治疗与预防。

4. 阿片类药物外用制剂 主要为透皮贴剂和凝胶制剂。治疗皮肤溃疡、膀胱炎、癌症相关的口腔黏膜炎、角膜擦伤、骨损伤等引起的疼痛。应注意使用剂量和时间，观察其副作用。

（七）其他镇痛药及辅助用药

1. 局部麻醉药 慢性疼痛综合征患者可选用局部麻醉药，包括外用、口服、静脉注射、扳机点注射、区域阻滞。全身用药（如口服美西律）在各种神经性疾病中效果不同，美西律可作为糖尿病、神经病变患者的三线用药。使用时注意观察局部麻醉药的不良反应。

2. α_2 肾上腺素激动药 常用药物为可乐定。α_2 肾上腺素受体是 G 蛋白偶联受体，与阿片类药物作用相似。通过开放钾离子通道，抑制突触前钙离子通道抑制腺苷酸环化酶活性，减少神经递质的释放，减少突触后传递，从而产生抑制效应。在复杂性区域疼痛综合征（complex regional pain syndrome，CRPS）、神经性疼痛及癌性疼痛的患者中，应用可乐定可产生镇痛效果，但要警惕过度镇静、高血压及心动过缓等药物不良反应。

3. 巴氯芬 可激活突触前及突触后的 GABAB 受体，导致兴奋性神经传导降低，抑制性神经传导增强。常用于三叉神经痛及中枢性神经疼痛。最常见的副作用有嗜睡、头晕、胃肠不适。

4. 止吐药 恶心、呕吐是疼痛治疗中常见的不良反应。止吐药是急性疼痛和癌性疼痛治疗时的重要辅助用药。临床上应尽早用药、联合用药。常用药物包括胃肠动力药（甲氧氯普胺）、吩噻嗪类（左美丙嗪）、多巴胺受体拮抗药（氟哌啶醇）、5-HT 拮抗药（昂丹司琼）及抗组胺药（赛克力嗪），以及外周阿片类药物拮抗药（甲基纳曲酮）、地塞米松、抗胆碱能药物（东莨菪碱）和神经激肽 - 受体拮抗药（阿瑞匹坦）。不同作用机制的止吐药可联合应用。

5. 泻药 是指能增加肠内水分，促进蠕动，软化粪便或润滑肠道促进排便的药物。分为容积性、刺激性、润滑性、渗透性、膨胀性泻药等。使用三环类抗抑郁药、吩噻嗪类药、抗惊厥药、利尿剂、补铁剂以及阿片类药物均可引起便秘。给予充分的液体摄入和富含纤维的营养支持，促进胃肠蠕动均是预防便秘的非药物方法。情况严重者，首选乳果糖、番泻叶、聚乙二醇，而乳果糖应避免用于液体量不足的老年患者和晚期癌症患者。如果无效，可使用液状石蜡或恩苷类（比沙可啶），对于顽固性便秘者也可与首选药物联合应用，或加用甲氧氯普胺。

第四节　急性疼痛治疗

一、术后疼痛的治疗方法

术后疼痛治疗有多种选择，包括全身给予镇痛药和区域镇痛技术（椎管内和外周）。根据患者的意愿，以及个体化评估每种治疗方法的利弊，临床医师能为每例患者选择最合适的术后镇痛方案。

1. 口服给药　口服镇痛药物的选择适用于生物利用度高的药物和术后宜于口服的患者。疾病本身、手术创伤和麻醉等因素均可抑制胃肠蠕动，一般认为口服药物吸收延迟、起效慢、效果差。因此，术后中、重度疼痛的患者用口服给药的镇痛效果较差，不推荐采用。

2. 皮下注射镇痛　术后应用皮下注射给药镇痛能起到良好的镇痛效果。如吗啡镇痛作用开始快而维持时间短，皮下注射 10mg，5min 起效，维持 2h。其副作用有呼吸抑制，成瘾等。

3. 肌内注射　该途径是临床比较经典的给药方法。常用药物有哌替啶、曲马多、盐酸丁丙诺啡等。但药物的吸收取决于药物的脂溶性和注射局部的血流情况。肌内注射血药浓度波动大，从而导致镇痛不全或并发症以及注射痛。因此，临床上肌内注射给药途径越来越少使用。

4. 静脉注射　单次静脉注射是有效镇痛的最快途径。连续静脉滴注可减少药物浓度的波动，对持续缓解术后疼痛效果确切。常用药物有吗啡、芬太尼、哌替啶和氢吗啡酮。使用中、长半衰期阿片类药物可能发生蓄积，导致呼吸抑制等严重并发症。为提高连续静脉给药的镇痛效果和安全性，多采用患者自控镇痛方法。

5. 椎管内单次使用阿片类药物　鞘内或者硬膜外单次注射阿片类药物可有效地作为单一性或辅助性镇痛。椎管内给予亲脂性阿片类药物，如芬太尼和舒芬太尼，镇痛作用起效迅速，并能从脑脊液中迅速清除，副作用少。

6. 持续硬膜外镇痛　是一种安全有效的治疗急性术后疼痛的方法。术后硬膜外镇痛的效果优于全身应用阿片类药物。常用硬膜外镇痛药物包括局部麻醉药、阿片类药物以及两者联合应用。

7. 外周区域镇痛　应用单次注射或持续输注的外周区域镇痛技术，其镇痛效果优于全身应用阿片类药物。应用各种伤口浸润和外周神经阻滞镇痛技术（如臂丛神经、腰丛、股神经、坐骨神经和皮神经阻滞）可增强术后镇痛效果。外周区域镇痛（腹横肌平面阻滞、腰方肌平面阻滞、前锯肌平面阻滞及竖脊肌平面阻滞等）在超声引导下进行操作，在某些方面优于全身应用阿片类药物，即镇痛效果更好，阿片类药物相关的副作用减少，并且降低椎管内神经损伤并发症等，但也应警惕局部血肿和相邻器官损害，如胸膜刺破引起的气胸等。同时应注意局部麻醉药物中毒，并准备局麻药中毒的急救措施和方案。

8. 其他技术　其他非药理学技术如经皮神经电刺激疗法（transcutaneous electrical nerve stimulation，TENS），针灸和心理学方法，都能用于缓解术后疼痛。

二、患者自控镇痛（patient controled analgesia，PCA）

PCA 技术的原理是运用微电脑根据患者的情况设定镇痛机上的各项技术参数，镇痛药在安全、有效的范围内由患者自控给药。当患者稍感疼痛时，只需按动镇痛机的按钮，镇痛药便通过导管慢慢输入体内，其量小且输入均匀，使药物在体内保持稳定的血药浓度。PCA 的按压次数和药物用量可由患者自我调节，这样可使镇痛药"按需供应"。以最小的剂量达到最佳的效果，且副作用最小，避免了传统方法血药浓度波动大，副作用大的情况。这种技术适用于手术后镇痛、分娩、慢性腰腿痛、晚期癌肿等方面。PCA 是近年来围手术期镇痛方法的主要进展，也是目前围手术期疼痛治疗的最好方法。

1. 根据不同给药途径分为　①患者自控静脉镇痛（PCIA）。②患者自控硬膜外镇痛（PCEA）。③患者自控神经阻滞镇痛（PCNA）。④患者自控皮下镇痛（PCSA）等。

2. 常用术语 ①负荷剂量（loading dose），指在 PCA 开始时的首次用药剂量，其目的是迅速达到镇痛所需的血浆药物浓度，使患者迅速达到无痛状态。②单次剂量（bolus dose），指患者因镇痛不全按压 PCA 泵后所追加的镇痛药剂量。③锁定时间（lock out time），指设定的两个单次有效给药的间隔时间，在锁定时间内，PCA 泵对患者的按压用药指令不起反应。④背景剂量（basal infusion），为设定的 PCA 装置持续给药量。

3. 注意事项 ①使用 PCA 前根据不同个体和药物配方设置用药参数。②使用前应向患者及家属讲解使用目的和正确操作方法，以便患者能按照自己的意愿安全有效镇痛。③使用期间医师应根据病情及镇痛效果对各项参数进行监测、调控并记录，如有异常应及时处理，防止镇痛不足或过度镇痛，降低相关并发症发生概率，提高镇痛安全。

三、围术期多模式镇痛（perioperative multimodal analgesia）

多模式镇痛是指联合多种药物或不同镇痛方式进行镇痛，镇痛机制互补、镇痛作用相加或协同；又因为每种药物用量减少，可减轻药物的不良反应。理论上讲，多模式镇痛是通过联合应用能减弱中枢疼痛信号的阿片类药和区域阻滞，和主要作用于外周以抑制疼痛信号的触发为目的的非甾体类抗炎药（NSAIDs）而实现的，是一种合理而有效的镇痛方法。多模式镇痛是目前术后镇痛的一种常用方法。围术期 NSAIDs 和切口浸润或阻滞更适合于小型门诊外科手术；而对于经历严重疼痛的患者，联合全身性阿片类药物、NSAIDs 和硬膜外镇痛或切口浸润或神经阻滞可提供更加有效的术后镇痛作用。多模式镇痛有利于患者的术后康复，值得临床推广应用。

四、硬膜外分娩镇痛

分娩镇痛（labor analgesia）即在分娩过程中由麻醉医师提供的镇痛技术和生命体征监测，为母婴提供安全、舒适的分娩条件。分娩镇痛的方式有多种，包括全身药物镇痛、吸入麻醉药镇痛、椎管内阻滞镇痛、心理助产法、TENS 等。硬膜外镇痛技术最常用于分娩镇痛，可提供良好镇痛效果，对母体和胎儿的抑制效应最小，操作流程如下：

1. 病情评估和准备 首先应询问病史和分娩史，查体，并评估气道情况。在术前评估中，还应记录分娩计划和胎儿健康状况。必须获得产妇及家属的知情同意，麻醉医师应解释操作步骤和可能发生的并发症。

2. **穿刺间隙**　L2~L3 或 L3~L4；置管深度 3~5cm。

3. **试验剂量**　排除硬膜外置管误入血管或蛛网膜下腔的可能，给予 1% 利多卡因 3~5mL，观察 5min，看是否出现下肢麻木、口舌发麻、耳鸣等症状。

4. **麻醉平面**　在第一产程使用低剂量局部麻醉药或联合使用阿片类药物，维持 T10~L1 段的感觉阻滞。在第一产程后期和第二产程需要达到骶部神经阻滞。

5. **硬膜外镇痛用药方案**　0.0625%~0.15% 罗哌卡因 ＋ 1~2μg/mL 芬太尼或 0.4~0.6μg/mL 舒芬太尼。

6. **硬膜外镇痛给药方式**　患者自控硬膜外镇痛（PCEA）；负荷剂量 8~10mL、背景剂量 8~10mL/h、PCA 量 8~10mL、锁定时间 15~30min。

7. **适应证**　无椎管内麻醉禁忌证者均有分娩镇痛的指征。

8. **禁忌证**　孕妇拒绝，母体明显的凝血紊乱，穿刺点感染，脊髓栓系综合征和母体血流动力学不稳定等。

9. **注意事项**　全过程应注意母体生命体征监测，并行胎心监护；同时注意产程进展检查。

第五节　慢性疼痛治疗

慢性疼痛（chronic pain）是指持续或者反复发作超过 3 个月的疼痛。临床常见的慢性疼痛有带状疱疹后神经痛、糖尿病性神经病变、CRPS 等。

一、慢性疼痛分类

世界卫生组织（WHO）于 2018 年重新修订了国际疾病分类（ICD-11），将慢性疼痛分为七大类：①慢性原发性疼痛。②慢性癌症相关性疼痛。③慢性术后和创伤后疼痛。④慢性继发性肌肉骨骼疼痛。⑤慢性继发性内脏痛。⑥慢性神经病理性疼痛。⑦慢性继发性头痛或颌面痛。

二、常用治疗方法

1. 药物治疗 药物治疗是疼痛治疗最基本、最常用的方法。一般慢性疼痛患者需较长时间用药，为了维持最低有效的血浆药物浓度，应采用定时定量用药。如待疼痛发作时使用，往往需要较大剂量而维持时间较短，效果不够理想。常用药物为非甾体消炎药、阿片类药物、镇静催眠药、抗癫痫药以及抗抑郁药。

2. 神经阻滞 神经阻滞是慢性疼痛的主要治疗手段。一般选用长效局麻药，对顽固性头痛如三叉神经痛可采用无水乙醇或 5%~10% 苯酚进行神经毁损治疗，以达到长期镇痛目的。常用的神经阻滞包括臂丛神经阻滞、颈神经丛阻滞以及肋间神经阻滞等。另外，多种疾病的疼痛与交感神经有关，可通过交感神经阻滞进行治疗，常用的交感神经阻滞法有星状神经节阻滞和腰交感神经节阻滞。

3. 椎管内注药 经蛛网膜下隙或硬膜外隙注药。无水乙醇或 5%~10% 酚甘油经蛛网膜下腔给药用于治疗晚期癌痛；硬膜外隙常用药物包括糖皮质激素、阿片类药物以及局麻药。

4. 痛点注射 在局部固定压痛点注药，每一痛点注射 1% 利多卡因或 0.25% 布比卡因 1~4mL，加泼尼松龙混悬液 0.5mL（12.5mg），每周 1~2 次，3~5 次为一疗程。

5. 物理治疗 在疼痛治疗中应用很广，种类很多，常用的有电疗、光疗、磁疗、射频热凝治疗和石蜡疗法等。主要作用是消炎、镇痛、解痉、改善局部血液循环、软化瘢痕等。

6. 脊髓电刺激和鞘内吗啡泵 可用于对常规治疗无效的患者。

7. 心理学治疗 心理因素在慢性疼痛中起着重要作用。心理学治疗法中的支持疗法就是医务人员采用解释、鼓励、安慰等手段，帮助患者消除焦虑、忧郁和恐惧等不良心理因素，从而调动患者主观能动性，改变患者对疼痛敏感度，积极配合治疗。此外，还有催眠与暗示法、认知疗法以及生物反馈疗法等。

8. 职业疗法 职业治疗师指导患者克服疼痛给活动带来的限制，并实现日常活动的目标。治疗的主要目的是通过非药物治疗手段，鼓励建立有意义的家庭、社会和工作关系，帮助患者减轻疼痛，促进恢复日常生活最佳状态，增强患者的自尊，恢复自理能力，使其克服疼痛并在工作和娱乐中达到最佳状态。

第六节　癌痛治疗

疼痛是癌症患者最常见的症状之一，癌症疼痛（简称癌痛）严重影响癌症患者的生活质量。初诊癌症患者疼痛发生率约为 25%，晚期癌症患者的疼痛发生率为 60%~80%，其中 1/3 的患者为重度疼痛。如果癌痛得不到及时、有效的控制，会引起患者的焦虑、抑郁、乏力、失眠、食欲减退等症状，严重影响患者日常活动、社会交往能力及整体生活质量。癌痛的原因包括：肿瘤相关性疼痛、抗肿瘤治疗相关性疼痛、非肿瘤因素性疼痛。

一、癌痛的治疗原则

癌痛应当采用综合治疗的原则，根据患者的病情和身体状况，有效应用镇痛治疗手段，及早、持续、有效地消除疼痛，预防和控制药物的不良反应，降低疼痛及治疗带来的心理负担，以提高患者生活质量。

二、治疗方法

癌痛的治疗方法包括：病因治疗、药物治疗和非药物治疗。

（一）病因治疗

癌痛的主要病因是癌症本身及并发症等。因此，抗癌治疗如手术、放射治疗、化学治疗、分子靶向治疗、免疫治疗及中医药等有可能缓解癌痛。

（二）药物治疗

1. 原则　根据世界卫生组织（WHO）的《癌痛三阶梯止痛治疗指南》，癌痛药物镇痛治疗的五项基本原则如下：

（1）首选无创给药：包括口服给药和透皮给药。对不宜口服给药者可用其他给药方法，如吗啡皮下注射、患者自控镇痛，较方便的方法有透皮贴剂等。

（2）按阶梯给药：指根据患者疼痛程度，有针对性地选用不同强度的镇痛药物（见图 14-3）。①轻度疼痛：选用非甾体类抗炎药物（NSAIDs）。②中度疼痛：选用弱阿片类药物，并可合用 NSAIDs。③重度疼痛：选用强阿片类药，并可联用 NSAIDs。联合使用的目的是减少阿片类药物用量，从而达到良好的镇痛效果，且减少不良反应。如果患者诊断为神经病理性疼痛，应首选三环类抗抑郁药物或抗惊厥类药物等。

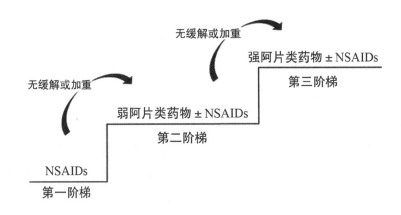

图 14-3　癌痛三阶梯治疗模式

（3）按时给药：指按规定时间间隔规律性地给予镇痛药。按时给药有助于维持稳定、有效的血药浓度。目前，缓释药物的使用日益广泛，建议以速释阿片类药物进行剂量滴定，以缓释阿片药物作为基础用药的止痛方法；出现爆发痛时，可给予速释阿片类药物对症处理。

（4）个体化给药：指按照患者病情和癌痛缓解时的药物剂量，制定个体化用药方案。使用阿片类药物时，由于个体差异，阿片类药物无理想标准用药剂量，应当根据患者的病情，使用足够剂量药物，使疼痛得到缓解。同时，还应鉴别是否有神经病理性疼痛，可联合用药。

（5）注意具体细节：对使用镇痛药的患者要加强监护，密切观察其疼痛缓解程度和机体反应情况，注意药物联合应用的相互作用，及时采取必要措施，尽可能减少药物的不良反应，以期提高患者的生活质量。

2. 药物选择与使用方法　应当根据癌症患者疼痛的程度、性质、正在接受的治疗、伴随疾病等情况，合理选择镇痛药物和辅助药物，个体化调整用药剂量、给药频率，提高镇痛效果，防止不良反应。

（1）非甾体类抗炎药物：是癌痛治疗的基本药物，不同非甾体消炎药有相似的作用机制，具有镇痛和抗炎作用，常用于缓解轻度疼痛，或与阿片类药物联合用于缓解中、重度疼痛。在治疗中应注意消化性溃疡、消化道出血、血小板功能障碍、肾功能或肝功能损伤等，其发生与用药途径、剂量及持续时间相关。

（2）阿片类药物：是中、重度疼痛治疗的首选药物。目前，临床上常用于癌痛治疗的短效阿片类药物为吗啡即释片，长效阿片类药物为吗啡缓释片、羟考酮缓释片、芬太尼透皮贴剂等。对于慢性癌痛治疗，推荐选择阿片受体激动药类药物。长期使用阿片类镇痛药时，首选口服给药，也可选用透皮贴剂给药，或临时皮下注射用药，必要时可自控镇痛给药。鞘内给药系统（intrathecal drug delivery system，IDDS）简称脊髓吗啡泵，是癌痛和慢性顽固性疼痛的特殊镇痛方法。注意不良反应的防治。

（3）辅助用药：包括抗惊厥类药物、抗抑郁类药物、皮质激素、N- 甲基 -D- 天冬氨酸受体（NMDA）拮抗药和局部麻醉药。辅助药物能够增强阿片类药物镇痛效果，或产生直接镇痛作用。辅助镇痛药常用于辅助治疗神经病理性疼痛、骨痛和内脏痛。

3. 非药物治疗　用于癌痛治疗的非药物治疗方法主要有：介入治疗，针灸，经皮穴位电刺激等物理治疗，认知 – 行为训练，社会心理支持治疗等。适当应用非药物疗法，可作为药物镇痛治疗的有益补充，与镇痛药物治疗联用，可增加镇痛治疗的效果。

介入治疗是指神经阻滞、神经松解术、经皮椎体成形术、神经损毁性手术、神经刺激疗法、射频消融术等干预性治疗措施。椎管内、神经丛阻滞等途径给药，可通过单神经阻滞而有效控制癌痛，减轻阿片类药物引起的胃肠道反应，降低阿片类药物的使用剂量。介入治疗前应当综合评估患者的预后生存时间及体能状况，是否存在抗肿瘤治疗指征，介入治疗的潜在获益和风险等。

第十五章　药物依赖与戒断

药物依赖（drug dependence）或成瘾（addiction）是由于滥用药物长时间作用于中枢神经系统，导致其发生异常适应性或可塑性改变，进而引起强迫性用药和觅药行为的一种慢性、复发性脑病。药物依赖不仅危害依赖者个体身心健康，而且还可引发艾滋病传播、犯罪等医学和社会问题，已成为一种社会公害。药物依赖的脱毒治疗常需要辅助麻醉的方法，此外，这类人群的手术麻醉处理也具有特殊性，因此，应充分了解药物依赖的病理生理改变的特点，掌握药物依赖人群相关麻醉处理原则，加强围手术期的监测与管理，尽可能减少相关并发症的发生。

第一节　基本概念

一、药物依赖性

药物依赖性是指药物与机体相互作用所造成的一种精神状态，有时也包括身体的生理状态，表现为一种强迫要求连续或定期使用该药的行为和其他反应，为了感受它的精神效应，或为了避免因停药所引起的不适；可以发生或不发生耐受性；同一人可以对一种以上药物产生依赖性。药物依赖又可分为生理依赖性（physical dependence）和精神依赖性（psychological dependence）。大部分具有依赖性的药物如吗啡、海洛因、镇静催眠药等兼有生理依赖性和精神依赖性，一般是先产生精神依赖性后产生生理依赖性，生理依赖性一且产生，会加重精神依赖性，有的毒品如麦角二乙胺只有精神依赖性而无躯体依赖性。

1. 生理依赖性 又称成瘾性，是指反复使用依赖性药物所造成的一种适应状态。机体必须在足量药物的维持下，才能保持正常状态，用药者一旦停药或使用药物作用的受体拮抗剂，将发生一系列生理功能紊乱即戒断综合征（withdrawal syndrome）。这是生理依赖性的重要特征，也是与精神依赖性的主要不同点，因为精神依赖停药后不出现戒断症状。

2. 精神依赖性 又称心理依赖性，是指药物对中枢神经系统作用所产生的一种特殊的精神效应，表现为对药物的强烈渴求和强迫性觅药行为。精神依赖性非常顽固，难以消除，是戒毒者复吸的主要原因，一直是彻底脱毒治疗的难点。

3. 交叉依赖性（cross dependence） 是指人体对一种药物产生生理依赖性时，停用该药所引发的戒断综合征可能为另一性质相似的药物所抑制，并维持已形成的依赖状态。交叉依赖性是可用于脱毒治疗的药理学和生理学基础。如丁丙诺啡、美沙酮与其他阿片类药物存在交叉依赖性，可用于阿片类药物依赖的脱毒治疗。

二、药物耐受性

药物耐受性（drug tolerance）是指长时间使用某种药物后，药物的效应逐渐减弱以至消失；或是如果要获得同样的药物效应，需要不断增加药物的剂量。产生依赖性的过程中多数伴有耐受性的产生，少数可不产生耐受性，产生耐受性的药物不一定引起依赖性。

三、强化效应

强化效应（reinforcement efect）是指药物或其他刺激引起个体强制性行为。分正性和负性强化效应，引起强化效应的药物或刺激因子称为强化因子（reinforcer）。

1. 正性强化效应（positive reinforcement efect） 又称奖赏（reward）效应，是指能引起欣快或精神愉悦的感受，促使人或动物主动地觅药（或寻求刺激）行为的强化效应。他是精神依赖性的基础。

2. 负性强化效应（negative reinforcement effect） 又称厌恶（aversion），是指能引起精神不快或身体不适（如戒断症状），促使人或动物为避免这种不适而采取被动觅药（或寻求刺激）行为的强化效应。他是生理依赖性的基础，促进药物滥用。

四、脱毒

脱毒（detoxification）包括生理脱毒和心理脱毒，是使个人从精神活性物质的作用中摆脱出来的过程。具体指逐渐清除体内毒品，减轻主观难受，减轻可观察或可测量的戒断症状，预防突然中止体内毒品后产生健康风险的治疗过程。

五、复吸

复吸（relapse）是指经临床脱毒治疗或以其他方式（如强制戒毒）停止使用依赖性药物一段时间后，依赖个体又重新滥用依赖性药物并形成依赖。

六、药物滥用

药物滥用（drug abuse）是指长期反复地使用过量的具有依赖性的药物，这种药物与医疗目的无关，导致了成瘾性以及出现精神错乱和其他异常行为。

第二节 依赖性药物分类

根据国际禁毒公约及世界卫生组织关于物质滥用管理的建议，将依赖性药物分为麻醉药品、精神类药品和其他精神活性物质三大类。

一、麻醉药品

1. 阿片类（opioids） 包括天然来源的阿片生物碱，如从阿片中提取的吗啡、甲基吗啡（可待因）；将有效成分加工所得的半合成阿片衍生物，如二乙酰吗啡（海洛因）；人工全合成阿片物质，如哌替啶（杜冷丁）、美沙酮、丁丙诺啡、芬太尼等。

2. 可卡因类（cocaines） 包括可卡因、古柯叶、古柯糊。

3. 大麻类（cannabinoids） 大麻的有效成分是大麻酚，有多种异构体，最主要的是Δ9-四氢大麻酚。

二、精神药品

1.镇静催眠药和抗焦虑药（sedative-hypnotics and antianxiety） 如巴比妥类、苯二氮䓬类等。

2.中枢兴奋药（central stimulants） 如甲基苯丙胺（冰毒）、哌甲酯（利他林）、咖啡因、3，4-亚甲基二氧甲基苯丙胺（摇头丸）等。

3.致幻剂（halucinogens） 如麦角酸二乙基酰胺、三甲氧苯乙胺（麦司卡林）、西洛西宾等。

三、其他精神活性物质

包括酒精（乙醇，alcohol）、烟草（尼古丁，nicotine）、挥发性溶媒（volatile organic solvents）。

除上述药物外，其他药物如氯胺酮（经加工得到的固体氯胺酮即为 K 粉）、羟丁酸钠、丙泊酚、麻黄碱、曲马多、布桂嗪等。

第三节 药物依赖的机制

一、参与药物依赖形成和发展的神经解剖学基础

在生物进化过程中，动物通过饮食、哺乳、交配等行为获得原始的欣快感和满足感，激发了本能的趋向性行为，从而保证了物种的存在、进化、繁衍和延续。在生物行为学中，这种与欣快、满足有关的感受和事件被称之为"奖赏"。介导这种奖赏效应的脑区被称为"奖赏系统"或"奖赏通路"。奖赏系统主要起于中脑腹侧被盖区（ventral tegmental area，VTA），投射到伏隔核（nucleus accumbens，NAc）和前额叶皮层（prefrontal cortex，PFC）。药物依赖的形成，正是因为过度激活了奖赏系统，不断产生正性强化作用而导致的结果。也就是说，奖赏产生强化，强化导致依赖。

中枢神经系统内的许多部位都参与了药物依赖的形成和发展，但介导躯体依赖和精神

依赖的中枢神经部位有明显的差别。

参与躯体依赖的中枢有蓝斑、中脑导水管周围灰质、内侧丘脑、下丘脑、杏仁体、黑质、苍白球、中缝大核、延髓旁巨细胞网状核、脊髓等。形成药物精神依赖性最主要的解剖基础是中脑边缘奖赏系统（mesolimbie reward system），包括富含多巴胺神经元的腹侧被盖区及其投射区伏隔核、杏仁核、海马及前额叶皮质等结构。其中中脑腹侧被盖区，伏隔核，前额叶皮层之间的神经环路是目前认为介导药物依赖的关键通路。

此外，长期给予成瘾性药物产生的慢性效应所涉及的脑环路不仅包括调控急性奖赏效应的环路，同时，学习和记忆的神经环路也参与成瘾性药物奖赏所感受到的刺激信息的处理和贮存，对药物的成瘾形成发挥重要作用。

复吸是由于药物依赖者对依赖性药物的奖赏效应以及用药时周围的环境线索形成强烈的记忆。因此，与情绪体验、记忆形成和巩固相关的脑区如海马、前额皮质在药物依赖中也发挥重要作用。

二、参与药物依赖的神经递质/受体系统

神经递质/受体系统是实现神经环路功能的物质基础，几乎所有神经递质/受体系统都不同程度参与药物依赖，其中研究较多的是多巴胺及谷氨酸系统。

1. 多巴胺（dopamine，DA） 多巴胺是体内一个重要的神经递质，参与运动、情感，动机以及快乐的调节。因为他能够使人产生愉快的感觉，故称为快乐递质。多巴胺之所以能传递快乐，是因为他是奖赏系统中的重要递质。刺激多巴胺奖赏系统可以获得三种效应：激活运动行为、激励学习和使继发性激励特性再燃。在美食、性爱等天然奖赏的刺激下，脑内 VTA 区的多巴胺能神经元被激活，导致伏隔核、前额叶皮层处的多巴胺释放增多，并作用于突触后膜上的多巴胺受体，从而使人产生愉悦的感觉。然而，增多的多巴胺很快会被其转运体再摄取，使得突触间隙中多巴胺的浓度不至于过度升高，因此，天然奖赏不会导致强烈持久的欣快感。与天然奖赏不同，多数成瘾性药物在激活多巴胺神经元的同时，还能阻断多巴胺转运体，导致大量的多巴胺在突触间隙中聚集，持续的激动突触后膜上的多巴胺受体，从而产生强烈而持久的欣快感，这种持续的正性强化刺激，导致心理依赖的逐渐形成。虽然每种药物的作用机制略有不同，但其最终的结果，都是导致伏隔核内的多巴胺浓度大幅度上升。

2. 谷氨酸（glutamic acid） 腹侧被盖区多巴胺神经元和伏隔核内多巴胺能神经末梢均接受来自杏仁核和前额叶皮质的谷氨酸能神经元投射。在药物依赖形成过程中，谷氨酸直接或间接地调节多巴胺系统的功能。传入腹侧被盖区的谷氨酸提高了多巴胺能神经元胞体的兴奋性，促进伏隔核内多巴胺的释放；传入伏隔核的谷氨酸通过突触前机制也促进多巴胺的释放。从杏仁核和前额叶皮质到腹侧被盖区和（或）伏隔核等核团的谷氨酸能投射是吸食药物相关的环境线索记忆形成和复吸行为所不可缺少的环节。

三、药物依赖的细胞和分子机制

1. 细胞机制 产生和释放多巴胺的 VAT 多巴胺神经元的兴奋性是调节中脑多巴胺奖赏系统功能的关键。VTA 多巴胺神经元通常有两种自发放电模式即慢频率单一放电和高频率爆发式放电。爆发式放电模式比单一放电模式在其投射靶区产生更多的多巴胺递质释放，从而更有效地激活中脑多巴胺奖赏系统。VTA 多巴胺神经元兴奋性受其自身内在的和突触传入的共同调节。VTA 多巴胺神经元兴奋性的改变可影响其投射区多巴胺的释放量，进而通过伏隔核和前脑皮层等区域接受神经元的多巴胺受体功能改变，从而介导药物依赖的形成和发展。

2. 分子机制 药物依赖相关行为的产生有赖于中脑多巴胺奖赏通路神经元异常适应性或可塑性改变，而神经元异常适应性改变的发展和维持则依赖于长期应用依赖性药物导致的细胞内信号传导系统和核内基因表达变化。腺苷酸环化酶 – 环磷酸腺苷 – 蛋白激酶 A–环磷腺苷效应元件结合蛋白（AC–cAMP–PKA–CREB），钙 – 钙调蛋白 – 钙调蛋白激酶 –环磷腺苷效应元件结合蛋白（Ca–CaM–CaMK–CREB），钙 – 一氧化氮合酶 – 一氧化氮 – 环鸟苷酸（Ca^{2+}–NOS–NO–cGMP）等胞内信号通路是药物依赖性形成过程中重要的受体后传导通路，依赖性药物都是通过激活其中的某一通路，或引起几条通路的共同激活，来参与依赖的形成。

第四节　药物依赖的临床表现和诊断

一、临床表现

长期使用依赖性药物给滥用者精神、身体带来严重损害，其临床表现包括精神、心理障碍、戒断症状、中毒和其他相关并发症等。

（一）依赖综合征

WHO（疾病和有关健康问题的国际统计分类）第 10 次修订本（ICD-10）将依赖综合征定义为一组生理、行为和认知现象，使用某种或某类活性物质对特定的个人来说极大优先于其他曾经比较重要的行为。其特点是一种对使用精神活性药物（无论是否曾有过医嘱）、酒或烟的渴望（往往是强烈的，有时是无法克制的）。依赖者经过一段时间的禁用后重新使用该物质时较非依赖者更为迅速地再现本综合征的其他特征。

1.精神障碍　是最主要和最严重的身心损害，可表现为幻觉、思维障碍，还会出现伤人或自杀等危险行为，精神障碍除与所滥用药物的性质、剂量有关外，还同社会、文化背景等有关。

2.渴求与强迫性觅药行为　渴求是慢性药物滥用者当中使用药物一段时间后的一种体验，是精神依赖性的特征性表现。为了追求药物的精神效应和避免戒断症状的痛苦，滥用者常不顾后果获取药物，是药物依赖引起的强迫性觅药行为。

3.人格改变和社会功能丧失　心理依赖性是各种药物滥用的共同的特征，主要表现为具有强烈的觅药渴求，以期重复体验用药时的欣快感，从而形成难以矫正的成瘾行为，人格也逐渐随之改变，不能维持正常的家庭和社会关系，丧失劳动能力，最终脱离社会，社会功能丧失。

（二）戒断综合征

戒断综合征是指长期应用依赖性药物后，中断或减量用药所引起生理功能的紊乱。其严重程度不一，重者可致吸食者身心内稳态严重失调，器官功能受损乃至衰竭而致死。戒断反应也是吸毒者戒毒难和复吸的重要原因。不同药物有不同的戒断症状。

（1）阿片类：一般在停药6~8h后出现症状，18~24h后出现明显的戒断症状。临床表现为：①精神状态及行为异常，如忧虑、不安、好争吵、困倦或失眠。②呼吸困难、关节与肌肉疼痛、肌强直、肌无力、意向震颤、斜视、体重减轻、发冷或体温升高。③自主神经系统症状，如大汗淋漓、汗毛竖立、瞳孔散大、流涕、流涎、食欲缺乏、恶心、呕吐、腹泻、胃肠绞痛、皮肤苍白、心动过速、血压增高等。

（2）大麻：骤然停用可发生激动不安、食欲下降、失眠、体温下降甚至寒战、发热、震颤。

（3）精神兴奋剂：持久睡眠、全身乏力、精神萎靡、抑郁、饮食过量等。苯丙胺类有类似可卡因类药物的表现。

（4）镇静催眠药、抗焦虑药及乙醇：主要表现为不安、焦虑、快动眼睡眠反跳性加强、失眠、震颤、深部反射亢进、出现阵发性异常脑电图（高幅放电）、恶心、呕吐、食欲缺乏、直立性低血压，严重者出现高热、惊厥、谵妄、意识模糊以及恐怖的幻视与幻听等。突然停用大剂量巴比妥类药可出现痉挛抽搐，乃至癫痫持续状态，甚至死亡。

（三）中毒反应

一次大量或长期慢性服用依赖性药物可引起中毒反应。不同的药物引起中毒反应的症状和体征也不同，严重者如不及时治疗可导致死亡。

1. **阿片类药物** 意识模糊，瞳孔缩小、对光反射减弱或消失；呼吸抑制；血压下降，心率减慢；体温降低；肌肉抽搐或无力；少尿或无尿；外周循环衰竭或休克。

2. **大麻** 心率增快、眼结合膜血管充血扩张，体位性直立性低血压、意识不清，同时伴发错觉、幻觉与思维障碍。

3. **可卡因** 心动过速、血压升高、瞳孔散大、肌肉抽搐、失眠及极端紧张，可出现幻觉、偏执、妄想等精神症状。超量服用会产生震颤、抽搐以及谵妄，甚至因心律失常、心力衰竭而死亡。

4. **苯丙胺类** 高热、血压上升、盗汗、瞳孔放大，大剂量使用引起精神错乱。

5. **巴比妥类药物** 共济失调、步态不稳、吐字不清、眼球震颤、思维困难、情绪不稳，可发生中毒性精神病。

6. **酒精** 脸红、步态不稳、欣快、多动、多语、行为失态、反应迟缓、判断力受损、运动共济失调、麻木或木僵等。

（四）神经系统损害

长期滥用药物对中枢和外周神经系统的直接毒性作用，导致神经细胞或组织不可逆的病理性改变；还因毒品中混杂的其他有害物质而损害神经系统。如在静脉注射粗制海洛因后可发生弱视、横断性脊髓病变、突发性下肢截瘫，躯体感觉异常及末梢神经炎。病理检查可见侵犯灰质及白质的急性坏死病灶，其范围可纵深到胸椎、颈椎区。

（五）其他继发变化

1.感染 各类毒品都可削弱机体免疫机能，长期的滥用毒品者各种机会性感染增加，且抗生素难以治愈。使用不洁注射器注射毒品，使吸毒者极易并发病毒性肝炎、注射部位脓肿、肢体坏疽、破伤风、血栓性静脉炎、动脉炎、肺结核、横贯性脊髓炎等；此外，吸毒人群中性病和获得性免疫缺陷综合征（AIDS）的发病率增高。

2.对胎儿和新生儿的影响 许多滥用药物可以通过胎盘进入到胎体内，因此妇女在妊娠期间吸毒可因胎儿中毒而发生畸形、发育障碍、流产、早产和死胎。其新生儿常有体重减轻、易于感染、各器官的畸形及身体和智力发育障碍等。

3.药物依赖相关疾病 麻醉药品和精神药物除对人体精神、神经系统的损害以外，对心、肺、肝、肾等重要生命器官都有程度不同的损害。最常见的是诱发心血管疾病如心律失常、心衰、心肌缺血、心肌梗死、房室传导阻滞和肺炎、肺水肿、脑出血等。在慢性中毒中，最常见的是肝、肾功能损害，由此造成肝、肾衰竭；此外，挥发性有机物还可抑制骨髓造血机能而致再生障碍性贫血。

二、诊断

（一）病史采集

由于药物依赖者主动就诊率较低，有时会在其他疾病诊治过程中意外获得病史；对于强制戒毒者则往往需要借助其他诊断手段如实验室检查等。完善的临床诊断应该是医师在亲切、和蔼、耐心、热情地与患者交谈中获得。在病史采集过程中要特别注意患者的首次药物滥用时间、年龄、原因和相关背景、首次滥用药物的感受和经过；现阶段药物滥用的方式、途径、剂量、频率、是否为复合用药及身体和精神状况等；药物滥用后是否经过戒治，如有，应问清什么时间、采用什么方法、使用什么药物、在什么地方、疗效如何、失败的原因、复吸间隔时间等；是否有并存症及其他既往病史等。

（二）体格检查

多数药物依赖患者因营养状况不良，明显消瘦甚至骨瘦如柴几乎是吸毒者的"标志性形象"。药物滥用者由于毒品的精神活性作用往往出现精神障碍的表现，主要表现为感知觉障碍，思维障碍、注意障碍、记忆障碍、定向力障碍、情感障碍等。此外，药物依赖患者的皮肤主要表现为苍白或色素沉着，皮疹，痤疮，溃疡与糜烂，沿体表浅静脉走行可见多发的针眼或针斑，肌内注射者在臀部或上臂可出现较大面积的皮下结节和硬斑。当出现戒断症状时，患者主要表现为强迫体位、腺体分泌增多、心动过速、血压升高、呼吸频率和幅度发生明显变化。

（三）诊断标准

1. 依赖综合征诊断标准　根据《中国精神障碍分类与诊断标准第 3 版（CCMD-3）》，依赖综合征诊断标准为：反复使用某种精神活性物质导致躯体或心理方面对某种物质的强烈渴求与耐受性。这种渴求导致的行为已极大地优先于其他重要活动。

（1）症状标准：反复使用某种精神活性物质，并至少有下列 2 项：①有使用某种物质的强烈欲望。②对使用物质的开始、结束，或剂量的自控能力下降。③明知该物质有害，但仍应用，主观希望停用或减少使用，但总是失败。④对该物质的耐受性增高。⑤使用时体验到快感或必须用同一物质消除停止应用导致的戒断反应。⑥减少或停用后出现戒断症状。⑦使用该物质导致放弃其他活动或爱好。

（2）严重标准：社会功能受损。

（3）病程标准：在最近 1 年的某段时间内符合症状标准和严重标准。

2. 戒断综合征诊断标准　依据 CCMD-3 定义为：因停用或减少精神活性物质所致的综合征，由此引起精神症状、躯体症状，或社会功能受损。症状及病程与停用前所使用的物质种类和剂量有关。

（1）症状标准：因停用或减少所用物质，至少有下列 3 项精神症状：①意识障碍。②注意力不集中。③内感性不适。④幻觉或错觉。⑤妄想。⑥记忆减退。⑦判断力减退。⑧情绪改变，如坐立不安、焦虑、抑郁、易激惹、情感脆弱。⑨精神运动性兴奋或抑制。⑩不能忍受挫折或打击。⑪睡眠障碍，如失眠。⑫人格改变。

因停用或减少所用物质，至少有下列 2 项躯体症状或体征：①寒战、体温升高。②出汗、心动过速或过缓。③手颤加重。④流泪、流涕、打哈欠。⑤瞳孔放大或缩小。⑥全身疼痛。⑦恶心、呕吐、厌食，或食欲增加。⑧腹痛、腹泻。⑨粗大震颤或抽搐。

（2）严重标准：症状及严重程度与所用物质和剂量有关，再次使用可缓解症状。

（3）病程标准：起病和病程均有时间限制。

（4）排除标准：①排除单纯的后遗效应。②其他精神障碍（如焦虑、抑郁障碍）也可引起与本综合征相似的症状，需注意排除。

（5）说明：应注意最近停用药物时，戒断症状也可由条件性刺激诱发，对这类病例只有在症状符合症状标准时才可作出诊断。

（四）实验室检查

多使用薄层色谱分析法或扫描法、荧光分光光度法、气相色谱等方法对成瘾者的尿样进行定性和定量分析。

第五节　药物依赖的治疗原则

一、药物依赖的治疗原则

药物依赖治疗包括临床脱毒治疗、后续康复巩固、重返社会三大基本环节，这一治疗模式属于社会医学系统工程。只有将这三者紧密结合起来，才能使更多的成瘾者真正脱离毒魔，回归社会。此外，在全社会范围内建立多层次的御毒防范体系，使反毒御毒运行机制更加社会化、规范化、制度化，逐渐形成一个全社会御毒环境。对于彻底戒除毒瘾，最终康复痊愈具有重要的临床意义和社会意义。

1.了解病史、正确诊断、全身体检和实验室检查　根据服用药物的种类和剂量确定治疗计划。

2.临床脱毒治疗　临床脱毒治疗是药物依赖全程治疗的第一阶段和首要环节。作为脱离毒品的第一步，治疗目标有两个：首先，帮助毒品成瘾者从毒品依赖变成无毒状态；其次，帮助患者维持无毒状态。通过科学合理的治疗，将药物依赖所致的戒断症状降到最低程度，由药物依赖造成的体内一系列病理生理改变及其引起的并发症得到有效治疗。通过心理治疗为后续康复巩固打下基础。临床上常用的治疗方法有依赖性药物递减疗法、其他药物替代疗法、中西医结合疗法、针刺疗法等。

3. 康复治疗 在滥用者完成临床脱毒治疗后，应尽快让患者进入康复治疗程序，接受相当长时间的身体、心理等方面的康复治疗。治疗集体或治疗社区是指在一种特定的居住环境中，居住成员通过治疗程序来改善自己的人格问题和人际关系，树立对自己行为负责的观念。成员通常应在社区中住 6~12 个月，在这期间，他们需要接受各种辅导（如心理辅导、职业辅导、教育辅导等），学习各种知识，接受技能训练等。当完成在治疗集体中的基本康复治疗程序后，戒毒成功率明显增加，最终实现重新社会化。

4. 复吸预防和回归社会 防止复吸需要采用多因素综合措施方能奏效，应将药物治疗、康复治疗与个人－家庭－社区和社会力量相结合，不仅需要医务人员的参与，更需要社会学家、心理学家、教育家和法律、执法工作者的共同努力与支持。

二、药物依赖患者麻醉处理原则

（一）麻醉前评估和准备

1. 详细了解患者药物依赖的成因、依赖性药物的种类、服用的时间和剂量、近期发生戒断症状的情况以及既往的治疗过程等。

2. 围手术期不进行依赖性药物的戒除或脱毒治疗。

3. 长期使用依赖性药物可能导致患者多个器官／系统功能发生病理性损害。

4. 药物依赖患者在围手术期可能因停用依赖性药物而发生戒断综合征。

5. 患者对镇痛药物产生耐受，因此，应注意镇痛药物的使用剂量，慎重使用纳洛酮等拮抗药物。

6. 注意依赖性药物和麻醉用药之间相互作用或交叉耐受。

7. 纠正营养不良、脱水、恶病质、感染等。

8. 注意患者的精神状态和情绪变化，对于术前镇静抗焦虑药物的选择，要考虑到药物依赖患者可能会对各种镇静药物产生耐受性。

9. 注意患者外周皮肤感染情况，评估可能存在的静脉开放或神经阻滞穿刺困难。

10. 注意患者是否合并 AIDS。

（二）麻醉方法的选择和麻醉管理

1. **全身麻醉**　药物依赖患者一般身体情况较差，术中可能出现戒断症状，选择气管插管全身麻醉较为合适。对阿片类药物依赖者，如果正在使用依赖性药物，术中仍可使用阿片类药物，如芬太尼等，且剂量应适当加大；对处于戒毒期的患者，尽量不用阿片类药。镇痛维持以氯胺酮为主，其他全身麻醉药，镇静药，肌肉松弛药的选择尽量避免使用对心、肝、肾功能影响大者。一般认为，药物依赖患者对镇静药和全麻药的耐受性增大，药物效应降低，应适当增大剂量。

2. **椎管内麻醉**　对于时间不长的腹盆腔和下肢手术，也可谨慎施行椎管内麻醉。但由于药物依赖患者易发生脊椎感染，术前应仔细检查，尤其注意有无穿刺部位的皮肤感染及脊柱畸形和压痛等。术中应注意观察，及时发现戒断症状，必要时改全麻。

3. **区域阻滞和神经阻滞**　适用于简单的清创手术或伤口缝合等小手术。

4. **麻醉管理**　药物依赖患者可能发生对镇痛、镇静药耐受，难以维持麻醉深度，可借助听觉诱发电位和脑电双频谱指数等监测手段，结合严密的临床观察调整用药剂量，防止患者术中知晓。如果发生不明原因的心率增快，血压升高，分泌物增多等，应高度警惕戒断症状出现的可能。若患者术后苏醒延迟，应送入 PACU 或 ICU，不推荐使用拮抗药。

5. **术后镇痛**　可选择使用局部麻醉药物、氯胺酮、非甾体抗炎药等。

第十六章　围手术期护理

围手术期护理也称手术全期（术前、术中及术后）护理。指护士从迎接患者进入外科病房到患者术后痊愈出院这段时期的护理。围手术期护理以患者手术时间为依据分为：手术前护理、手术中护理和手术后护理；按照患者病情需要分为：一般护理和特殊护理。围手术期护理的重要任务是外科护士术前全面评估患者身心状况，采取科学护理方法提高患者耐受手术的身心条件；术中确保手术顺利实施和患者生命安全；术后帮助患者尽快地恢复生理功能，防止各种并发症和残障，实现早日全面康复。现代医学的发展和进步，对围手术期护理提出了更高要求。在满足手术患者技术性护理需求同时，还要满足患者的人文需求。良好的围手术期护理可缓解患者心理压力，减轻病痛，有利于病情早日康复。

第一节　手术前护理

手术前护理是建立良好护患关系，取得手术患者密切配合，评价术前身心状况的有效途径。这对于减轻患者精神压力、保证手术顺利进行、减少术后并发症具有重要意义。

一、手术前护理

（一）手术前护理意义

良好的手术前准备是提高患者麻醉和手术耐受能量的重要措施和手段。手术前护理目的在于护士通过自身具备的高尚医德，扎实的专业护理知识，一定的心理学、社会学、人类学、美学和语言学等有关方面的知识，取得手术患者主动配合，并根据各类手术需要对患者进行耐心细致的准备与指导。其意义在于缓解患者手术前的精神压力。手术前期的护理重点：①评估并矫正可能增加手术危险性的生理和心理问题，帮助患者做好心理和身体护理。②向患者和家属提供有关手术的卫生指导。③帮助制定出院和生活形态改变的调适计划。

（二）手术前护理对护士的要求

护士是手术前护理的关键角色，除具备必要的专业素质外，对患者还应具备高度责任心和深切同情心。不但要熟练掌握各种手术的护理方法，还要善于准确分析患者的心理状态，深入浅出地对患者给予正确的指导，耐心周到地解答患者提出的种种问题，避免不良语言刺激，从而有效消除患者的术前焦虑和恐惧。不少患者对疾病恢复缺乏信心，也有些患者过于信赖手术，对恢复健康怀着过高期望，这就要求护士耐心倾听、设法解除疑虑，科学介绍手术目的、过程和预后等。

（三）手术前心理护理

现代医学模式的巨大转变，使心理护理对疾病的发展、转变、预后的作用日益受到关注和重视。疾病使人产生一定的心理反应，尤其需实施手术治理的疾病，导致生理与心理应激反应，如焦虑、恐惧等更强烈。心理因素的不健康可通过神经内分泌系统削弱机体免疫力，使患者对手术耐受性下降，不利于手术前准备和术后康复。尤其是老年和危重患者，由于生理储备能力和代偿功能减退，免疫力、抗感染能力下降，加之伴发高血压、冠心病、慢性支气管炎、肺气肿、糖尿病等，使手术耐受性明显下降，使危险性和死亡率都明显高于普通患者。因此，手术前患者保持良好的心理状态和积极、健康的情绪，对手术治疗和促进康复作用重大。

焦虑是人们主观上出现的一种紧张和不愉快的期待情绪，由紧张、焦虑、忧虑、担心和恐惧等交织而成的一种复杂情绪反应。手术焦虑是指在手术前期产生的焦虑反应。研究表明，手术患者术前均有不同程度的焦虑，并随手术日期临近呈加重趋势，至术前一天到最高峰。从我们测得的结果证实：患者术前存在不同程度的焦虑情绪，这种情绪在手术前的不同阶段是不断变化的。研究还表明，良好的术前心理准备可减轻焦虑；促进术后脉搏和血压的稳定；减少术中麻醉剂的用量，减少患者术后对止痛剂的需求；增加患者术后活动的主动性；降低手术后感染的发生率；缩短住院时间。

1.术前患者常见心理问题 夸大手术危险性；害怕和担心麻醉；害怕手术带来的巨大

疼痛；对手术预后悲观失望甚至绝望。

2. 心理护理基本措施 正视患者的情绪反应，鼓励患者表达自己的焦虑、感受或疑问，并给予支持和正确疏导。最有效的方法是消除患者"未知"，增强患者的控制感，安排患者参加娱乐活动等。

（四）手术日晨护理

1. 测体温、脉搏、呼吸、血压，如有异常或患者月经来潮，与医生联系，必要时暂缓手术。

2. 检查手术区皮肤，更换清洁衣、裤和帽子。

3. 根据医嘱，及时灌肠，插胃管，术前用药等。

4. 根据手术需要带上必要物品，如病历，X 线片，CT 片，胸、腹带等。

5. 取下眼镜、活动假牙等，贵重物品交家属或护士长保存。

6. 入手术室前嘱患者排尿，用过术前用药后注意保护防止外伤。

7. 记录家属姓名及联络方式。

8. 给手术患者佩戴标示有患者身份识别信息的标识以便核查。

9. 将病历，X 线片，术中特殊用药等一并清点，交给手术室接送人员。

10. 患者进入手术室后，病房按手术、麻醉的要求备好床单位及应急物品。

11. 送患者时防坠床、摔伤、碰伤，如有饰物应取下由两人一同交给患者直系家属。

二、手术前患者的评估

手术前评估是对患者术前身心状态的阶段性评估，并根据评估结果制订术前、术中护理计划及护理措施，对提高手术护理质量、确保术中、术后护理安全具有重要意义。随着现代手术全期护理新理念的提出，手术前评估已成为手术全期和整体护理的重要内容。手术前评估是术前访视患者的重要内容，因此做好术前访视工作对正确评估病情具有重要作用。

（一）术前访视的内容

1. 了解患者一般情况，包括姓名、性别、年龄、民族、月经生育史等入院时间、临床诊断等，入院时的体温、脉搏、呼吸、血压、血压、意识等。药物过敏史、目前用药状况，手术麻醉史、吸烟史、药物过敏史及药物治疗情况。

2. 患者平时体力活动能力及目前的变化。

3. 重点检查生命体征，心、肺及呼吸道，脊柱及神经系统，并对并存病的严重程度进行评估。

4. 患者不良心理状况如惊慌、暴躁、恐惧不安、焦虑、悲哀等。

5. 亲属对手术的支持、关心程度及经济承受能力;

6. 根据访视和检查结果,对病情和患者对麻醉及手术的耐受能力作出全面评估。

(二) ASA 分级与手术耐受力

美国麻醉医师协会(ASA)将病情分为 6 级,对病情的判断有重要参考价值。

1. **SA1~2 级** 患者对麻醉和手术的耐受性良好,风险性较小。

2. **ASA3 级** 患者的器官功能虽在代偿范围内,但对麻醉和手术的耐受能力减弱,风险性较大,如术前准备充分,尚能耐受麻醉。

3. **ASA4 级** 患者因器官功能代偿不全,麻醉和手术的风险性很大,即使术前准备充分,围手术期的死亡率仍很高。

4. **ASA5 级** 为濒死患者,麻醉和手术都异常危险,不宜行择期手术。

三、麻醉手术前准备

麻醉手术前准备的目的是使患者在体格和精神两方面均处于可能达到的最佳状态,以增强患者对麻醉和手术的耐受能力,提高患者在麻醉手术中的安全性,避免麻醉、手术意外的发生,减少麻醉手术后的并发症。

(一) 环境准备

病房是实施医疗活动的主要场所之一,其环境管理的好坏直接影响到患者的心理、生理质量和医疗质量。创造一个优美的人性化的病房环境,体现了"以患者为中心"高效便捷的时代要求。对患者悉心护理的基础是尽量掌握患者的需求与愿望,强调使用者需求的人性化的病房室内环境,已成为新的病房环境设计理念。病房应减少陪护,保持安静;温度应保持在 18~20℃,湿度 50%~60%,新入院患者,护士要仔细介绍病区环境。

(二) 身体准备

手术前应观察患者体温 2~3 天,体温在正常范围内才能手术;嘱患者加强营养。护士应向患者讲解各项检查的意义,帮助和督促患者完善各种检查。对于留取样本的血、尿、便化验检查,应向患者交代各种标本的采集要求。

(三) 皮肤准备

1. **皮肤准备的目的** 在于清除皮肤上的微生物,减少感染导致伤口不愈合的机会。一般在术前一天进行，即将手术区的毛发、污垢去除。护士应主动向患者说明备皮的意义及方法，解除顾虑，取得合作；并帮助患者清洁皮肤，修剪指（趾）甲，并备皮，范围原则是超出切口四周各20cm以上。手术医师应在手术部位皮肤处用记号笔划线表明手术切口的大小，护士帮助患者保护好记号线的清晰度，以便手术前进行安全核对。

2. 皮肤准备的方法　一般在治疗室进行，如在病房需避开探视时间，并用屏风遮挡；备好用物，如保安刀、软肥皂、毛刷、橡皮布、治疗巾、棉签、汽油、纱布等；在患者身下垫橡皮布和治疗巾，用软毛刷在备皮区涂刷肥皂，一手用纱布绷紧皮肤，另一手用保安刀剃去毛发，注意要剃净并防止损伤，然后用温水和毛巾将肥皂洗去，脐孔要用汽油清洁，最后清洗皮肤。

（四）呼吸道准备

麻醉手术前对患者重要系统和脏器功能进行客观评估，完善麻醉前的各项准备工作，对提高围手术期治疗的安全性具有重要意义。术前进行呼吸道的准备，目的是改善肺功能，防止肺部并发症的发生。患者近期两周内有呼吸道感染病史，即使麻醉手术前无任何症状和体征，其围手术期呼吸道并发症发生率比无呼吸道感染病史者高数倍。机制在于其呼吸道黏膜的应激性高，麻药物可引起腺体比正常生理阶段分泌更多的分泌物。因此，麻醉手术前做好呼吸道准备和护理工作具有重要意义。

1. 嘱患者注意保暖，预防感冒，防止咳嗽。

2. 引导患者加强呼吸功能锻炼，以增加肺的通气量，预防术后出现肺部感染和肺不张等并发症。

（1）练习深呼吸：先深吸一口气，然后屏气片刻，再徐徐缓慢呼出。术前3天开始练习，每日2次，每次15~20min。

（2）练习有效咳嗽和排痰：取半坐卧位或坐位，肩部放松，上身前倾，用手轻按胸、腹伤口位置，咳嗽前先进行5~6次深呼吸，在深呼吸后保持张口，然后轻咳一下将痰咳出咽喉，再迅速将痰咳出。

3. 对于吸烟者，术前1~2周嘱其戒烟，以减轻对呼吸道的刺激，减少呼吸道分泌物。

4. 有慢性咳嗽病史者，必须在术前得到控制，待咳嗽症状缓解，才能施行手术。

5. 对于支气管哮喘患者，要详细观察患者呼吸道情况，预防支气管哮喘发作。

（五）胃肠道准备

择期手术患者，严格执行麻醉前的禁食、禁饮原则，目的是避免围手术期发生胃内容物反流、呕吐或误吸，及由此而导致的窒息和吸入性肺炎等，也可以预防消化道手术中的污染。

（1）禁食禁饮：术前12h禁食，术前6h开始禁止饮水。肠道手术前3天起进少渣饮食，术前1天改流食。

（2）灌肠：除急诊手术患者严禁灌肠外，普通患者于术前晚常规用0.1%~0.2%肥皂水灌肠一次或使用开赛露，肠道手术时需清洁肠腔。肠道手术应在术前3天开始灌肠，每晚1次，其他腹部手术在术前晚及术晨行清洁灌肠，至排出粪便为止，以防止麻醉后因肛门括约肌松弛大便溢出，增加感染机会，同时可减轻术后腹胀。肠道手术者前3天服用药物导泻，以清洁肠道，并服用肠道不易吸收的抗生素进行肠道消毒，以减少肠道细菌。有习惯性便秘者，应合理搭配饮食，多进粗纤维食物，养成定时排便习惯，必要时可服用石蜡油、番泻叶、果导等缓泻剂，并掌握使用开塞露的方法。

（3）放置胃管或肠管，一般在术日晨放置。

（4）排便练习：术后需卧床排便者，术前3天开始应练习床上大小便训练，减少术后便秘和尿潴留的发生。

（5）体位练习指导：术中需采用特殊体位手术的患者，术前应指导其练习以适应手术中体位的改变。

四、手术前健康教育

手术患者术前不仅需要承受疾病本身的刺激，还将受到麻醉和手术创伤的刺激，因此患者常出现焦虑、紧张、恐惧、消极、悲观等不良反应，这些不良反应会影响患者睡眠、休息和食欲，甚至影响手术的顺利进行。因此，外科护士应该有乐观和开朗的性格，能体谅患者的心情，善于向患者和家属做好思想工作，以镇静和关切的态度使患者产生安全感，并使其了解自身所患疾病的性质和手术目的，以消除紧张情绪和恐惧心理，积极地配合治疗，做到手术前思想放松，充分休息。对患者健康教育的技巧是：尽量使用简单易懂的言语进行交流；告知患者各种事项，动作的理由或原因；多种教育方法并用。手术前健康教育内容包括：心理指导、饮食指导、作息指导、特殊指导、手术日晨指导、术前用药指导、行为指导。

第二节　麻醉手术中护理

　　手术室对于手术患者来说是非常陌生的环境，因而心理压力进一步加大。手术室护士、麻醉护士应尽量安慰和关爱患者。手术室是易发生差错事故的高风险科室，也是一个充满高度挑战的工作场所，超负荷的工作量、高度的工作压力、快节奏的工作要求。所以，手术室护士，应在工作中努力提高自身的职业道德技术水平，学习有关法律知识，主动改善护患关系，以防止纠纷的发生。由于手术部位无菌原则的要求，常需要暴露患者隐私部位，护士必须做好隐私部位的保密护理工作。根据卫生部组织制定的《手术安全核查制度》，麻醉手术前手术室护士、具有执业资质的手术医师和麻醉医师三方在麻醉实施前、手术开始前和患者离开手术室前，依次核对患者身份（姓名、性别、年龄、病案号）、手术方式、知情同意情况、手术部位与标识、麻醉安全检查、皮肤是否完整、术野皮肤准备、静脉通道建立情况、患者过敏史、抗菌药物皮试结果、术前备血情况、假体、体内植入物、影像学资料等内容进行核查。

一、局部麻醉下手术的护理

　　临床上许多手术是在椎管内麻醉、局部神经阻滞或局麻下进行。由于患者意识完全丧失或部分丧失，此时要严格遵守保护性医疗制度，避免喧哗，以免给患者心理上造成不良的刺激。同时，手术室护士应注重自己的仪容仪表，举止端庄大方，多给患者关心、爱心、耐心。各项操作前做好解释，注意保护性医疗制度，不在手术间大声谈笑，不谈论与手术无关的话题，特别是涉及患者的隐私、忌讳问题。向医生汇报恶性不良病理结果时应回避患者，不随意回答患者对病情的疑问。

　　（一）手术室环境

　　手术室是外科诊治和抢救患者的重要场所，是医院的重要技术部门。手术室应与手术科室相接连，还要与血库、监护室、麻醉复苏室等临近。室温保持在 24~26℃，相对湿度以 50% 左右为宜。为确保手术顺利进行，避免意外伤害，术前调试好各种仪器，使之处于完好备用状态。定人定期检查和维护仪器功能，增强使用寿命和使用安全。患者（特别是小儿）卧在手术台上等待手术时，巡回护士应在旁照顾，防止坠床摔伤。

（二）手术物品准备

器械护士应根据本例手术特点，于手术前一日做好手术器械准备与消毒工作。

（三）开放静脉输液

静脉输液是临床护士必须掌握的常规护理技术操作，一般采用桡静脉、大隐静脉、肘正中静脉等部位套管针留置。在操作过程中，有效的给患者做好心理护理，比如在进针的时候做好心理准备，穿刺完以后给予鼓励让患者放松，拔针之后交代注意事项等。对较大的手术可采用颈内静脉穿刺。建立静脉通道和保持静脉通道的通畅是麻醉及手术中给药、补液、输血及患者出现危急症时进行抢救的重要保障。除皮下组织内小肿块切除术用局麻外，一般手术都需要首先建立 1 条或多条静脉通道，以保证麻醉和手术的顺利进行。

（四）建立生命体征监测

近年来，老年和危重患者增多，各科手术范围不断扩大，要求在麻醉和手术期间加强监控患者呼吸和循环等生命体征，以便及时发现病情变化，进行有效的抢救和治疗，提高麻醉和手术安全及重危患者抢救成功率。麻醉医师或护士必须把心电图（ECG）、无创血压（NIBP）、脉搏氧饱和度（SpO_2）作为局部麻醉的常规监测项目。建立生命体征监测后，应认真分析生命监测仪提供的各种数据，再次对患者的病情进行评估。休克、脱水、出血、老年重危患者和心脏手术等循环功能不稳定者，应同时监测中心静脉压（CVP）和尿量。必要时增加有创动脉监测（IBP）。此外，在特殊情况下应使用 Swan-Ganz 漂浮导管监测肺毛细血管嵌压（PCWP）及心排出量（CO），以便全面了解心血管系统功能，指导复杂危重患者的治疗。全身麻醉和气管插管患者还需常规监测呼气末二氧化碳 PetCO2）。小儿、老年重危患者及体外循环心内直视和肝移植手术还应监测体温。

（五）术前抗生素的使用

2005 年，卫生部《抗生素临床应用技术规范》明确规定手术开始前 30min 首次使用、手术时间超过 2h 重复相同剂量，术后 24h 再用 1 次，即应停止使用。《现代麻醉学》对术中使用抗生素有一定描述，认为可以使用，但是需要注意抗生素的过敏反应，因为这可能会和麻醉药物的过敏反应混淆，不易分辨，造成临床治疗的困难。临床上易于发生过敏反应的抗生素药物中青霉素过敏反应率居首位，其次是头孢类，如罗氏芬（头孢三嗪）等。

常见的过敏反应包括皮疹、荨麻疹、皮炎、发热、血管神经性水肿、哮喘、过敏性休克等，其中以过敏性休克最为严重，甚至可导致死亡。手术室护士必须根据医嘱，查对所带围手术期抗生素与医嘱相符，认真核对抗生素种类、皮试情况、抗生素剂量、抗生素的配制溶剂名称及剂量。使用抗生素后必须严密观察患者全身皮肤有无异常，询问患者舒适情况，观察患者生命体征的变化，一旦发现患者有药物过敏反应，立即停用导致过敏的抗生素，并向在场的麻醉医师和手术医师汇报，并立即实施抢救。

（六）注意观察病情变化

麻醉药物对人体中枢神经系统、循环系统、呼吸系统等功能都有干扰。因此，要严密观察患者的各项生理参数，并及时分析、判断，随时配合麻醉医生进行妥善的处理。积极参与抢救工作，手术室护士必须熟练掌握各种抢救技能。

（七）术中用药、输血的核查

由麻醉医师或手术医师根据情况需要下达医嘱并做好相应记录，由手术室护士与麻醉医师共同核查。

（八）手术体位的摆放与护理

最大限度地保证患者的舒适与安全；有利于暴露手术野，方便术者操作；手术时不影响呼吸，不影响循环，不压迫外周神经，皮肤压力最小化，确保输液通畅，应注意肢体捆绑不可过紧，肢体不可悬空放置，应有托架支撑。肢体不要过度伸展、旋转、避免引起神经损伤。常用的手术体位：仰卧式、颈仰式、头低仰卧式、俯卧式、肾手术式和膀胱截石位。术后及时检查手术受压部位，避免褥疮等并发症的发生。体位变动时更要反复检查，防止电极板脱落。

（九）手术野皮肤消毒与护理

消毒用药液不可过多；从手术中心开始，用力稳重均匀环行涂擦；消毒范围应超过手术切口所需面积。

（十）麻醉手术过程中的观察

巡回护士应密切观察患者的反应，及时发现患者的不适，或意外情况，防止并发症的发生，确保患者的安全。

（十一）严格执行查对清点制度

手术室工作要求护士要有高度的责任心，时刻保持清醒的头脑，做到心中有数，术中做好清点记录并认真交接班，并严格执行器械物品未点清前不交，未关闭体腔前不交，值班护士物品短缺不交的三不交接制度。克服工作不认真、习惯性思维的不良风气，清点物品及时登记，发现物品不符合通知手术医生，认真探查体腔或切口，确保无误，方可关腹。

（十二）标本的保存与送检

标本即活体组织的病理诊断，是外科疾病的第一诊断。妥善保管和正确处理手术切除的标本，可以为病理诊断提供材料，为临床诊断提供依据，手术标本管理是手术室护理中的一项重要内容，若标本管理不当会给临床诊断及患者带来严重损失。术中任何组织未经医师允许不得遗弃或由他人拿走。为确保标本正确无误地送检，应完善送检流程，实行双签名并责任到人。术中冰冻标本经家属过目后登记即刻送检。手术室护士对手术标本的保存与送检，应按以下原则进行：

1. 接受手术标本时要严格执行三查七对制度。

2. 按规定正确处理、保存接收手术标本。手术医生应将标本放入装有10%的甲醛溶液容器内固定保存，大块组织要覆盖纱布；如为多块组织，应分装几个容器或做上标记，如扎上线等，以示区别。

3. 填好病理检查单，将病检号查对后粘贴于容器上，然后将标本放于指定柜内，以免丢失。

4. 若病检申请单的项目填写不全、单子表面污染不清或医生未署名者，手术室责任护士或送检员应通知责任医生补充、更正。若医生接通知后，2天仍不来手术室处理，手术室有权将标本按遗弃处理。

5. 手术标本从接收到送至病理科的每一环节中，每一位责任人都应严格查对手术患者的姓名、性别、年龄、床号、住院号、科室、手术名称、手术部位，并按规定履行签名手续。

6. 每日接收的手术标本，应按时送至病理科，交与病理科责任人签收。

（十三）手术中患者护理文件记录

手术护理记录单是手术患者病案的一部分，是具有法律依据的举证材料，它记录了患者手术全过程的护理工作，因此记录应严谨、字迹清晰、与麻醉记录单保持一致、严禁涂改、避免漏记、误记，要保证记录内容的客观性、及时性、真实性、完整性、准确性。无菌包灭菌指示卡、植入性产品标签均必须粘贴在手术护理记录单上，并注明文字说明。所有材料一式两份，一份随病历归档，一份留科内保存备作证据使用。如有手术抢救，应在抢救后 6h 之内补记完毕，内容包括执行的口头医嘱，抢救措施，患者的生命体征和送回病房时的一般情况等。

二、全身麻醉下手术的护理

全身麻醉与局部麻醉最大的不同在于患者意识完全丧失，其生命完全依托于医护人员的精心呵护。因此，手术室护士除做好与局部麻醉基本一致的护理外，还应做好如下工作。

（一）麻醉诱导期护理

1. 患者制动 全身麻醉诱导后，患者意识将在 1~2min 内快速丧失，全身肌肉松弛，彻底失去防御能力，身体某个部位可迅速发生坠落。因此，全麻诱导之前，护士应完成患者四肢的固定，做到完全制动。

2. 协助插管 麻醉诱导后，巡回护士站在患者头端一侧协助麻醉医师气管插管。可根据要求调节手术床的高度和角度，为气管插管提供良好条件。遇到困难插管时，应在麻醉医师指导下正确按压环状软骨，充分暴露声门。同时做好特殊插管仪器的传递、备好吸引器、连接吸引管等工作。

3. 体位摆放 因为患者医师完全消失，无法诉说手术体位带来的不适。因此，插管完成后，护士应按照手术，协调室内人员将患者平稳的放置到位。还要在患者身体易受压部位放置软垫，以免压伤。安置手术体位时，与医师共同保护好各种管道。

4. 协助抢救 如在麻醉诱导期发生严重循环和呼吸意外，护士应立即参与抢救工作。如准备抢救用物，准备除颤仪，开放更多静脉通道等。

（二）麻醉手术中护理

麻醉护士应密切观察病情变化，严密观察各项生理参数，尽早发现病情动态，及时配合麻醉医师妥善管理。及时计算输液的速度、量，出血量，尿量，冲洗量，给麻醉师的液体调控提供准确的数据。必要时监测中心静脉压、肺动脉楔压。如有异常及时配合麻醉医生处理。

（三）麻醉苏醒期护理

手术结束，患者的麻醉程度由深入浅，并逐渐清醒，肌力逐渐恢复。当患者的意识尚未完全清醒之前，由于气管、导管的刺激，患者会出现躁动或本能的拔管动作。因此，护士必须在床旁看护，保护患者的安全。还应提前提高室内温度，有利于患者的苏醒。在苏醒过程中要保持室内安静。避免各种噪音对患者引起不良刺激,拔管后,麻醉护士应严密观察血氧饱和度和患者的呼吸幅度。及时提醒麻醉师各种呼吸抑制的发生,及时处理。

三、麻醉手术后安全护送患者

患者术后的转运时间虽然很短,常被医护人员所忽略。但时常出现各种意外情况和危险因素。手术室护士对手术患者的护理质量的高低关系到患者的安危,认真遵守交接流程是保障护理安全的关键,交接流程的安全、规范是医院护理安全中不可分割的一部分。手术室护士在麻醉手术后护送患者回病房必须重视护送前的评估与准备,护送途中的观察与护理,意外情况的应急处理并认真交接班。患者转运过程中的风险因素包括以下几个方面:

（一）运载工具问题

如平车无刹车、交换车刹车失灵、交换车脱轨、交换车的脚轮滑脱等。

（二）呼吸系统

常见有呼吸抑制、呼吸道梗阻等。呼吸抑制是麻醉剂残余作用对呼吸的影响而致,主要表现在肌松剂的残余作用,可致患者呼吸频率减慢,呼吸幅度减小,甚至出现胸腹交替运动的呼吸;芬太尼麻醉后,虽患者意识状态逐渐好转,但呼吸中枢还处于抑制状态,呼吸极不规则,或无自主呼吸,表现为呼吸遗忘。呼吸道梗阻常见原因有:气管插管拔管后出现急性喉头水肿;术后意识尚未完全复苏,舌肌松弛易致舌后坠;颈部敷料包扎过紧也易致呼吸困难,导致呼吸道梗阻。

（三）循环系统

患者术后从手术间被搬运到病房需经过一段路程,搬运时体位的变动可导致循环系统功能改变,正常人通过机体自身调节可以代偿,但麻醉后患者由于骨骼肌张力、心肌收缩力以及血管舒缩等代偿功能被抑制,因而改变体位所致的心脏功能变化更明显,突然改变体位,使血液在脑、心脏、动静脉及肺血管床异常分布,重要脏器短时间内得不到供氧,极易诱发循环虚脱,甚至循环停止,尤其易发生于手术后血容量不足的患者。

（四）坠床

麻醉药物中枢性抑制作用消失后,患者意识虽已恢复,但部分麻醉药物的作用致使高级中枢的功能仍未完全复原,任何不良刺激均可引起躁动,尤其是使用了拮抗剂与催醒剂的患者可迅速引起躁动，或因其他不适而挣扎，在返回病房途中未将床档立起，对患者照顾不周极易造成患者坠床。

（五）意外伤害

较大手术后患者往往带较多的管路（胸引管以及各种引流管），手术后从手术床转到手术转运车上或转运车转到病区床单位可能造成脱管的意外伤害，如移动患者时不能协调一致，致使引流管牵拉造成脱落，最严重的是胸管脱落，许多时候需要重新手术方可解决问题。

与病区交接流程规范、严谨。离开手术室前 15min 由巡回护士通知患者所要返回的病区，由病房护士为手术后患者准备床位、氧气、负压吸引装置、床边监护仪等，调整病房环境温度，防止患者回到病房更换一个较冷的床位，而加重患者低体温的状况。患者被安全护送回到病区并安置妥当、生命体征检测后，巡回护士与病房护士进行床边交接，包括手术情况介绍、有无皮肤压伤情况、病历、CT 片等物品的交接，并请病房护士在手术护理记录单上签字，但要注意床边交接时，交接的内容对患者应无不良心理影响，注意交接转运前已输入药物或已执行的治疗措施。

第三节　麻醉手术后病房护理

手术患者回到病房完成床边交接后，其生命体征的监测和术后护理工作交由病房护士完成。手术结束患者回到病房并不意味着麻醉作用的消失和主要生理功能的完全复原，再加上手术麻醉期间已发生的循环、呼吸、代谢等功能的紊乱未能彻底纠正，患者保护性反射尚未完全恢复，因此，各种并发症时有发生。如护理和观察不当，可直接导致患者发生生命危险，甚或死亡。常见护理问题包括：生命体征改变、窒息、尿潴留等。病房护理的目的：平稳生命体征；稳定患者情绪。护理的要点：①意识清楚。②呼吸道通畅。③血流动力学稳定。

一、生命体征的监测

手术患者体温、脉搏、呼吸、血压等基础生命体征的监测，是护理工作的基本内容之一。生命体征的改变是患者对手术应激反应和身体机能障碍的表现，这与病情转归紧密相关。通过护士的观察和监测，能客观地反映出患者机体的内在活动，并能为医生制定正确的治疗方案提供依据。绝大多数患者手术结束后被送回原病房即普通病房。将接受一般的护理和监测，度过手术麻醉后恢复期，鉴于普通病房的工作性质，人员及硬件设备的配置，无法对麻醉后需严密观察或监护的手术患者提供更高层次的诊疗服务。因此，护理工作显得尤为重要。

（一）血压监测

病房护士应按医嘱及时监测患者血压，对于危重患者最好采用心电监护仪连续监测，血压异常时及时向经管医师或值班医师汇报。

1.监护仪使用时注意事项

（1）大部分患者、亲属对监护仪均有好奇心、神秘感、依赖感，监护仪数据的丝毫变化都会引起其不安、惊诧、恐慌，重症患者更是如此。因此，应用之前必须做好必要的解释工作，避免引发纠纷，干扰正常护理工作，影响护患关系。

（2）连续使用3天以上的患者，注意袖带的更换、清洁、消毒。既可防止异味又可增加舒适度。

（3）袖带尼龙扣松懈时，应及时更换、补修，以防增加误差。

（4）成人、儿童测量时，注意袖带和血压测量模式的选择与调节。

（5）患者躁动、肢体痉挛时所测的血压误差大，忌频繁测量。

（6）休克、心率<40次/min或>200次/min时，所测结果需与人工测量结果相比较，并结合临床观察。

（7）嘱患者、亲属不要擅自调节监护仪，以免仪器损坏。

2.麻醉手术后高血压的护理

（1）病因：①既往高血压病史。②手术部位疼痛诱发。③术后烦躁紧张。④各种引流管刺激。⑤原发疾病突发危象：如甲亢危象、嗜铬细胞瘤危象。⑥术中、术后输液过量。⑦围术期降压药停药后反跳作用。⑧颅内高压等。

（2）处理措施：静脉注射短效降压药，如硝酸甘油、尼卡地平等。

（3）注意事项：①降压时须以基础血压为参照。②须保证心肌氧供与需的平衡。③术前并发颅脑缺血性病变时，慎重降压。

3. 麻醉手术后低血压的护理

（1）病因：①低血容量：围手术期液体输入不足、使用利尿药、扩血管药等。②部分麻醉药的后续作用：如抑制心肌收缩力、扩张血管等。③术后出血量增多：引流量增多、腔内存留量、活动性出血等。④心衰、心包积液等。

（2）处理措施：静脉注射升压药，如麻黄素、多巴胺、去氧肾上腺素等。

（3）注意事项：首先需对患者循环情况进行全面检查和评估，必要时行中心静脉置管，监测中心静脉压，指导血容量的补充。

（二）血氧饱和度监测

血氧饱和度（SpO_2）是血液中被氧结合的氧合血红蛋白（HbO_2）的容量占全部可结合的血红蛋白（Hb）容量的百分比，即血液中血氧的浓度，是呼吸循环的重要生理参数。许多临床疾病会造成氧供给的缺乏，这将直接影响细胞的正常新陈代谢，严重的还会威胁人的生命，所以动脉血氧浓度的实时监测在临床救护中非常重要。一般认为 SpO_2 正常应不低于94%，在94%以下为供氧不足。术后患者常规应用脉搏血氧饱和度监测，可为临床观察病情变化提供有意义的指标，避免了患者反复采血，也减少护士的工作量。

1. 麻醉术后低氧血症　麻醉手术后低氧血症是手术患者最具有临床意义的常见并发症，是诱发和加重麻醉手术后其他并发症，以及术后致残或死亡的重要原因和启动因子。尤其以胸腹部大手术，高龄和吸烟患者，心肺功能障碍患者的全麻醉患者更多见，且可持续多天，重者危及生命。

2. 术后低氧血症的病因

（1）麻醉因素：①阿片类镇痛药引起的呼吸抑制，表现为通气频率减慢、分钟通气量度（MV）下降。②肌肉松弛药残余作用，可引起严重的低氧血症，甚至可危及生命安全。

（2）胸壁肌群张力下降或麻痹：如高位硬膜外神经阻滞，术后麻醉平面没有消退。

（3）麻醉手术后呼吸道堵塞、误吸、喉痉挛、支气管痉挛。

（4）睡眠性呼吸暂停综合征（sleep apnea syndrome，SAS）：正常情况下，SAS患者通过乏氧性或高 CO_2 性呼吸兴奋，还会发生严重低氧血症。但麻醉状态下或麻醉作用未完全消失之前，这种机体自我保护性反射性呼吸兴奋调节机制受到明显抑制，常可并发严重的低氧血症，甚至可危及生命。

（5）疼痛：术后剧烈疼痛不仅可明显影响患者的胸廓活动，还可明显患者的咳嗽排痰，是麻醉后引起肺气体交换功能障碍、低氧血症、肺部感染并发症的重要原因。因此，术后给予完善的镇痛可大部消除因疼痛所致的各种并发症。但术后镇痛本身也有诱发肺气体交换功能障碍和低氧血症的可能。如阿片类镇药本身就有呼吸抑制作用，且还干扰患者的睡眠状态，引起睡眠紊乱或嗜睡，而后者是低氧血症的好发时段。

（6）术后使用阿片类药镇痛：阿片类药镇痛可直接导致呼吸抑制作用，及与睡眠的协同作用。后者可出现类似于 SAS 的呼吸紊乱和低氧血症，多见于 REM 睡眠期。此外，吗啡还可使 REM 睡眠相消失，引起非 REM 睡眠相睡眠深呼吸暂停。

（7）肥胖：与正常体重患者比较，肥胖患者的横膈中心向胸腔移位的可能性更多、更大，且胸廓代偿能力更加有限，麻醉期间或麻醉后更易发生严重肺气体交换功能障碍或低氧血症。

（8）胸腹部弹力绷带绑扎表现为限制性通气障碍。

（9）高龄及吸烟患者：氧贮备力或对缺氧的耐受力下降，术后容易发生低氧血症。

（10）基础心肺疾病。

3. 术后低氧血症的治疗与护理

（1）氧治疗：术后常规吸氧可明显减少通气不足或通气/血流比例失调所致的低氧血症的发生频率和严重程度。上腹部、胸部、神经外科手术后，特别是原有心肺疾患患者，高龄、肥胖、嗜烟的患者，应常规鼻导管持续吸入湿化氧 3~6L/min，吸氧浓度不宜超过40%。此外，氧治疗可预防低氧血症及其并发症，如精神症状、心律失常、乳酸性酸中毒。

（2）早期活动和深呼吸：术后 24h 内要进行床上活动如伸展四肢，护士应帮助患者变动体位和翻身，并嘱患者早日采取半卧位、坐位或床活动，鼓励患者进行深呼吸运动，以预防和减少肺不张、肺部感染等并发症的发生，据证实其要优于正压通气。

（3）预防呕吐、返流和误吸：术后呕吐、返流和误吸的诱因主要有以下三种。①清醒过程中或神经外科手术后，咳嗽和吞咽反射不健全。②血液内致呕物质（如吗啡类药物、静脉内注甲硝唑）的存在或因胃管、吸氧管触及咽后壁。③胃肠蠕动减弱，胃膨胀。术后未完全清醒的患者，应取侧卧位或平卧头侧体位，以减少呕吐物和返流后发生误吸的机会。

（4）持续气道正压通气（CPAP）或间歇正压通气（IPPV）。

4. SpO$_2$ 监测护理注意事项　血氧饱和度尽可能专人专用，每班用 75% 酒精棉球消毒一次，每 1~2h 更换一次部位，防止指（趾）端血循环障碍引起的青紫、红肿。尽量测量指端，病情不允许时测趾端。血压监测与探头不在同一侧肢体为佳，否则互相有影响。注意爱护探头。用胶布固定，以免碰撞、脱落、损坏，造成浪费。

（三）心电监测

1.心电监测仪　可及时监测，并自动分析诊断出心律失常种类，将心电波形、心率及诊断结果清晰地显示在屏幕上，检测结果可辅助医生做前期诊断，准确可靠。

2.麻醉手术后心律失常　心脏病发病时常具有突发性和一过性的特点，麻醉和手术是心脏病的一个重要诱发因素。麻醉手术后，手术导致机体的应激、术后疼痛的出现可使血浆儿茶酚胺浓度升高，加之体液转移、体温变化、呼吸功能改变、凝血机制变化、电解质酸碱平衡紊乱、各种管道刺激、缺氧等可加重应激反应，使心肌细胞自律性增加，导致心律失常的发生。心电监测可及时了解心肌应激性、心脏节律、心房及心室去极化和复极化过程产生的波形变化及心率，能较早识别与心肌病变有关的电变化。有助于及时观察、识别引起心律失常的原因，对纠正及治疗心律失常至关重要。

3.心电监测的护理

（1）心理护理：向患者解释监护内容和目的，及时注意倾听患者主诉，取得患者合作，解除因不必要的紧张焦虑而增加心脏病发生率。

（2）正确选择导联：选择显示P波高的导联，常规用模拟Ⅱ导联。Ⅱ导联的P波清晰，主要用于监测心律失常，必要时可加用V5导联监测。Ⅱ、V5导联是临床上监测心肌缺血的最常用导联。另外应尽可能裸露心前区，便于放置除颤板，注意伪差及将EKG与患者临床情况联系起来判断。

（3）密切注意观察患者的临床表现：如胸闷、心前区疼痛、呼吸急促、皮肤湿冷发绀、烦躁、精神改变或原有症状加重，甚至晕厥。尤其是术后1~3天。本组多发病于术后2~3天。先进的仪器设备不能代替有经验的护士的感官及灵感，提高护士的工作责任心及专业素质，及时发现、处理危及患者生命的异常体征极为重要。要注意患者剧烈咳嗽、排便、缺氧、激动及疼痛对心律失常的影响，及时止痛、吸氧，对于便秘者应用温和导泻药，避免心肌耗氧量增加。

（4）心律失常的处理：解除酸碱电解质紊乱、高代谢状态、低氧血症、药物作用、引流管刺激等不良诱因。往往只要去除这些病因，心律失常即可纠正。治疗无效并引起血流动力学变化者须运用药物及电治疗。药物治疗中我们常用静脉给药途径，使用输液泵控制药物输注速度。用药时除应有明确适应证外，尚应了解所用药物使用剂量范围、代谢、毒副作用等。电复律治疗前应做好复苏准备工作。通过以上治疗可使患者术后能顺利康复。

4. 心电监测护理注意事项　监护中发现严重异常时，最好请专业心电图室人员复查、诊断，提高诊断准确率。电极片长期应用易脱落，影响准确性及监测质量。应 3~4 天更换一次，并注意皮肤的清洁、消毒。

（四）体温的监测与护理

人体体温调节系统通常将中心体温设定在 37℃，麻醉手术后以体温过低最为常见。围手术期体温在 36℃以下称为体温过低，其发生率为 60%~80%，多发生在手术麻醉中以及术后。

1. 术后低体温的原因

（1）麻醉剂对体温调节抑制作用：麻醉剂的使用既损害中枢温度调节，又损害周围温度调节，尤其全身麻醉阻断了身体大部分的神经传导，因而机体较难随环境温度的变化来调节体温，易受环境温度影响而出现体温下降。

（2）"冷稀释"作用：术中和术后大量输入环境温度下的液体或血液，可导致机体温度下降。

（3）低温环境：手术间温度过低，及易导致患者体温下降，可延续至术后。

（4）手术因素：手术时间长，体表暴露面积大，手术切口大、术中反复用大量的生理盐水冲洗等均可致患者体温下降，并延续至术后。

（5）患者自身因素：如自身体质较差，对于冷刺激敏感性强、抵抗力差，手术引发的冷刺激易引起体温下降。

2. 术后低温并发症

（1）伤口感染率增加和住院时间延长：轻度低温时由于直接削弱机体的免疫功能和减少皮肤血流量，从而减少组织的氧供，同时低温往往伴有蛋白质的消耗和胶原合成的抑制，这些均可使患者对手术伤口感染的抵抗力降低。

（2）伤口出血增加：低温使血小板减少、功能抑制，凝血物质活性降低，并且激活血纤维蛋白溶解作用系统，导致出血时间延长；严重低温可导致 DIC。

（3）心血管功能异常：低温可引发交感神经兴奋，导致去甲肾上腺素水平增加 100%~700% 和整个系统性血管收缩。当体温在 28℃以下时，心室激惹明显；25~30℃时出现心室颤动，可发生死亡。

（4）代谢异常：低温可降低代谢率和氧供，每降低 1℃约降低需氧量 7%。低温使肝脏耗氧量中等降低，因肌松药、麻醉药大部分在肝脏代谢，使患者清醒时间明显延长，易发生呼吸抑制、呕吐、误吸等意外并发症。

（5）术后寒战发生率增加：中心体温约降低 1℃，将出现寒战，寒战引起的肌肉活动使耗氧量增加 486%，易使心脏病患者出现心律失常、心肌缺血。

3. 术后低温的护理

（1）保暖接送患者：术后送患者回病房时，应给予足够的包裹，使之与周围的冷空气隔离，尽可能避免通过寒冷的过道。车床上的被子每次接送患者前预先加温。

（2）液体、库血加温输入：输注预热（37~38℃）的液体可有效地预防体温降低、热量丢失。输入冷藏库血时，可促使患者的中心体温下降，如果短时间内输入大量 4℃的库血，不但造成低温，还可引起心律失常，甚至心搏骤停。因此，进行输液、输血前用加温器将液体、库血进行加温，是最简单、最有效的预防体温下降的方法。

（3）术后保温：术后掌握环境温度，监测体温，纠正脱水，充分有效供氧，补充热量。为低温患者进行升温时，须注意缓慢地使温度回升，轻度低温再升温每小时不超过 0.3~1.2℃，严重低温和心功能不稳定时需快速升温每小时 3℃。避免对低温肢体末端快速升温，以免引起致死性心律失常。

总之，围手术期低体温应引起医务人员的高度重视。为了提高围手术期患者安全，减少术后并发症和病死率，手术期间要采取积极主动的保温措施。如患者发生术后体温过高，则应给予吸氧，物理降温，药物降温等对症处理。

二、意识的观察

意识是大脑功能活动的综合表现，是生命活动所必需的。正常人的意识是清晰的，表现为思维合理，反应敏锐而清晰，表达准确，情感正常，对时间、人物、地点的分析力（即定向力）正常等。意识的类型包括：清醒、半清醒、嗜睡、谵妄、昏迷。意识状态与脑损害的程度密切相关，意识的变化可直接反映病情的转化，并对判断预后有重要参考意义。因而，意识状态是外科手术患者术后护理的重点观察项目之一。

（一）意识状态

当中枢神经系统机能障碍或发生病理改变时，患者可出现意识障碍。意识障碍：是指个体对外界环境刺激缺乏正常反应的一种精神状态。意识障碍依轻重程度不同可分为：嗜睡→意识模糊→昏睡→昏迷。

1. **嗜睡** 是最轻度的意识障碍。患者处于持续睡眠状态，但能被言语或轻度刺激唤醒，醒后能正确、简单而缓慢地回答问题，但反应迟钝，刺激去除后又很快入睡。

2. **意识模糊** 其程度较嗜睡深，表现为思维和语言不连贯，对时间、地点、人物的定向力完全或部分发生障碍，可有错觉、幻觉、躁动不安、谵语或精神错乱。

3. **昏睡** 患者处于熟睡状态，不易唤醒。经压迫眶上神经、摇动身体等强刺激可被唤醒，醒后答话含糊或答非所问，停止刺激后即又进入熟睡。

4. **昏迷** 是一种大脑深度无意识状态，最严重的意识障碍。昏迷按其程度可分为：

（1）浅昏迷：意识大部分丧失，无自主运动，对声、光刺激无反应，对疼痛刺激（如压迫眶上缘）可有痛苦表情及躲避反应。瞳孔对光反射、角膜放射、眼球运动、吞咽反射、咳嗽反射等可存在。呼吸、心跳、血压无明显改变，可有大小便失禁或潴留。

（2）深昏迷：意识完全丧失，对各种刺激均无反应。全身肌肉松弛，肢体呈现迟缓状态，深浅反射均消失，偶有深反射亢进及病理反射出现。机体仅能维持循环与呼吸的最基本功能，呼吸不规则，血压可下降，大小便失禁或潴留。

（二）麻醉手术后患者意识障碍

1. **影响意识清醒因素**

（1）麻醉药物的残余作用：镇静、肌松、镇痛、拮抗药。

（2）手术所致：头面及颅脑手术等。

（3）术前疾病：休克、昏迷、中毒等。

（4）术后休克：如严重电解质紊乱、严重脱水导致休克等。

（5）严重低氧血症：如严重呼吸抑制、呼吸道阻塞等。

（6）术后脑血管意外：如高血压脑病等。

2. **意识状态的观察** 临床上观察患者的目的在于了解患者是否有意识障碍，或对已有意识障碍的患者观察了解其意识障碍的程度及是否有好转或恶化。可通过下述方法进行观察：

（1）通过问诊或谈话，了解患者的思维反应、情感活动、表达能力与定向力等，以判断有无意识障碍。

（2）根据痛觉试验，瞳孔反射，角膜反射，肌腱反射，呼吸、脉搏、血压变化，大便潴留或失禁等的情况了解意识障碍程度。如轻度意识障碍，包括意识模糊、谵妄、嗜睡或昏睡以及浅昏迷等，对疼痛刺激可有反应，瞳孔对光反应、角膜反射、吞咽与咳嗽反射均存在，呼吸、脉搏、血压无改变或无明显改变。中度以上的昏迷时，则对疼痛刺激的反应以及各种反射等均减弱或消失，呼吸、脉搏、血压亦有明显改变。

3. 术后患者意识障碍的护理干预措施

（1）严密观察病情变化：及时发现和排除其他引发意识障碍的因素。早期观察生命体征非常重要，包括血压、脉搏、呼吸、体温、心率、尿量、血糖、输液速度、血氧饱和度，均需要定时或连续动态观察，有条件者尽可能使用仪器监护，发现异常情况及时处理。

（2）观察神志变化，及早发现症状：术后护士应主动向患者询问术后感觉，在语言交流时可早期判断患者思维有无异常。如发现患者有意识障碍时，及时通知医生请麻醉科、神经科会诊，观察瞳孔和检查眼底有无水肿及其他神经症状，以排除高血压脑病或肿瘤转移等，给予有效治疗和护理。

（3）做好家属的解释工作：出现术后意识障碍的患者有时会不认识自己的亲人，会引起家属的惊慌。因此需做好解释工作，以取得家属对护理工作的支持、理解和帮助，此外，护士还应鼓励家属和朋友给予患者关心和支持，使其能积极配合治疗和护理。

三、麻醉手术后躁动

麻醉手术后躁动是临床护理工作中经常碰到的问题，临床表现为兴奋，躁动和定向障碍并存，出现不适当行为，如肢体的无意识动作、语无伦次、无理性言语、哭喊或呻吟、妄想思维等，多在麻醉苏醒期急性出现。其可能机制为：①全身性麻醉药对中枢神经抑制程度不一，恢复的时间也不同。②麻醉药物中枢性抑制作用消失后，患者意识虽已恢复，但部分麻醉药物的残余作用致使大脑皮层与上行网状激活系统的功能仍未全部复原，从而影响患者对感觉的反应和处理。③功能完整性的缺失，可表现为多种形式，其中少数易感患者在脑功能反应模糊、迟钝期间，任何不良刺激（疼痛、难受或不适感等）均可引起躁动。

（一）术后患者躁动的病因

1. 麻醉前用药不当，如东莨菪碱、阿托品等可致术后谵妄。

2. 吸入麻醉药，如地氟烷、七氟烷为10%、氟烷等。

3.耳鼻喉科手术、呼吸道、乳腺以及生殖系统等与情感关系较密切的部位进行手术操作。

4.术后患者苏醒不完全。

5.术后切口部位剧烈疼痛。

6.与麻醉相关的其他原因

（1）呼吸系统并发症：如气道梗阻、低氧血症等。

（2）循环系统并发症：如低血容量、严重高血压等。

（3）生化紊乱：酸中毒、高碳酸血症、低钠血症、低血糖、脓毒血症等。

（4）其他因素：低温，膀胱高度充盈，导尿管的刺激等。

（二）术后患者躁动的护理

1.术前心理疏导。

2.安全监测，在正确评估下进行有效的术后镇痛。

3.积极供氧，改善氧合。

4.给予充分镇静。

5.调整引流管、尿管、患者体位。

四、术后尿潴留

尿液在膀胱内不能排出称为尿潴留。如尿液完全潴留膀胱，称为完全性尿潴留。如排尿后仍有残留尿液，称为不完全性尿潴留，急性发作者称为急性尿潴留，急性尿潴留时膀胱胀痛，尿液不能排出；缓慢发生者称为慢性尿潴留，此时常无疼痛，经常有少量持续排尿，又称假性尿失禁尿潴留。

（一）导致术后尿潴留的因素

1.**与麻醉有关**　如蛛网膜下腔阻滞、硬膜外阻滞等。

2.**与手术有关**　如盆腔、会阴部手术等。

3.**大与药物有关**　剂量使用镇静药、阿片类镇痛药。

4.**其他因素**　排尿姿势和习惯的改变等。

（二）术后尿潴留主要临床表现

1.患者主诉不习惯在床上大、小便；膀胱区胀痛感。

2.膀胱过分充盈。

3. 不能自行排尿或滴尿。

（三）护理

1. **目标** 尿液排出，恢复排尿功能。

2. **护理措施** 重点评估患者是否接受诱导排尿措施；患者是否自行排尿；患者的膀胱充盈程度。

（1）用手轻柔、均匀地按压膀胱部位，或听叩诊音，评估膀胱内尿量及尿意感。

（2）提供诱导排尿措施：①热敷下腹部。②用温水冲洗会阴部或听流水声。③因不习惯卧床排尿者，在不影响病情的情况下，可协助患者坐起或站立排尿。④针刺足三里、阴陵泉、三阴交等穴位，或以上几条相互配合进行。

（3）上述方法无效时则行导尿术，解除尿潴留。

（4）盆腔会阴部等手术后可留置导尿管，防止尿潴留。

（5）拔除导尿管之前，应先训练膀胱功能，以免拔后再次出现尿潴留。

第四节　重症患者的围手术期护理

在现代外科领域里，几乎没有手术禁区，病损的器官可以通过手术切除或修复。然而，疾病所造成的生理紊乱却是一个较持久的过程，并不会由于成功的手术而被立即纠正。如果患者在患病前即有潜在的内脏器官功能损害，再加上手术和麻醉的打击，那么就很有可能使这类患者术后发生一系列严重的并发症，乃至威胁患者的生命。因此，对这类患者在术后实施严密的监护和护理是十分必要的。

一、术前护理

手术前准备的目的是使患者和手术组人员以最佳状态进入手术。手术前准备完善与否与患者疾病的轻重缓急以及患者的局部和全身状态有密切关系。患者的局部及全身状态分为耐受力良好和耐受力不良两种。

（一）一般准备

1. 心理方面准备

（1）我国的医学工作者通过调查发现术前患者的心理反应最常见的有焦虑、恐惧、睡眠障碍等心理活动。对手术一是害怕，二是担心，怕的是疼痛与死亡，担心的是是否会出意外。应增进医务人员与患者及家属的交流，对患者的病情、诊断、手术方法、手术的必要性、手术的效果以及可能发生的并发症及预防措施、手术的危险性、手术后的恢复过程及预后，向患者及家属交代清楚，以取得信任和配合。大量临床实践证明，高度信任感、良好的护患关系是一切心理治疗成功的保证。①耐心地与患者进行交谈，听取患者的意见和要求，建立良好的护患关系。②用恰当的言语，使患者在轻松自如的气氛中了解术后各种护理措施及对患者的有关具体要求。在提供信息的同时随时评估患者的理解能力和做出决定的能力，以及焦虑水平，纠正各种误解和疑虑，使之全面、正确理解术前各种信息。③加强患者的社会支持，术前安排与手术成功的患者同住一室，能减轻患者的术前焦虑，增强战胜疾病的信心。④以热情诚恳的态度，亲切柔和的语言来接待患者，使其尽快熟悉医院环境，消除陌生感，产生安全感，增强对医护人员的信任。

（2）充分尊重患者自主权的选择，应在患者"知情同意"的前提下采取诊断治疗措施，在患者没有知情同意前，不宜做任何手术或有损伤的治疗。

2. 生理方面准备　使患者维持良好的生理状态，以安全度过手术和手术后的过程。

（1）术前训练：床上大小便，咳嗽和咳痰方法，术前两周开始停止吸烟。

（2）备血和补液：纠正水、电解质酸碱平衡失调及贫血；血型鉴定及交叉配合试验，备好一定量的全血。

（3）预防感染：不与有感染的患者接触。杜绝有上呼吸道感染的人员进入手术室。预防性使用抗菌药物：①涉及感染病灶或切口接近感染区的手术。②胃肠道手术。③操作时间长的大手术。④污染的创伤、清创时间较长或难以彻底清创者。⑤癌肿手术。⑥血管手术。⑦人工制品植入术。⑧脏器移植术。

（4）胃肠道准备：①非胃肠手术患者，为防止麻醉或手术中呕吐，术前12h禁食，术前4h禁水。术前一夜肥皂水灌肠。②胃肠道（尤其是结肠）手术，术前1~2天进流质饮食，如果行左半结肠或直肠手术，则应行清洁灌肠，并于术前2~3天开始服用肠道制菌药物，以减少术后感染机会。

（5）营养：术前一周左右，根据不同状态，经口或经静脉提供充分的热量、蛋白质和维生素。

（6）其他：术前一天或术日早晨检查患者，如有发热（超过38.5℃）或女患者月经来潮，延迟手术；术前夜给镇静剂，保证患者的充分睡眠；进手术室前排空尿液，必要时留置尿管；手术前取下活动牙齿。

（二）特殊准备

1.营养不良 营养不良患者蛋白质缺乏，耐受失血和休克等的能力降低，易引起组织水肿，影响愈合，且易并发严重感染，应在手术前予以纠正，达到氮正平衡状态。

2.高血压 患者血压在160/100mmHg以上时，可能在诱导麻醉或手术时出现脑血管意外或急性心力衰竭危险，故应在手术前应用降压药，但硬膜外麻醉和全身麻醉可使血压有所降低，故可将血压降到略高于正常血压的程度。若有轻度或中度高血压（≤160/100mmHg）患者，术前要求血压维持原水平，术前不用降压药。

3.心脏病 心脏患者的手术死亡率较一般患者高2.8倍，故应做好充分准备。心脏病的类型不同，其耐受力也各不相同。心律正常、无心力衰竭趋势的心脏患者中，手术耐受力最差的是急性心肌炎患者。心脏患者手术前准备的注意事项：

（1）长期低盐饮食和使用利尿药物、水和电解质失调的患者，术前需纠正。

（2）贫血患者携氧能力差，术前应少量多次输血。

（3）心律失常者，根据不同原因区别对待。

对偶发室性期前收缩，一般无需特别处理，如有房颤伴心室率增快达100次/min以上者，可给以西地兰静注或口服普萘洛尔。老年人有冠心病者，如出现心动过缓、心室率在50次/min以下者，手术前可给阿托品注射。

（4）急性心肌梗死患者，6个月内不施行择期手术。心力衰竭患者，最好在心衰控制3~4周后再施行手术。

4.呼吸功能障碍 呼吸功能不全主要指稍微活动就发生呼吸困难者。哮喘和肺气肿最常见。换气功能不足者，应做血气分析和肺功能检查，对严重肺功能不全者，尤其伴有感染者，必须得到控制方可手术。

5.肝脏疾病

（1）最常见的是肝炎和肝硬化。

（2）肝轻度损害，不影响手术耐受力。

（3）肝功损害较严重或濒于失代偿者，长时间严格准备，方可施行择期手术。

（4）肝功能严重损害，营养不良、腹水、黄疸者，一般不宜施行任何手术。

（5）急性肝炎患者，除急症手术外，多不宜施行手术。

（6）肝病患者，均应行保肝治疗后方可考虑手术。

6.肾脏疾病

凡有肾病者，均应进行肾功能检查，肾功能损害程度详（见表 16-1）。

表 16-1　肾功能损害程度

测定法	轻度	中度	重度
24h 肌酐清除率（mL/min）	51~80	21~50	<20
血尿素氮（mmol/L）	7.5~14.3	14.6~25.0	25.3~35.7

轻、中度肾功能损害者，经过内科处理，都能较好的耐受手术；重度肾功能损害者，只要在有效的透析疗法处理下，仍然能相当安全地耐受手术。

7. 肾上腺皮质功能不足　除慢性肾上腺皮质功能不足患者外，凡是正在应用或在 6~12 个月内曾应用激素治疗超过 1~2 周者，可在手术前 2 日开始改为氢化可的松静滴，每日 100mg，手术当日给 300mg，手术后每日 100~200mg，直至手术应激过去后，便可停用。

8. 糖尿病　患者手术耐受力差，手术前应适当控制血糖，纠正体液和酸碱平衡失调，改善营养状态，应使用抗菌药物。

重症糖尿病患者施行择期手术前，血糖和尿糖控制标准：将患者血糖稳定于轻度升高状态（5.6~11.2mmol/L）、尿糖 +~++。

如果患者应用降糖药物或长效胰岛素，均改为胰岛素。手术后胰岛素用量可据每 4~6h 尿糖测定结果给予（每 1 单位胰岛素大约消耗 5 克葡萄糖）。注意糖尿病并发症的发生。

二、术中护理

手术中处理的目的是使患者能够安全地耐受手术，并保证手术成功。

（一）术中一般舒适护理

患者进入手术室后，注意轻柔搬送过床，控制室温在 22~25℃，湿度 50%。近距离保持安静，营造舒适的环境。操作时做到稳、准、轻、快，减少疼痛刺激带给患者的不适。室内严禁喧嚣及无谓闲谈，对患者实行保护性治疗，尽量减少身体暴露。

（二）严格执行查对制度，保证手术安全

严格执行各项查对制度，术中手术室护士所执行的医嘱均为口头医嘱，护士在接到医嘱时要口头复述，给药前与麻醉师再次核对；同时做好三查十对工作。输血时护士不仅要与麻醉师共同核对，且做好输血的三查十对，密切观察输血后反应。

（三）术中体位舒适的护理

良好的体位，就是人体各部位所处的状态保持各组织相拮抗的肌群作用平衡，没有过度的伸张或屈曲，各关节、韧带也能相应保持稳定，不受过分牵拉。

（四）术中输血、输液舒适的护理

患者在手术过程中，常需要输血、输液。在输血的时候，因穿刺针头过粗，患者可能感觉疼痛而出现不适。护士在操作过程中动作要轻柔，并用安慰性语言给予鼓励及心理支持，以减轻不适的感觉。术中应保证输液通畅，防止输液针头脱出。在输液过程中，巡回护士要密切观察有无输液反应，经常询问患者有无不适，因冬天气温较低，应嘱患者要注意保暖。

（五）术中监测与护理

1. 密切观察患者的生命体征，如血压、脉搏，SPO_2，心电图，必要时监测 CVP。

2. 呼吸频率，潮气量，分钟通气量，气道压和血气分析。

3. 尿量、血红蛋白、白球压积，必要时监测血浆电解质和血浆渗透压。

4. 术中协助麻醉医师维持呼吸道通畅，防止缺 O_2 和 CO_2 蓄积。

5. 随时调整灯光，使手术野清晰，以便于手术的顺利。

（六）术后舒适的护理

手术结束时用温盐水擦净患者皮肤，切口敷料要保持干燥、平整和美观。保护好各种引流管，不使其脱落。

（七）安全转运

将平车的床档支起，必要时使用约束带，避免手术患者摔伤或坠床。在运送手术患者时特别是手术后不仅要迅速平稳，还要有效地固定好患者的各条管路，以免在运送过程中发生管路滑脱的现象。

三、术后护理评估

患者自手术完毕回病室直至出院阶段的护理，称为术后护理。护理评估的主要内容为：

（一）心理状况

手术后是患者心理反应比较集中、强烈的阶段，随原发病的解除和安全度过麻醉及手术，患者心理上会有一定程度的解脱感；但继之又会有新的心理变化，如担忧疾病的病理性质、病变程度等；切口疼痛或对并发症的担忧，可使患者再次出现焦虑，甚至将正常的术后反应视为手术不成功或并发症，加重对疾病预后不客观的猜疑。

（二）手术类型和麻醉方式

不同类型的手术，涉及的范围、大小及持续时间各异，术中出血量、补液量、安置的引流管及不同麻醉方式使术后观察和护理的要点亦不尽相同；故护士要正确评估。

1.手术类型

（1）按手术期限分类大致分为三类：①择期手术，手术日期的迟早不影响治疗效果，有充分时间完善各项术前准备，以减少术后并发症，如胃、十二指肠溃疡行胃大部分切除术等。②限期手术，手术时间虽然可以选择，但不易延迟过久，如恶性肿瘤根治术等。③急症手术，对于危及生命的疾病，应根据病情轻重缓急、在最短时限内完善必要的准备，争分夺秒地进行紧急手术，以挽救患者生命，例如：脾破裂、肝破裂等。

（2）按手术范围分类可分为大手术、中手术、小手术及微创手术。

2.麻醉方式分类可分为区域麻醉和全身麻醉两大类。

（三）身体状况

1.生命体征　包括体温、脉搏、呼吸、血压。

2.切口状况　有无渗血、渗液、感染及愈合不良等并发症。

3.引流管与引流物　术中是否安置引流管、术后引流是否通畅，引流物量、色、质的观察等。

（四）辅助检查

血、尿常规、生化检查、血气分析，必要时可行胸部 X 摄片、B 超、CT、MRI 检查等，了解脏器功能恢复状况。

四、术后护理措施

（一）一般护理

护士应根据患者术中、术后的具体情况及出现不适的原因做好患者及家属的解释工作，并给予对症护理；避免各种不良刺激，缓解不良心理反应，做好针对性的心理疏导；创造安静、舒适的病区环境，保证患者有足够的休息和睡眠，以利早日康复。

（二）加强基础护理

做好皮肤护理，床上擦浴每日一次，每两小时翻身预防压疮的发生；口腔护理每日二次，观察有无溃疡、出血点、真菌感染等；尿道口护理每日二次，观察尿道口有无异常分泌物、有无红肿等；静脉留置针每日换药一次，严格执行无菌技术操作，局部有红、肿、分泌物应立即拔除，必要时做细菌培养；不清醒或不能配合的患者应使用约束带，注意不可过紧，保护患者的安全；保持大便通畅，必要时口服通便或使用开塞露塞肛。

（三）生命体征的观察

根据手术大小，定时监测体温、脉搏、呼吸、血压。病情不稳定或特殊手术者，应送入重症监护病房，随时监测心、肺等生理指标，及时发现呼吸道梗阻、伤口、胸腹腔以及胃肠道出血和休克等的早期表现，并对症处理。

1. **血压** 中、小手术后每小时测血压一次，直至平稳；大手术后或有内出血倾向者必要时可每 15~30min 测血压一次，病情稳定后改为每 1~2h 一次，并做好记录。

2. **体温** 体温变化是人体对各种物理、化学、生物刺激的防御反应。体温升高，常提示某种刺激的存在。术后 24h 内，每 4h 测体温一次，随后每 8h 1 次，直至体温正常后改为一天 2 次。

3. **脉搏** 随体温而变化。失血、失液导致循环容量不足时，脉搏可增快、细弱、血压下降、脉压变小；但脉搏增快、呼吸急促，也可为心力衰竭的表现。

4. **呼吸** 随体温升高而加快，有时可因胸、腹带包扎过紧而受影响。若术后患者出现呼吸困难或急促时，应先检查胸、腹带的松紧度，适当调整，但仍应警惕肺部感染和急性呼吸窘迫综合征的发生。

（四）体位

根据疾病性质、全身状况和麻醉方式，选择利于患者康复、活动及舒适的体位。全身麻醉尚未清醒者，取平卧位，头转向一侧，避免口腔分泌物或呕吐物误吸入气道；椎管内麻醉者，应平卧6~8h，以防因脑脊液外渗致头痛；全身麻醉清醒后及局部麻醉者，可视手术和患者需求安置体位。颅脑手术后，无休克或昏迷，可取15°~30°头高脚低斜坡卧位；颈、胸部手术后，多采用高半坐卧位，便于呼吸和有效引流；腹部手术后，多采用低半坐卧位或斜坡卧位，既能降低腹壁张力，减轻切口疼痛，又利于呼吸；腹腔内有感染者，若病情许可，应尽早改为半坐位或头高脚低位，以利有效引流；脊柱或臀部手术后，可采用俯卧或仰卧位。

（五）切口护理

1. 观察切口有无出血、渗血、渗液、敷料脱落及局部红、肿、热、痛等征象。若切口有渗血、渗液或敷料被大小便污染，应及时更换，以防切口感染；若腹壁切口裂开，应先用无菌纱布或无菌巾覆盖；四肢切口大出血，先用止血带止血，再通知医师紧急处理。

2. 切口的愈合分为三级，分别用"甲、乙、丙"表示。

（1）甲级愈合：切口愈合优良，无不良反应。

（2）乙级愈合：切口处有炎症反应，如红肿、硬结、血肿、积液等，但未化脓。

（3）丙级愈合：切口化脓需切开引流处理。

3. 缝线拆除时间依据患者年龄、切口部位、局部血液供应情况而决定。头、面、颈部手术后3~5天拆线；胸部、上腹部、背部、臀部为7~9天；下腹部、会阴部为5~7天；四肢为10~12天（近关节处可适当延长），减张缝线为14天，必要时可间隔拆线。青少年患者因新陈代谢旺盛，愈合快，可缩短拆线时间；年老体弱、营养不良、糖尿病者则宜酌情延迟拆线时间。

（六）导管护理

保持气管插管通畅，及时清除呼吸道内分泌物，记录痰液的颜色、性质及量，有异常及时报告医生。加强中心静脉导管、直接动脉测压管、肺动脉导管等的护理，导管勿打折、扭曲、脱落、堵塞，保持其通畅及监测的准确性。引流管种类甚多，多置于体腔（如胸、腹腔等）和空腔脏器（如胃、肠、膀胱等）。定期观察引流是否有效，引流管是否通畅，有无阻塞、扭曲、折叠和脱落，并记录引流物的量、色、质。乳胶引流片一般于术后1~2天拔除；单腔或双腔橡皮引流管多用于渗液较多、脓液稠厚者，大多要2~3天才能拔除。胃肠减压管一般在胃肠道功能恢复、肛门排气后，即可拔除。

（七）常见不适的护理

1. 疼痛　麻醉作用消失后，患者可出现疼痛。凡增加切口张力的动作，如咳嗽、翻身等都会加剧疼痛。术后 24h 内疼痛最为剧烈，2~3 天后逐渐缓解。若疼痛呈持续性或减轻后又加剧，需警惕切口感染的可能。疼痛除造成患者痛苦外，还可影响各器官的生理功能，积极的术后镇痛可获得以下效果：

（1）止痛，解除紧张焦虑情绪，使患者能够更好地休息。

（2）尽早功能锻炼，以加速康复。

（3）减少应激反应对免疫功能的抑制。

（4）降低血栓、炎症、感染等并发症，降低医疗费用和缩短住院时间。

（5）减少护理工作量。

（6）提高患者治疗满意度。

护士通过对疼痛的性质、时间和程度，患者的面部表情、活动、睡眠及饮食等的观察，作出正确的评估并对症护理。首先，妥善固定各类引流管，防止其移动所致切口牵拉痛；其次，指导患者在翻身、深呼吸或咳嗽时，用手按压伤口部位，减少因切口张力增加或震动引起的疼痛；指导患者利用非药物措施，如听音乐、数数字等分散注意力的方法减轻疼痛；医护人员在进行使疼痛加重的操作，如较大创面的换药前，适量应用止痛剂，以增强患者对疼痛的耐受性。小手术后口服止痛片对皮肤和肌肉性疼痛有较好的效果。大手术后 1~2 日内，常需哌替啶肌内或皮下注射（婴儿禁用），必要时可 4~6h 重复使用或术后使用镇痛泵。

2. 发热　发热是人体对手术、创伤做出的炎症性反应。手术后患者的体温可略升高，幅度在 0.5~1.0℃，一般不超过 38.5℃，临床称之为外科手术热。少数患者术后早期体温可高达 40℃，仍可视为术后反应，常常是由于代谢或内分泌异常、低血压、肺不张和输血反应所致。但若术后 3~6 天仍持续发热，则提示存在感染或其他不良反应，手术切口和肺部感染是常见原因；术后留置导尿容易并发尿路感染；若持续高热，应警惕是否存在严重的并发症如腹腔残余脓肿等。

医护人员应根据病情和术后不同阶段可能引起发热的原因加以分析，同时加强观察和监测，如胸部 X 线摄片、伤口分泌物的涂片和培养、血培养、尿液检查等，以明确诊断并对症处理。高热者，行物理降温，如冰袋降温、冰毯降温、酒精擦浴等；必要时可应用解热镇痛药物；此外，保证患者有足够的液体摄入；及时更换潮湿的床单位或衣裤。

3. 恶心、呕吐 常见为麻醉镇痛后的反应，一般于麻醉作用消失后自然消失；其次为颅内压增高、糖尿病酮症酸中毒、尿毒症、低钾、低钠等所致。若腹部手术后患者出现频繁呕吐，应警惕急性胃扩张或肠梗阻。

护士应观察患者出现恶心、呕吐的时间及呕吐物的量、色、质并做好记录，以利诊断和鉴别诊断；稳定患者情绪，协助其取合适体位，头偏向一侧，防止发生吸入性肺炎或窒息；遵医嘱，使用镇静、镇吐药物，如阿托品、奋乃静或氯丙嗪等。

4. 腹胀 常见原因是胃肠道功能受抑制，肠腔内积气过多。随手术应激反应的消退逐渐消退，胃肠蠕动功能恢复、肛门排气后，症状可自行缓解。若术后数日仍未排气，且伴严重腹胀，肠鸣音消失，可能为腹腔内炎症或其他原因所致肠麻痹；若腹胀伴阵发性绞痛，肠鸣音亢进，甚至有气过水音或金属音，警惕机械性肠梗阻。

严重腹胀可使膈肌抬高，影响呼吸功能，使下腔静脉受压影响血液回流，影响胃肠吻合口和腹壁切口的愈合，故需及时处理。如持续性胃肠减压、肛管排气及高渗溶液低压性灌肠等；鼓励患者早期下床活动；非胃肠道手术者，使用促进肠蠕动的药物，直至肛门排气；已确诊为机械性肠梗阻者，在严密观察下经非手术治疗未缓解者，完善术前准备后再次手术治疗。

5. 呃逆 常见原因可能为神经中枢或膈肌直接受刺激所致，大多为暂时性，亦可为顽固性。手术后早期发生者，可经抽吸胃内积气和积液、给予解痉药物等措施得以缓解。如果上腹部手术后出现顽固性呃逆，应警惕吻合口或十二指肠残端瘘导致的膈下感染。

6. 尿潴留 术后常见。主要系全身麻醉或蛛网膜下腔麻醉后排尿反射受抑制、切口疼痛引起膀胱和后尿道括约肌反射性痉挛及患者不适应床上解尿体位等所致。若患者术后6~8h尚未排尿，耻骨上区叩诊有浊音区，基本可确诊为尿潴留。

对尿潴留者应及时采取有效措施缓解症状。因紧张、焦虑会加重括约肌痉挛，加重排尿困难，故先应稳定患者的情绪；在取得患者合作，增加其自行排尿信心的前提下，若无禁忌，可协助其坐于床沿或站立排尿；其次帮助患者建立排尿反射，如听流水声、下腹部热敷、自我按摩等；上述措施均无效时，在严格无菌技术下导尿，第一次导尿量超过500ml者，应留置导尿管1~2天，有利于膀胱逼尿肌收缩功能的恢复。有器质性病变，如骶前神经损伤、前列腺肥大者等也需留置导尿。

（八）术后并发症

1. 手术后出血

（1）原因：止血不完善、痉挛的小动脉断端舒张和渗血未完全控制。

（2）临床症状：①术后早期出现失血性休克征象，CVP 低于 5cmH₂O，每小时尿量少于 25mL，特别是在输给足够血液后，休克不好转或加重，或好转后又恶化者。②胸腔手术后，每小时引流出血液超过 100mL，持续数小时；（探查指征）。③腹部手术后，腹腔内出血局部体征不一定十分明显，特别是没有放置腹腔引流者，只有严密观察或必要时进行腹腔穿刺，才能明确诊断。（不凝血）

（3）预防和处理：术中严密止血，手术探查止血。

2. 切口感染

（1）临床表现：Ⅰ类和Ⅱ类切口术后 3~4 天，切口疼痛加重，体温升高、脉搏频速、白细胞计数增高，即提示切口可能感染。检查可见切口局部有红、肿、热和痛。

（2）处理：有效抗生素应用和理疗，如有脓肿则需切开引流。

3. 切口裂开　多见于腹部手术。

（1）原因：①营养不良，愈合差。②缝合技术缺点：线细、结松、腹膜撕裂。③腹腔内压力骤然增高，如腹胀、咳嗽。裂开多发生在术后 1 周左右。裂开分完全和部分裂开两种。

（2）预防：①减张缝合。②积极处理腹胀。③帮助患者咳嗽。④加压包扎，如应用腹带。

（3）处理：无菌条件下重新缝合，多采取减张缝合。

4. 肺不张

（1）临床表现：①多见于老年人、长期吸烟及患有急慢性呼吸道感染者，常发生在胸腹部大手术后（卧床时间比较长）。②术后长期发热、呼吸和心率增快，胸部叩诊部分呈浊音或实音，听诊时有局限性湿啰音、呼吸音减弱、消失或为管状呼吸音。继发感染时，体温升高明显，白细胞和中性粒细胞计数增加。血气分析：PO₂ 下降和 PCO₂ 升高（通气血流比例失调）。③X 线检查可出现典型肺不张。

（2）肺不张的处理：①鼓励患者深呼吸，咳嗽，解除支气管阻塞。②翻身拍背，促进肺膨胀。③帮助患者咯痰或吸痰刺激。④痰液黏稠时，可给予蒸气吸入、超声雾化吸入或口服氯化铵等。⑤必要时作橡皮导管吸痰，仍无好转采用气管镜吸痰或气管切开术。⑥同时给予抗菌药物治疗。

5. 尿路感染

（1）尿潴留是发生尿路感染的基本原因。

（2）防止和及时处理尿潴留是预防的根本措施。

（3）如尿潴留量超过 500mL 时，应留置导尿。

（4）治疗　应用有效的抗菌药物、维持充分的尿量以及保持排尿通畅。

五、术后护理健康教育

（一）手术后健康教育

1. **饮食**　营养素及水分的摄入直接关系到患者的代谢功能和术后康复。术后恢复饮食的时间视手术部位而定：

（1）非消化道手术：根据手术大小、麻醉方式以及麻醉后的反应决定开始进食的时间。局部麻醉术后，患者很少出现全身性反应，术后即可依患者需求进食；经蛛网膜下腔和硬膜外腔麻醉术后 6h，患者清醒，无明显恶心、呕吐等不适时可开始进食，并根据病情、转归及时调整饮食种类。

（2）消化道手术：术后 48~72h 禁食，待肠蠕动恢复、肛门排气、胃管拔除后，开始进流质饮食，逐渐过渡到半流质和普食。还应鼓励患者多进食易消化、高蛋白、高能量、富含维生素和膳食纤维的食物。

2. **静脉补液**　目的在于补充患者禁食期间所需的液体和电解质，若禁食时间较长，需提供肠外营养支持，以促进合成代谢。

3. **活动**　术后非制动患者应早期下床活动，以促进康复。早期活动可增加肺通气量，有利于肺扩张和分泌物的排出，预防肺部并发症；促进血液循环，防止下肢静脉血栓形成；促进肠蠕动，增进食欲，防止腹胀和肠粘连；有利于膀胱功能的恢复，预防尿潴留。根据病情轻重和患者的耐受程度循序渐进：术后第 1~2 天，开始床上运动，如深呼吸、足趾和踝关节伸屈、下肢肌肉交替松弛和收缩、间隙翻身等；术后第 3~4 天可试行离床活动，先沿床而坐、再床旁站立、室内慢步行走，最后至户外活动。但休克、心力衰竭、出血、严重感染、极度衰弱及有制动要求者的活动，应根据其耐受程度而定。

4. **口腔卫生**　术后患者因活动受限、生活自理能力下降、禁食期间唾液分泌减少、易致口腔炎症，故应注意口腔卫生，坚持每天二次用漱口水漱口或行口腔护理，如口腔黏膜出现糜烂或小白点，及时进行真菌培养或涂片检查。

（二）出院健康教育

1. 饮食合理进食含有足够能量、蛋白质和丰富维生素的均衡饮食。胃切除术后患者应少量多餐。

2. 休息和活动注意劳逸结合，适量活动。可进行散步等轻体力活动，以逐渐恢复体力；术后 6 周内不宜举起重物。

3. 服药和治疗术后继续药物治疗常是手术治疗的延续过程，患者应遵医嘱按时、按量服用。为避免和延迟肿瘤复发、延长生存期，肿瘤患者，应坚持定期接受化疗和放疗。

4. 切口护理

（1）闭合性切口：拆线后用无菌纱布覆盖 1~2 天。

（2）开放性切口：遵医嘱定期到医院复查，更换敷料。

5. 就诊和随访　患者出院后若出现体温＞38℃、伤口引流物有异味、切口红肿或有异常腹痛、腹胀、肛门停止排便排气等症状和 / 或体征，应及时就诊。

一般患者于手术后 1~3 个月到门诊随访 1 次，通过系统体检，了解机体的康复程度及切口愈合情况。肿瘤患者应于术后 2~4 周到门诊随访，以制定继续治疗方案。